NOUVEAUX DOSSIERS D'ANATOMIE - P.C.E.M.

NOMENCLATURE INTERNATIONALE

Membre inférieur

A. Leguerrier
Professeur à l'Université
Chirurgien des hôpitaux
T. Langanay
P. Rosat
B. Meunier

2e ÉDITION

hdf
heures de france

Nous remercions L. Hamon (laboratoire d'anatomie) pour sa coopération technique.

ISBN 978-2-85385-120-6.

NOUVELLE NOMENCLATURE ANATOMIQUE

Ces nouveaux termes anatomiques, **signalés par un astérisque dans le texte,** ont été adoptés par le Collège médical français des professeurs d'anatomie, en 1976, la nomenclature devenant ainsi plus simple et plus conforme aux nomenclatures latines internationales.

Termes français nouveaux	Termes français classiques
A	
Acétabulum (os oxal)	Cavité cotyloïde (cotyle) (os iliaque)
— bourrelet acétabulaire	— bourrelet cotyloïdien
— fosse acétabulaire	— arrière-fond de la cavité cotyloïde
— incisure acétabulaire	— échancrure ischio-pubienne
— surface semi-lunaire de l'acétabulum	— surface articulaire de la cavité cotyloïde
Aire intercondylaire (tibia) :	Surface (tibia) :
— antérieure	— pré-spinale
— centrale	— épines tibiales
— postérieure	— rétro-spinale
Anneau fémoral	Anneau crural
Apex de la patella (rotule)	Sommet de la rotule
Apex de la tête fibulaire	Apophyse styloïde du péroné
Arcade inguinale (ligament inguinal)	Arcade crurale (arcade fémorale)
Artère arquée	Artère dorsale du métatarse
Artère circonflexe latérale de cuisse	Artère circonflexe antérieure
Artère circonflexe médiale de cuisse	Artère circonflexe postérieure
Artère descendante du genou	Artère grande anastomotique
Artère disto-latérale (inféro-latérale)	Artère articulaire inféro-externe
Artère disto-médiale (inféro-médiale)	Artère articulaire inféro-interne
Artère dorsale du pied	Artère pédieuse
Artère épigastrique inférieure	Artère épigastrique
Artère épigastrique superficielle	Artère sous-cutanée abdominale
Artère glutéale inférieure (caudale)	Artère ischiatique
Artère glutéale supérieure (crâniale)	Artère fessière
Artère gonadique (ovarique ou testiculaire)	Artère génitale (ovarienne ou spermatique)
Artère iliaque commune	Artère iliaque primitive
Artère iliaque externe	Artère iliaque externe
Artère iliaque interne	Artère iliaque interne (hypogastrique)
Artère fibulaire (péronière) :	Artère péronière :
— rameau perforant	— artère péronière antérieure
— rameaux malléolaires	— artère péronière postérieure
Artère plantaire latérale	Artère plantaire externe
Artère plantaire médiale	Artère plantaire interne
Artère proximo-latérale (supéro-latérale)	Artère articulaire supéro-externe
Artère proximo-médiane (supéro-médiane)	Artère articulaire supéro-interne
Artères surales	Artères jumelles
Articulation cartilagineuse	Amphiarthrose
Articulation cunéo-naviculaire	Articulation scapho-cunéenne
Articulation en selle	Articulation par emboîtement réciproque
Articulation fibreuse	Synarthrose
Articulation plane	Arthrodie
Articulation sous-talienne	Articulation sous-astragalienne
Articulation sphéroïde	Enarthrose
Articulation synoviale	Diarthrose
Articulation talo-calcanéenne	Articulation astragalo-calcanéenne
Articulation talo-calcanéo-naviculaire	Articulation astragalo-scapho-calcanéenne
Articulation talo-crurale (tibio-fibulo-tarsienne)	Articulation tibio-astragalienne
Articulations tarso-métatarsiennes	Articulations de Lisfranc
Articulation tibio-fibulaire (syndesmose tibio-fibulaire)	Syndesmose péronéo-tibiale
Articulation tibio-fibulaire proximale	Articulation péronéo-tibiale supérieure
Articulation transverse du tarse	Articulation de Chopart
Articulation trochoïde	Diarthrose pivotante
B	
Bord interosseux (latéral)	Bord externe (tibia)
Bourrelet acétabulaire	Bourrelet cotyloïdien
Bourses et gaines synoviales	Bourses séreuses et gaines synoviales
Branche inférieure (caudale) du pubis	Branche descendante du pubis
Branche supérieure (crâniale) du pubis	Branche horizontale du pubis
Branche de l'ischium	Branche ascendante de l'ischion

Termes français nouveaux	Termes français classiques
C	
Calcanéus :	Calcanéum :
— processus latéral de la tubérosité du calcanéus	— tubérosité postéro-externe
— processus médial de la tubérosité du calcanéus	— tubérosité postéro-interne
— sillon calcanéen	— rainure calcanéenne
— sillon du tendon du muscle long fléchisseur de l'hallux	— gouttière du fléchisseur propre du gros orteil
— sinus du tarse	— sinus astragalo-calcanéen
— surface articulaire cuboïdienne	— facette cuboïdienne
— surface articulaire malléolaire	— facette malléolaire
— sustentaculum tali	— petite apophyse
— trochlée fibulaire (péronéale)	— gouttière du court péronier latéral
— tubérosité du calcanéus	— sommet du calcanéum
Canal des adducteurs	Canal de Hunter
Canal fémoral	Canal crural
Canal du foramen obturé	Canal sous-pubien
Condyle latéral (tibia)	Tubérosité externe
Condyle médial (tibia)	Tubérosité interne
Corps de l'ischium	Branche descendante ou corps de l'ischion
Corps du pubis	Lame quadrilatère du pubis
Crête intertrochantérique	Crête (ligne) intertrochantérienne postérieure
Crête médiale (fibula)	Bord interne (péroné)
Crête obturatrice	Lèvre antérieure de la gouttière sous-pubienne
Crête sacrale :	Tubercules sacrés :
— intermédiaire	— postéro-internes
— latérale	— postéro-externes
E	
Eminence ilio-pubienne	Eminence iléo-pectinée
Eminence intercondylaire (tibia)	Epine du tibia
Epicondyle latéral (fémur)	Tubérosité externe
Epicondyle médial (fémur)	Tubérosité interne
F	
Face articulaire de la patella (rotule)	Face postérieure de la rotule
Face glutéale (fessière)	Fosse iliaque externe
Face latérale (fibula, tibia)	Face externe (péroné, tibia)
Face médiale (fibula, tibia)	Face interne (péroné, tibia)
Fascia criblé (hiatus saphène)	Fascia cribriformis (fosse ovale)
Fascia dorsal du pied	Aponévrose dorsale du pied
Fascia fémoral	Aponévrose fémorale
Fascia jambier	Aponévrose jambière
Fascia lata (tractus ilio-tibial)	Bandelette de Maissiat
Fascia plantaire	Aponévrose plantaire moyenne
Fémur :	Fémur :
— crête intertrochantérique	— crête (ligne) intertrochantérienne postérieure
— épicondyle latéral	— tubérosité externe
— épicondyle médial	— tubérosité interne
— fosse intercondylaire	— échancrure intercondylienne
— fosse supra condylaire	— fossette sus-condylienne
— fosse trochantérique	— fossette digitale
— fovéa capitis (tête du fémur)	— fossette du ligament rond
— grand trochanter	— trochanter
— ligne inter-trochantérique	— ligne (crête) intertrochantérique antérieure
— ligne pectinée	— crête du pectiné
— petit trochanter	— trochantin
— surface poplitée	— espace poplité
— tubérosité glutéale	— crête du grand fessier
— tubérosité supra-condylaire	— tubercule sus-condylien
— tubérosité latérale	— tubercule externe
— tubérosité médiale	— tubercule interne
Fibula :	Péroné :
— apex de la tête fibulaire	— apophyse styloïde du péroné
— crête médiale	— bord interne
— face latérale	— face externe
— face médiale	— face interne
— fosse de la malléole latérale	— fossette du faisceau postérieur du ligament latéral externe

Termes français nouveaux	Termes français classiques
F	
— malléole latérale	— malléole externe
— surface articulaire de la tête fibulaire	— facette articulaire de la tête du péroné
Foramen (trou) obturé	Trou obturateur
Fosse de l'acétabulum	Arrière-fond de la cavité cotyloïde
Fosse iliaque	Fosse iliaque interne
Fosse intercondylaire	Echancrure intercondylienne
Fosse de la malléole latérale	Fossette du faisceau postérieur du ligament latéral externe
Fosse poplitée	Creux poplité
Fosse supra condylaire	Fossette sus-condylienne
Fosse trochantérique	Fossette digitale
Fovéa capitis (tête du fémur)	Fossette du ligament rond
G	
Grand trochanter	Trochanter
Grande ouverture ischiatique (sciatique)	Grande échancrure sciatique
H	
Hiatus saphène (bord falciforme)	Fosse ovale (ligament falciforme d'Alan Burns)
I	
Ilium :	Ilion :
— face glutéale (fessière)	— fosse iliaque externe
— fosse iliaque	— fosse iliaque interne
— ligne arquée	— ligne innominée
— lignes glutéales (fessières)	— lignes demi-circulaires
— surface auriculaire (de la face sacro-pelvienne)	— facette auriculaire
Incisure acétabulaire	Echancrure ischio-pubienne
Incisure tibiale	Gouttière du muscle jambier postérieur
Ischium :	Ischion :
— branche de l'ischium	— branche ascendante de l'ischion
— corps de l'ischium	— branche descendante ou corps de l'ischion
L	
Ligament arqué du pubis	Ligament arqué sous-pubien
Ligament bifurqué	Ligament en Y, de Chopart
Ligaments collatéraux :	Ligaments latéraux :
— latéral	— externe
— médial	— interne
Ligament ilio-fémoral	Ligament de Bertin
Ligament ilio-lombaire	Ligament lombo-iliaque
Ligament inguinal (arcade inguinale)	Arcade crurale (arcade fémorale)
Ligaments inter-cunéiformes plantaires	Ligaments scapho-cuboïdiens plantaires
Ligament médial (ou deltoïde) de l'artère tarso-crurale	Ligament latéral interne de l'artère tibio-astragalienne
Ligament patellaire	Ligament rotulien
Ligament pectiné	Ligament de Cooper
Ligament pubien supérieur (crânial)	Ligament supérieur (tendon pré-pubien)
Ligament sacro-épineux	Petit ligament sacro-sciatique
Ligament sacro-tubéral	Grand ligament sacro-sciatique
Ligaments sacro-iliaques dorsaux	Ligaments sacro-iliaques postérieurs
Ligaments sacro-iliaques ventraux	Ligaments sacro-iliaques antérieurs
Ligne arquée	Ligne innominée
Lignes glutéales (fessières)	Lignes demi-circulaires
Ligne intertrochantérique	Ligne (crête) intertrochantérique antérieure
Ligne du muscle soléaire	Ligne oblique
Ligne pectinée	Crête du pectiné
M	
Malléole latérale (fibula)	Malléole externe (péroné)
Malléole médiale (tibia)	Malléole interne (tibia)
Muscle abducteur de l'hallux (du 1er orteil)	Muscle adducteur du gros orteil
Muscle adducteur de l'hallux	Muscle contracteur du gros orteil
Muscle articulaire du genou	Muscle sous-crural
Muscle biceps fémoral	Muscle biceps crural
Muscle carré fémoral	Muscle carré crural
Muscle carré plantaire	Muscle chair carrée de Sylvius
Muscle court adducteur	Muscle petit adducteur

Termes français nouveaux	Termes français classiques
M	
Muscle court extenseur des orteils	Muscle pédieux
Muscle court fléchisseur des orteils	Muscle court fléchisseur plantaire
Muscle court fibulaire	Muscle court péronier latéral
Muscle droit de la cuisse	Muscle droit antérieur
Muscle droit de l'abdomen	Muscle grand droit de l'abdomen
Muscle gastrocnémien :	Muscle jumeaux de jambe :
— chef latéral	— externe
— chef médial	— interne
Muscle gracile	Muscle droit interne de la cuisse
Muscle grand psoas	Muscle psoas
Muscle ilio-psoas	Muscle psoas iliaque
Muscle long extenseur de l'hallux	Muscle extenseur propre du gros orteil
Muscle long extenseur des orteils	Muscle extenseur commun des orteils
Muscle long adducteur	Muscle moyen adducteur
Muscle long fibulaire (long péronier)	Muscle long péronier latéral
Muscle oblique externe	Muscle grand oblique de l'abdomen
Muscle oblique interne	Muscle petit oblique de l'abdomen
Muscle piriforme	Muscle pyramidal du bassin
Muscle plantaire	Muscle plantaire grêle
Muscle quadriceps fémoral	Muscle quadriceps crural
Muscle Sartorius	Muscle couturier
Muscle semi-tendineux	Muscle demi-tendineux
Muscle semi-membraneux	Muscle demi-membraneux
Muscle tibial antérieur	Muscle jambier antérieur
Muscle tibial postérieur	Muscle jambier postérieur
Muscle troisième péronier	Muscle péronier antérieur
Muscle vaste intermédiaire	Muscle crural
N	
Nerfs cluniaux inférieurs (caudaux)	Nerfs fessiers cutanés
Nerf cutané dorsal médial (nerf fémoral)	Nerf musculo cutané interne (nerf crural)
Nerf cutané dorsal intermédiaire (nerf fémoral)	Nerf musculo-cutané externe (nerf crural)
Nerf cutané latéral de la cuisse	Nerf fémoro-cutané
Nerf cutané sural latéral	Nerf cutané péronier
Nerf génito-fémoral (rameau fémoral)	Nerf génito-crural (rameau crural)
Nerf glutéal (fessier) inférieur	Rameau musculaire du nerf petit sciatique
Nerf glutéal (fessier) supérieur	Nerf fessier
Nerf ilio-hypogastrique	Branche abdominale du nerf abdomino-génital
Nerf ilio-inguinal	Branche génitale du nerf abdomino-génital
Nerf péronier commun (ou nerf fibulaire)	Nerf sciatique poplité externe
Nerf péronier profond	Nerf tibial antérieur
Nerf péronier superficiel	Nerf musculo-cutané
Nerf plantaire latéral	Nerf plantaire externe
Nerf plantaire médial	Nerf plantaire interne
Nerf saphène	Nerf saphène interne
Nerf sciatique	Nerf grand sciatique
Nerf sural	Nerf saphène externe (nerf saphène tibial)
Nerf tibial	Nerf sciatique poplité interne puis nerf tibial postérieur
Nœud lymphatique	Ganglion lymphatique
Nœuds iliaques communs	Ganglions iliaques primitifs
O	
Os coxal :	Os iliaque :
— foramen (trou) obturé	— trou obturateur
— acétabulum (voir ce mot)	— cavité cotyloïde (cotyle)
— sillon obturateur	— gouttière sous-pubienne
Os cuboïde (os tarsal IV) :	Cuboïde :
— sillon du tendon du muscle long péronier	— gouttière du long péronier latéral
— tubérosité du cuboïde	— crête du cuboïde
Os cunéiforme intermédiaire	Deuxième cunéiforme
Os cunéiforme latéral	Troisième cunéiforme
Os cunéiforme médial	Premier cunéiforme
Os naviculaire	Scaphoïde du tarse
— tubérosité de l'os naviculaire	— tubercule du scaphoïde

Termes français nouveaux	Termes français classiques
P	
Patella :	Rotule :
— apex de la patella (rotule)	— sommet de la rotule
— face articulaire	— face postérieure
Pecten du pubis	Crête pectinéale
Petit trochanter	Trochantin
Petite ouverture ischiatique (sciatique)	Petite échancrure sciatique
Processus épineux (vertèbres)	Apophyse épineuse
Processus latéral de la tubérosité du calcanéus	Tubérosité postéro-externe
Processus médial de la tubérosité du calcanéus	Tubérosité postéro-interne
Processus transverse (vertèbres)	Apophyse transverse
Pubis :	Pubis :
— branche inférieure (caudale) du pubis	— branche descendante du pubis
— branche supérieure (crânial) du pubis	— branche horizontale du pubis
• crête obturatrice	• lèvre antérieure de la gouttière sous-pubienne
• sillon obturateur	• gouttière sous-pubienne
• tubercule obturateur antérieur	• tubercule ischio-pubien antérieur (ou interne)
— corps du pubis	— lame quadrilatère du pubis
— pecten du pubis	— crête pectinéale
— tubercule pubien	— épine pubienne
— éminence ilio-pubienne	— éminence ilio-pectinée
R	
Rameau communicant fibulaire	Nerf saphène péronier (ou accessoire du saphène externe)
Région glutéale	Région fessière
Réseau articulaire du genou	Réseau péri-articulaire
Réseau malléollaire latéral	Réseau péri-malléolaire externe
Réseau malléolaire médial	Réseau péri-malléolaire interne
Réseau patellaire	Réseau péri-patellaire du genou
Rétinaculum :	Ligament annulaire
— antérieur	— antérieur
— latéral	— externe
— médial	— interne
Rétinaculum inférieur (distal) des muscles extenseurs	Ligament frondiforme (annulaire antérieur du tarse)
Rétinaculum inférieur (distal) des muscles péroniers	Ligament annulaire externe du tarse (faisceau inférieur)
Rétinaculum des muscles fléchisseurs	Ligament annulaire interne du tarse
Rétinaculum patellaire	Ailerons rotuliens
Rétinaculum supérieur (proximal) des muscles extenseurs	Ligament transverse de la jambe
Rétinaculum supérieur (proximal) des muscles péroniers	Ligament annulaire externe du tarse (faisceau supérieur)
S	
Sillon calcanéen (tarse)	Racine calcanéenne
Sillon malléolaire (tibia)	Echancrure péronière
Sillon obturateur (pubis)	Gouttière sous-pubienne
Sillon du tendon du muscle long fléchisseur de l'hallux (calcanéus)	Gouttière du fléchisseur propre du gros orteil
Sillon du tendon du muscle long péronier (os cuboïde)	Gouttière du long péronier latéral
Sillon du talus	Sillon astragalien (rainure astragalienne)
Sillon de la tubérosité tibiale (tibia)	Fosse digitale
Sillon obturateur	Gouttière sous-pubienne
Sinus du tarse (calcanéus)	Sinus astragalo-calcanéum
Surface articulaire cuboïdienne (calcanéus)	Facette cuboïdienne
Surface articulaire fibulaire (tibia)	Facette articulaire péronière
Surface articulaire malléolaire (calcanéus)	Facette malléolaire
Surface articulaire naviculaire (talus)	Surface articulaire de la tête de l'astragale
Surface articulaire proximale (supérieure) (tibia)	Plateau tibial
Surface articulaire de la tête fibulaire (fibula)	Facette articulaire de la tête du péroné
Surface auriculaire (de la face sacro-pelvienne) (ilium)	Facette auriculaire (ilion)
Surface intercondylaire	Surface interglénoïdienne
Surface malléolaire latérale (talus)	Facette péronière

Termes français nouveaux	Termes français classiques
S	
Surface poplitée (fémur)	Espace poplité
Surface semi-lunaire de l'acétabulum	Surface articulaire de l'os iliaque
Sustentaculum tali (calcanéus)	Petite apophyse (calcanéum)
T	
Talus :	Astragale :
— sillon du talus	— sillon astragalien (rainure astragalienne)
— sillon du tendon du muscle fléchisseur de l'hallux	— gouttière du fléchisseur propre du gros orteil
— surface articulaire naviculaire	— surface articulaire de la tête de l'astragale
— surface malléolaire latérale	— facette péronière
— tubercule latéral	— tubérosité externe
— tubercule médial	— tubérosité interne
Tarse :	Tarse :
— calcanéus (voir ce mot)	— calcanéum
— os cuboïde (os tarsal IV) (voir ce mot)	— cuboïde
— os cunéiformes (voir ce mot)	— os cunéiformes
— os naviculaire (voir ce mot)	— scaphoïde du tarse
Tibia :	Tibia :
— aire intercondylaire :	— surface :
• antérieure	• préspinale
• centrale	• épines tibiales
• postérieure	• rétrospinale
— bord interosseux latéral	— bord externe
— condyle latéral	— tubérosité externe
— condyle médial	— tubérosité interne
— éminence intercondylaire	— épine du tibia
— face latérale	— face externe
— face médiale	— face interne
— incisure fibulaire	— gouttière du muscle jambier postérieur
— ligne du muscle soléaire	— ligne oblique
— malléole médiale	— malléole interne
— sillon de la tubérosité tibiale	— fosse digitale
— sillon malléolaire	— échancrure péronière
— surface articulaire fibulaire	— facette articulaire péronière
— surface articulaire proximale (supérieure)	— plateau tibial
— tubérosité tibiale	— tubérosité antérieure du tibia
Trigone fémoral (triangle fémoral)	Triangle de Scarpa
Trochlée fibulaire (péronéale) (calcanéus)	Gouttière du court péronier latéral
Tubercule latéral (tibia)	Tubérosité externe
Tubercule médial (tibia)	Tubérosité interne
Tubercule obturateur antérieur (pubis)	Tubercule ischio-pubien antérieur (ou interne)
Tubercule pubien (pubis)	Epine pubienne
Tubérosité du calcanéus	Sommet du calcanéum
Tubérosité du cuboïde	Crête du cuboïde
Tubérosité glutéale (fémur)	Crête du grand fessier
Tubérosité latérale (fémur)	Tubercule externe
Tubérosité médiale (fémur)	Tubercule interne
Tubérosité de l'os naviculaire	Tubercule du scaphoïde
Tubérosité supra-condylaire (fémur)	Tubercule sus-condylien
Tubérosité tibiale	Tubérosité antérieure du tibia
V	
Veine épigastrique inférieure	Veine épigastrique
Veine épigastrique superficielle	Veine sous-cutanée abdominale
Veine glutéale inférieure (caudale)	Veine ischiatique
Veine glutéale supérieure (crâniale)	Veine fessière
Veine grande saphène	Veine saphène interne
Veine iliaque :	Veine iliaque :
— commune	— primitive
— externe	— externe
— interne	— interne (hypogastrique)
Veines métatarsiennes dorsales	Veines interosseuses dorsales
Veines métatarsiennes plantaires	Veines interosseuses plantaires
Veine petite saphène	Veine saphène externe
Veine saphène accessoire	Veine saphène accessoire de Cruveilhier
Vertèbres :	Vertèbres :
— processus épineux	— apophyse épineuse
— processus transverse	— apophyse transverse

1

NOTIONS GÉNÉRALES D'ANATOMIE

1. Le langage anatomique.
2. Généralités sur l'appareil locomoteur.

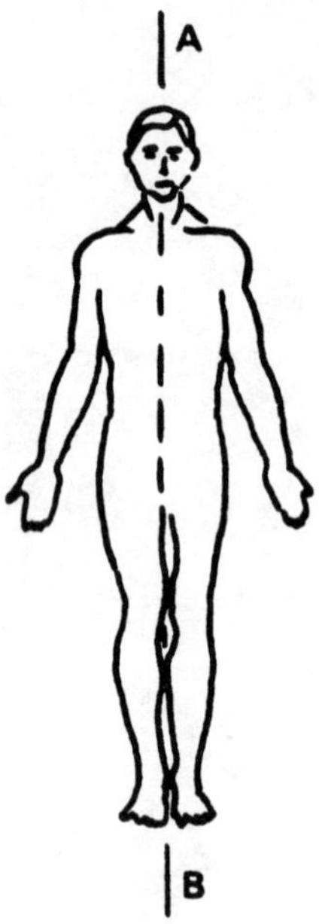

Fig. 1. — **Position de référence.**

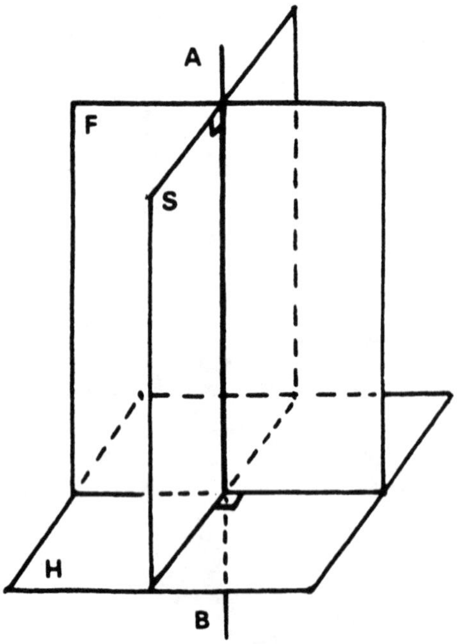

Fig. 2. — **Plans de référence.**

1. LE LANGAGE ANATOMIQUE

1. TERMINOLOGIE.

- **La terminologie anatomique** française est conforme à la terminologie internationale, et fondée sur la traduction des termes latins.
- Il persiste actuellement des termes périmés (ayant souvent une racine grecque) et une terminologie faisant appel à des noms propres.
- Lorsque cette nomenclature ancienne est très usitée, elle est mentionnée dans le texte entre parenthèses, à la suite du terme correct (celui-ci étant alors suivi d'un astérisque).

2. POSITION DE RÉFÉRENCE (fig. 1).

- La position anatomique de référence est celle du sujet debout, vu de face, membres supérieurs le long du corps, paumes des mains regardant en avant : position du «garde-à-vous».

3. ORIENTATION DANS L'ESPACE.

1. **L'axe de référence est l'axe vertical** passant par le sommet du crâne (vertex), la colonne vertébrale, et se terminant entre les 2 pieds (A-B).

2. **Les plans de référence sont** au nombre de 3 (fig. 2) :

   - le plan **sagittal** (S);
   - le plan **frontal** (F);
     - ▪ ces 2 plans orthogonaux passant par l'axe de référénce (A-B);
   - et le plan **horizontal** (H).

3. **Ainsi :**

   - par rapport au plan sagittal (S), un constituant peut apparaître :
     - — **médian** (dans le plan sagittal),
     - — **médial** (proche du plan sagittal),
     - — **latéral** (éloigné du plan sagittal);
   - par rapport au plan frontal (F), un constituant peut apparaître :
     - — **antérieur** ou ventral (en avant du plan),
     - — **postérieur** ou dorsal (en arrière du plan);
   - enfin, par rapport au plan horizontal (H), un constituant peut apparaître :
     - — **supérieur** (au-dessus du plan),
     - — **inférieur** (au-dessous du plan).

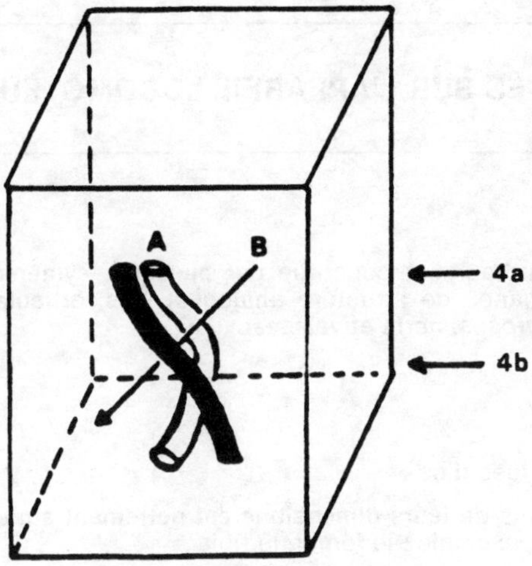

Fig. 3. — **Repérage dans l'espace.**

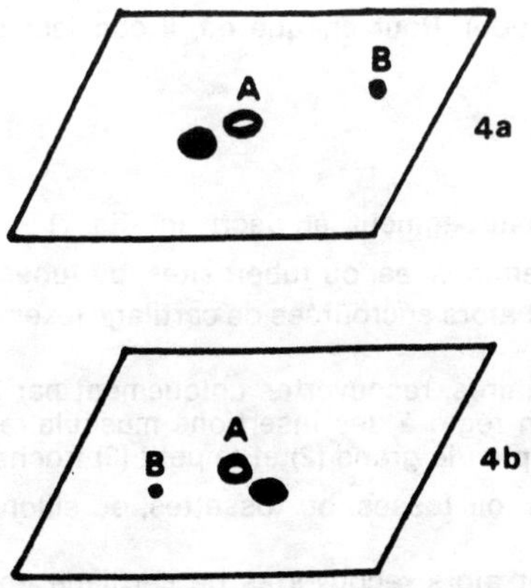

Fig. 4. — **Coupes horizontales.**

4. **Cas particuliers du plan horizontal :**

- pour le corps entier, le qualificatif :
  - — supérieur peut être remplacé par **crânial,**
  - — inférieur peut être remplacé par **caudal;**
- pour les membres, le qualificatif :
  - — supérieur peut être remplacé par **proximal,**
  - — inférieur peut être remplacé par **distal.**

4. DESCRIPTION DES CONSTITUANTS ANATOMIQUES.

1. **Pour les organes pairs et symétriques** (notamment les membres), il est convenu de décrire le **côté droit.**

2. **Il est habituel d'envisager** successivement, pour chaque constituant :

   - **la situation dans l'espace;**
   - **la forme,** ramenée le plus souvent à une forme géométrique simple (ex. : forme prismatique, parallélépipédique...);
   - **l'orientation,** en projetant le grand axe du constituant envisagé sur les 3 plans de référence anatomique, ce qui permet de définir 3 directions dans l'espace; exemple (fig. 3) :
     - — le constituant A a une direction globale oblique en bas, à droite et en arrière,
     - — le constituant B a une direction globale oblique en bas, à gauche et en avant.

3. **Il est souvent très utile de se référer à des coupes étagées** (fig. 4a et 4b), reproductibles en clinique par un examen tomodensitométrique (coupes au scanner) : il est habituel de se référer aux vues supérieures des segments inférieurs de coupe *.

(*) Dans le dossier «Membre supérieur», page 9, dernière ligne, il faut lire également : **supérieures des segments inférieurs de coupe.**

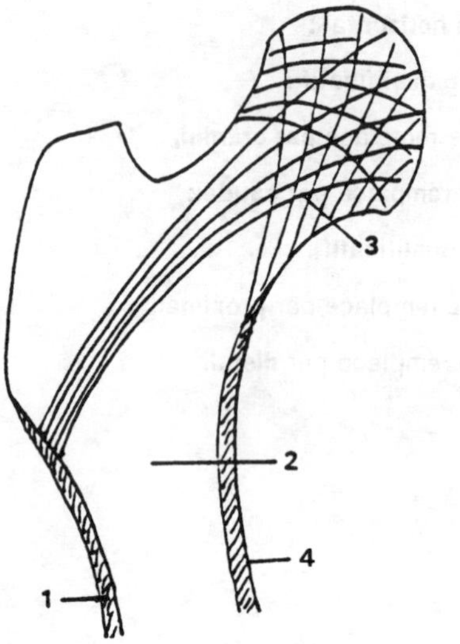

Fig. 5. — **Coupe d'os (tête du fémur).**

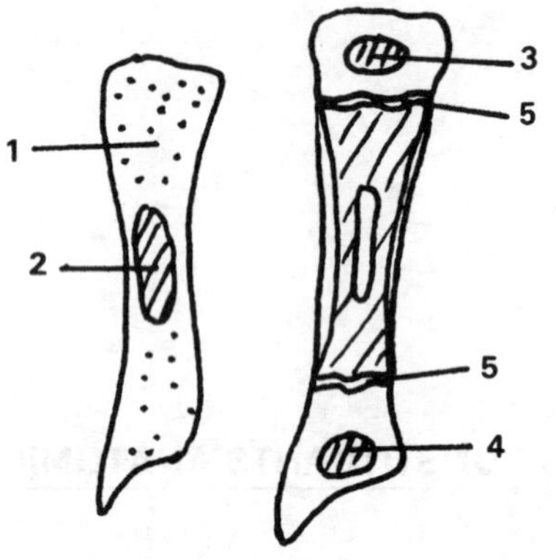

Fig. 6. — **Ossification enchondrale.**

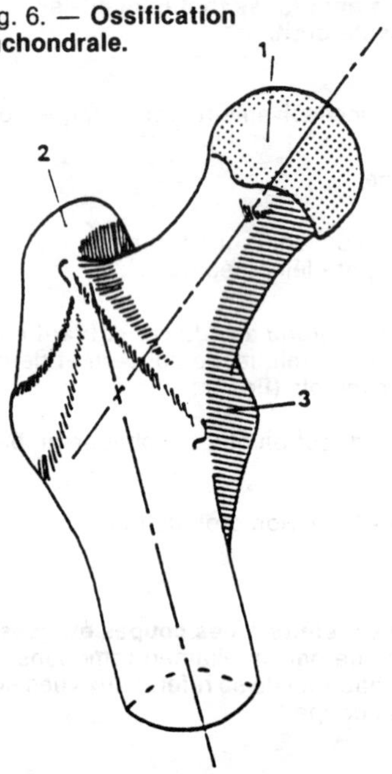

Fig. 7. — **Tête fémorale (vue antérieure).**

2. GÉNÉRALITÉS SUR L'APPAREIL LOCOMOTEUR

- L'appareil locomoteur est constitué par plusieurs systèmes (ou ensembles d'organes de structure analogue) : os, articulations, muscles, aponévroses, nerfs et vaisseaux.

1. LES OS.

1. **Types.** Il existe 3 types d'os :
   - Les **os longs :** une de leurs dimensions est nettement supérieure aux deux autres; exemple : le fémur, le tibia...
   - Les **os courts :** leurs trois dimensions sont très voisines.
   - Les **os plats :** deux de leurs dimensions sont nettement supérieures à la troisième (exemple : l'os coxal, les os du crâne...).
2. **Constitution.**
   - Les os sont constitués par :
     - — la corticale (1) (tissu compact);
     - — la médullaire (2) (tissu spongieux) : organisée en travées osseuses dessinant des ogives (3) au niveau du fémur.
   - Ils sont recouverts par une membrane : le **périoste (4), qui est une zone :**
     - — de croissance osseuse;
     - — d'insertions musculaires;
     - — et de consolidation de fractures.
3. **Ossification.** Il existe 2 types d'ossification (fig. 6) :
   - **enchondrale,** à partir du cartilage (1), spécifique des os longs qui présentent 3 points d'ossification :
     - — 1 point d'ossification primaire (2) : diaphysaire;
     - — 2 points d'ossification secondaires (3-4) : épiphysaires;
       - ■ ces points sont séparés par le **cartilage de conjugaison** (5);
   - **fibreuse,** s'établissant à partir du tissu conjonctif (exemple : os plats du crâne...).
4. **Description** (plan d'étude). Pour chaque os, il convient d'envisager successivement :
   - la définition;
   - la classification;
   - et l'étude segment par segment, en décrivant (fig. 7) :
     - — des saillies, ou éminences, ou tubérosités, ou tubercules :
       - o articulaires, et alors encroûtées de cartilage (exemple : la tête fémorale (1)),
       - o ou non articulaires, recouvertes uniquement par le périoste, correspond en règle à des insertions musculaires ou tendineuses (exemple : le grand (2) et le petit (3) trochanter);
     - — des dépressions, ou fosses, ou fossettes, ou sillons, ou gouttières :
       - o articulaires, et alors recouvertes de cartilage (exemple : la cavité cotyloïde de l'os coxal),
       - o ou non articulaires (exemple : la fossette du ligament rond de la tête fémorale).

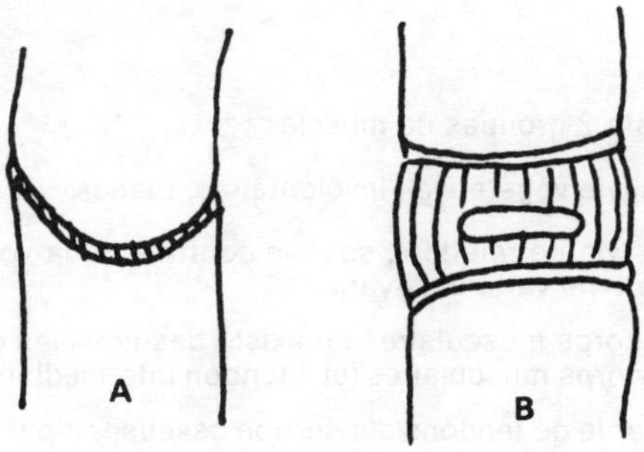

Fig. 8. — **Classification des articulations:**
A) Synarthrose.
B) Amphiarthrose.

2. LES ARTICULATIONS.

1. **Définition.** Elles représentent l'ensemble des constituants par l'intermédiaire desquels les os sont unis entre eux.

2. **Classification.** Elle est fondée sur la mobilité de l'articulation :

- articulations **immobiles,** ou **synarthroses** (fig. 8A), (articulations fibreuses); exemple : os du crâne;
- articulations **demi-mobiles** ou **amphiarthroses** (fig. 8B) (articulation cartilagineuse); exemple : colonne vertébrale;
- articulations **mobiles** ou **diarthroses** (fig. 9) (articulation avec synoviale articulaire) :

— **énarthrose,** avec une surface sphérique : située à la racine des membres elle autorise une amplitude maximale; exemple : **articulation coxo-fémorale,**

— **condylienne,** avec surface ellipsoïdale; exemple : **articulation fémoro-tibiale,**

— **trochléenne,** avec poulie; exemple : **articulation fémoro-patellaire** (genou),

— **trochoïde,** avec cylindre osseux (dans un anneau fibreux); exemple : **articulation talo-crurale;**

— **emboîtement réciproque,** autorisant tous les mouvements de petite amplitude (sauf la rotation).

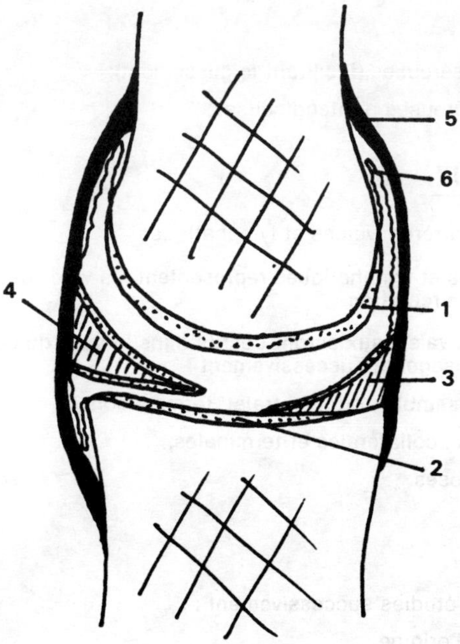

Fig. 9. — **Diarthrose** (coupe frontale).

3. **Description** (plan d'étude). Pour chaque articulation, il sera successivement envisagé :

- la définition;
- les surfaces articulaires :

— les surfaces osseuses recouvertes de cartilage (1, 2),

— éventuellement les constituants cartilagineux permettant une meilleure coaptation :
o bourrelet (3),
o ou ménisques (4);

- les moyens d'union :

— la capsule articulaire (manchon fibreux inseré sur l'os et formé de tissu fibreux très résistant) (5) :
o insertions,
o constitution;

— les ligaments (renforçant la capsule) :
o ligaments vrais, passifs,
o ligaments actifs, ou tendons des muscles péri-articulaires;

- les moyens de glissement : la synoviale (6);
- les mouvements de l'articulation :

dans le plan sagittal : **abduction, adduction;**

— dans le plan frontal : **antépulsion, rétropulsion;**

— dans le plan horizontal (par rapport à l'axe du membre : **rotation** interne et externe);

■ la **circumduction** représente la combinaison de l'ensemble de ces mouvements dans les 3 plans de l'espace;

— à l'intérieur d'un même membre : **flexion, extension.**

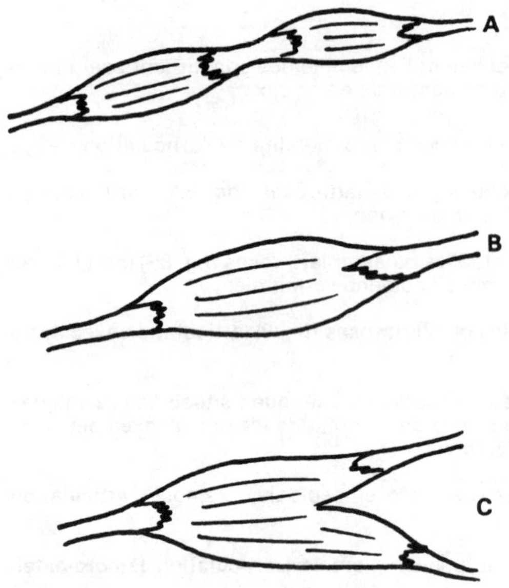

Fig. 10. — **Différents types de muscles striés.**

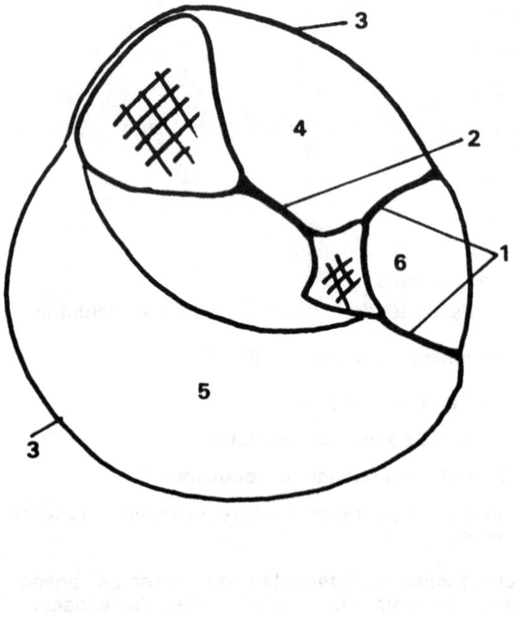

Fig. 11. — **Fascias ou aponévroses.**

3. LES MUSCLES.

1. **Classification.** Il existe 2 groupes de muscles :

- les **muscles lisses** (vie végétative), involontaires, blancs;
- les **muscles striés** (vie de relation), sous le contrôle de la volonté, rouges; ils sont de type variable, ayant :
  - — 1 ou plusieurs corps musculaires : il existe des muscles digastriques, avec 2 corps musculaires (et 1 tendon intermédiaire) (A);
  - — un nombre variable de tendons d'insertion osseuse : 1 par extrémité (B), parfois plus (2 : biceps; 3 : triceps...) (C).

2. **Plan d'étude d'un muscle strié.** Il sera successivement envisagé :

- la définition;
- la description :
  - — l'insertion osseuse d'origine : siège, mode (fibres charnues ou tendon...),
  - — le corps musculaire : forme, direction...
  - — l'insertion osseuse de terminaison;
- l'innervation et la vascularisation;
- la fonction.

4. LES FASCIAS OU APONÉVROSES.

- Ils sont constitués par un tissu fibreux :
  - — soit d'insertion (fascia ou septum inter-musculaire (1), membrane interosseuse (2));
  - — soit de recouvrement (fascia jambier (3)).

    ■ Ces fascias délimitent des loges musculaires : antérieure (4), postérieure (5), latérale (6).
- On y rattache :
  - — les bourses séreuses (facilitant le glissement);
  - — les gaines séreuses péritendineuses.

5. LES VAISSEAUX.

- **Classification :** artères, veines et lymphatiques.

  ■ Veines et lymphatiques représentent les voies de retour de la circulation.
- **Description.** Les vaisseaux seront décrits **dans le sens du courant sanguin,** en envisageant successivement :
  - — le trajet d'ensemble : origine, trajet, terminaison;
  - — les branches : collatérales et terminales;
  - — les anastomoses.

6. LES NERFS.

- Seront toujours étudiés successivement :
  - — les racines d'origine;
  - — la description du trajet d'ensemble;
  - — la division en branches : collatérales et terminales;
  - — les territoires d'innervation : moteur et sensitif.

2

OSTÉOLOGIE

1. Os coxal * (os iliaque).
2. Fémur.
3. Patella * (rotule).
4. Tibia.
5. Fibula * (péroné).
6. Tarse.
7. Métatarse.
8. Phalanges.
9. Os sésamoïdes.

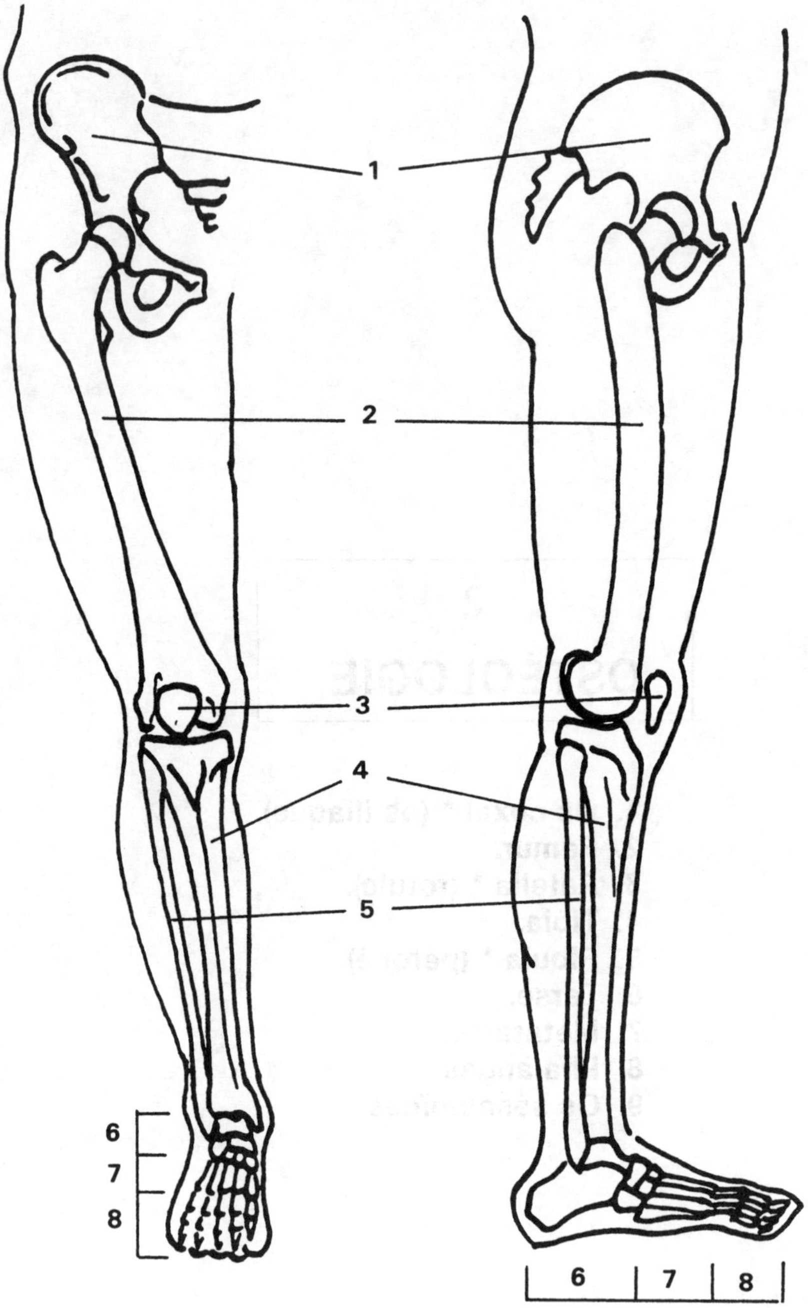

Fig. 1 et 2. — **Squelette du membre inférieur.**

Fig. 1. — **Vue antérieure (à gauche).**

Fig. 2. — **Vue latérale (à droite).**

1. Os coxal * - 2. Fémur - 3. Patella * - 4. Tibia - 5. Fibula * - 6. Tarse - 7. Métatarse - 8. Phalanges.

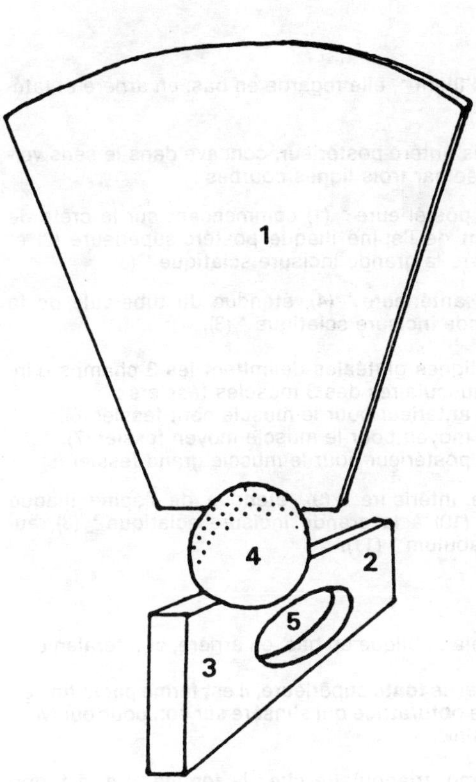

Fig. 3. — **Vue latérale de l'os coxal** (schématique).

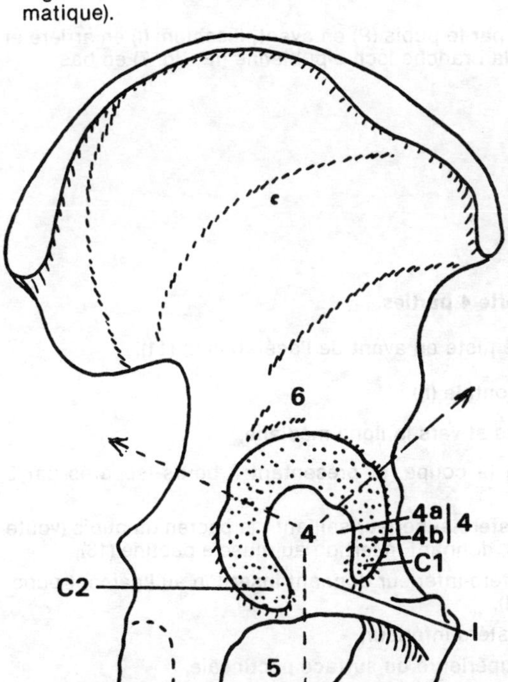

Fig. 4. — **Vue latérale de l'os coxal.**

1. OS COXAL * (OS ILIAQUE)

- C'est un os plat, non symétrique, situé entre le sacrum et le fémur, unissant le membre inférieur au tronc.
- Il est constitué par 3 parties : l'ilium * (1), le pubis (2) et l'ischium * (3), réunies dans une zone rétrécie présentant une surface articulaire : l'acétabulum * (4).
  - — L'ilium * (1) (aile iliaque), large et aplati, regarde latéralement et un peu en arrière.
  - — Le pubis * (2) et l'ischium * (3) constituent un cadre osseux circonscrivant un orifice : le trou obturé (5) : cet ensemble osseux apparaît moins large que l'ilium *, mais le déborde vers la ligne médiane et en avant; il regarde globalement en avant et latéralement.

■ Ces deux formations osseuses (ilium *, d'une part; pubis * et ischium *, d'autre part) sont ainsi dans 2 plans presque orthogonaux.

- On décrit à l'os coxal * 2 faces et 4 bords.

1. LES FACES.

A. La face externe.

- Elle est divisée en 2 par l'acétabulum * (4) limitant :
  - — au-dessus : la face glutéale * osseuse (6);
  - — au-dessous : le trou obturé * (5) et les constituants osseux qui l'entourent.

a. L'ACÉTABULUM * (CAVITÉ COTYLOÏDE) (4).

- C'est la surface articulaire avec la tête fémorale; l'acétabulum * regarde en bas et en avant.
- Il comporte deux parties très différentes :
  - — une dépression centrale (4a), rugueuse, non articulaire : la fossette acétabulaire * (ou arrière-fond de la cavité cotyloïde);
  - — une zone périphérique cupuliforme (4b), articulaire, encroûtée de cartilage, en forme de croissant dont les 2 cornes (C1, C2) convergent vers l'incisure de l'acétabulum * (I) : c'est la surface semi-lunaire de l'acétabulum *.

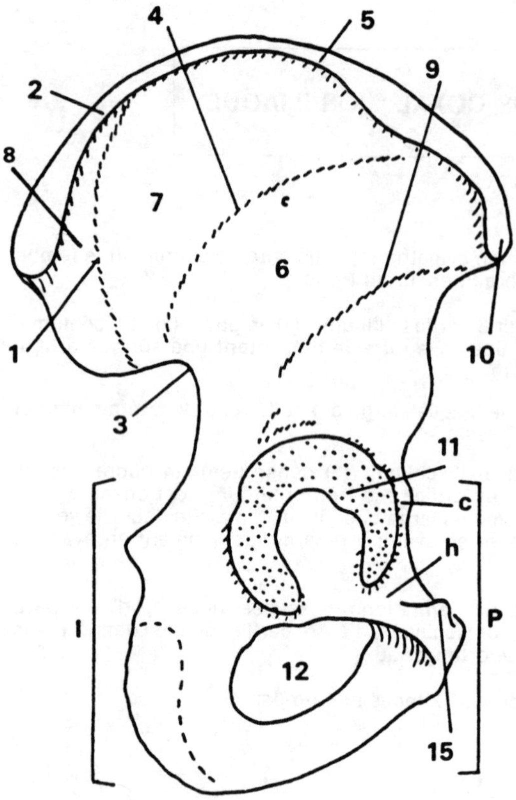

Fig. 5. — **Vue latérale de l'os coxal** (sans insertions).

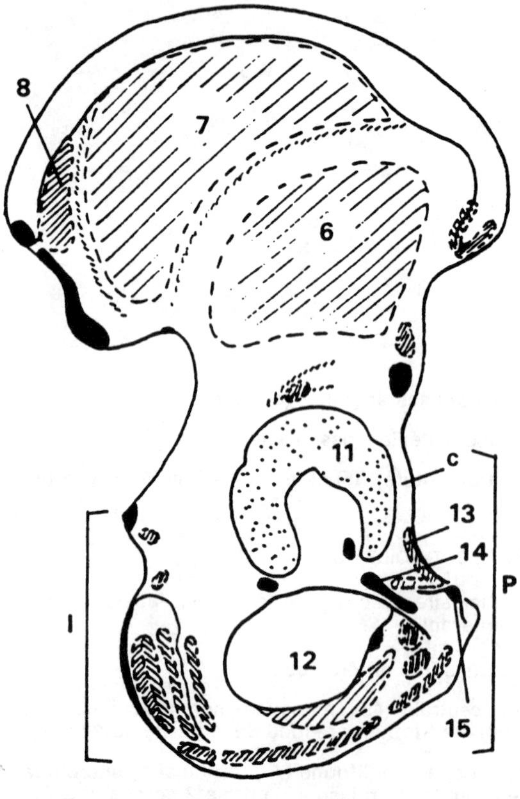

Fig. 6. — **Vue latérale de l'os coxal** (avec insertions).

b. LA FACE GLUTÉALE * :

- formée par l'aile de l'ilium *, elle regarde en bas, en arrière et latéralement;
- convexe dans le sens antéro-postérieur, concave dans le sens vertical, elle est marquée par trois lignes courbes :
  - — la ligne glutéale postérieure * (1) commençant sur la crête de l'ilium *, en avant de l'épine iliaque postéro-supérieure (2) et s'infléchissant vers la grande incisure sciatique * (3),
  - — la ligne glutéale antérieure * (4), étendue du tubercule de la crête (5) à la grande incisure sciatique * (3);
    - ■ Ces deux lignes glutéales délimitent les 3 champs d'insertions musculaires des 3 muscles fessiers :
      — champ antérieur pour le muscle petit fessier (6),
      — champ moyen pour le muscle moyen fessier (7),
      — champ postérieur pour le muscle grand fessier (8).
  - — la ligne glutéale inférieure * (9), étendue de l'épine iliaque antéro-inférieure (10) à la grande incisure sciatique * (3), audessus de l'acétabulum * (11).

c. LE TROU OBTURÉ (12).

- Il est situé dans un plan oblique en bas, en arrière, et latéralement.
- A l'exception de sa partie **toute** supérieure, il est fermé par la fine et résistante membrane obturatrice qui s'insère sur son pourtour (voir fascicule «Petit bassin»).
- Ovalaire chez l'homme, triangulaire chez la femme, il a la forme d'un anneau de clef (les deux bords divergent à sa partie antéro-supérieure).
- Il est circonscrit par le pubis (P) en avant, l'ischium (I) en arrière et latéralement, et la branche ischio-pubienne (IP, fig. 7) en bas.

1. Le pubis (P) comporte 4 parties.

- Le corps (c) situé juste en avant de l'acétabulum (11).
- La branche horizontale (h) :
  - — oblique en bas et vers la ligne médiane;
  - — triangulaire à la coupe, et présentant 3 bords (séparés par 3 faces) :
    - o un bord postéro-supérieur saillant : le pecten du pubis (voûte pectinéale), donnant insertion au muscle pectiné (13),
    - o un bord antéro-inférieur donnant insertion au ligament pubofémoral (14),
    - o un bord postéro-inférieur,
    - o une face supérieure ou surface pectinéale,
    - o une face inférieure ou gouttière sous-pubienne,
    - o une face postérieure, pelvienne.
      - ■ Le tubercule pubien * (épine du pubis) (15) est une saillie située au point de rencontre (médial) des bords postéro-supérieur et antéro-inférieur; cette saillie osseuse (bien repérable à la palpation) donne insertion à l'arcade inguinale * (arcade crurale).

• La surface angulaire (1) se rétrécit de haut en bas et présente de nombreuses zones d'insertion pour :

— en haut (surface inguinale du pubis), des muscles de l'abdomen (2) (voir dossier «Abdomen») : muscle droit de l'abdomen, muscle pyramidal de l'abdomen et pilier du muscle oblique externe;

— en bas (colline des adducteurs), pour des muscles de la cuisse :

o long (3) et court (4) adducteurs,

o gracile * (droit interne) (5),

o obturateur externe (6) et membrane obturatrice externe (7).

• La branche descendante (8) s'unit à la branche ascendante (9) de l'ischium pour constituer la branche ischio-pubienne (IP).

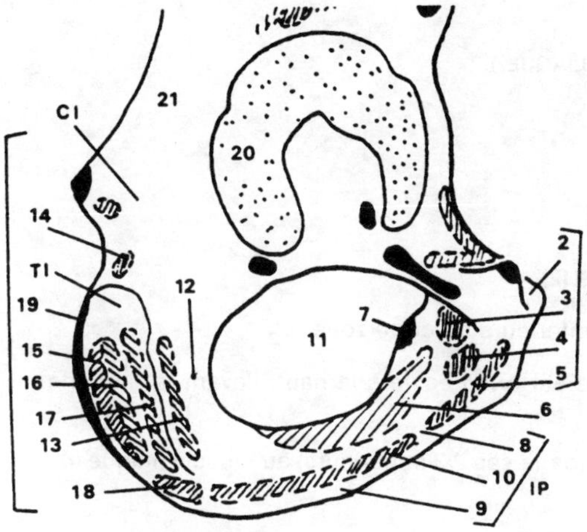

Fig. 7. — **Vue latérale de l'os coxal** (partie inférieure).

2. **La branche ischio-pubienne** (IP) :

• oblique en bas et latéralement;

• elle donne insertion au muscle obturateur externe (6) et, plus bas, au muscle grand adducteur (10).

3. **L'ischium** (I) : il forme la limite des 3/4 postérieurs du trou obturé (11) et comporte 3 parties :

• La branche ascendante (9), contribuant à constituer en avant la branche ischio-pubienne.

• La branche descendante (12) :

— presque verticale;

— donnant insertion en avant au muscle carré fémoral * (13);

— présentant en arrière une volumineuse tubérosité : la tubérosité ischiatique (TI) :

o ovoïde, plus large en haut,

o donnant insertion à de nombreux faisceaux musculaires :

□ juste au-dessus d'elle : le muscle jumeau inférieur (14),

□ sur toute sa hauteur, d'arrière en avant : les muscles semi-tendineux (15), biceps fémoral (16) et semi-membraneux (17),

□ en bas : le 3e faisceau du muscle grand adducteur (18),

□ le long de son bord postérieur : le ligament sacro-tubéral * (grand ligament sacro-sciatique (19)).

• Le corps de l'ischium (CI) :

— présentant, en haut et en avant, l'acétabulum (20);

— s'unissant en arrière à l'ilium, en constituant l'éminence ilio-ischiatique (21).

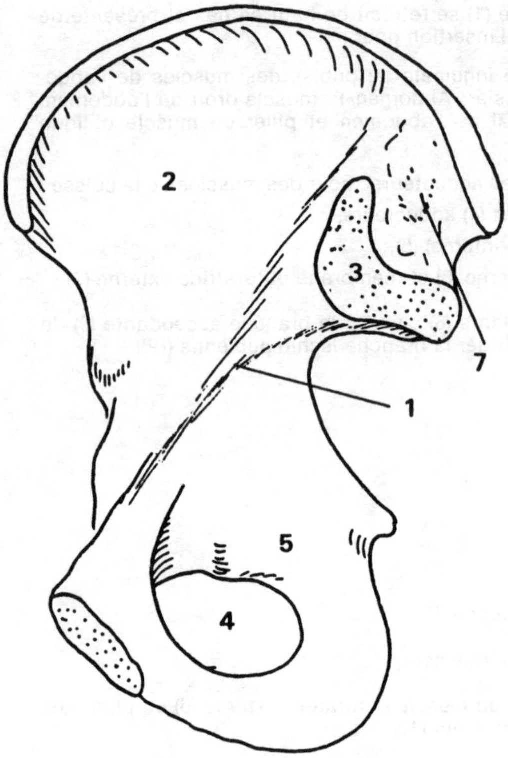

Fig. 8. — **Face endopelvienne de l'os coxal.**

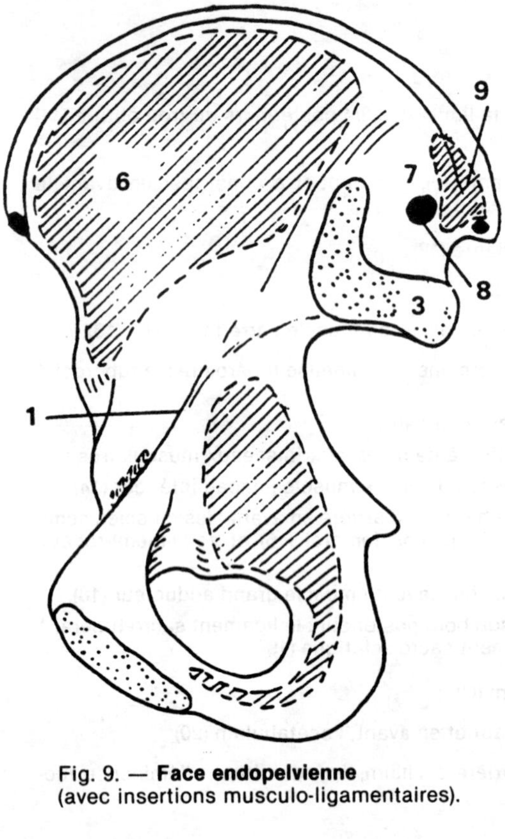

Fig. 9. — **Face endopelvienne** (avec insertions musculo-ligamentaires).

B. La face interne ou endopelvienne (voir aussi dossier «Petit bassin»).

- Elle est divisée en deux parties par une crête osseuse : la ligne arquée * (1) (ligne innominée) qui définit 2 zones :
  - — zone supérieure, constituée :
    - o par la fosse iliaque interne (2), en avant,
    - o par la surface auriculaire (3), en arrière;
  - — zone inférieure, avec le trou obturé (4) et la surface quadrilatère du pubis (5).

a. LA ZONE SUPÉRIEUSE («ILIAQUE»).

1. La fosse iliaque interne (2).

- Elle occupe les 3/5 antérieurs de cette zone.
- Excavée et lisse, elle est orientée vers le haut, l'avant, et la ligne médiane.
- Elle donne insertion (dans ses 2/3 supérieurs) au muscle iliaque (6).

2. La surface auriculaire (3).

- En forme d'équerre dont l'angle est orienté en haut et en arrière.
- Elle est saillante, et encroûtée de cartilage (articulaire avec le sacrum).

3. La tubérosité iliaque (7).

- Elle surplombe, en haut et en arrière, la surface auriculaire (3).
- Elle donne insertion :
  - — en son centre (surélevé : «pyramide»), au premier ligament ilio-sacré (8);
  - — en arrière et en haut, à la masse musculaire sacro-lombaire (9).

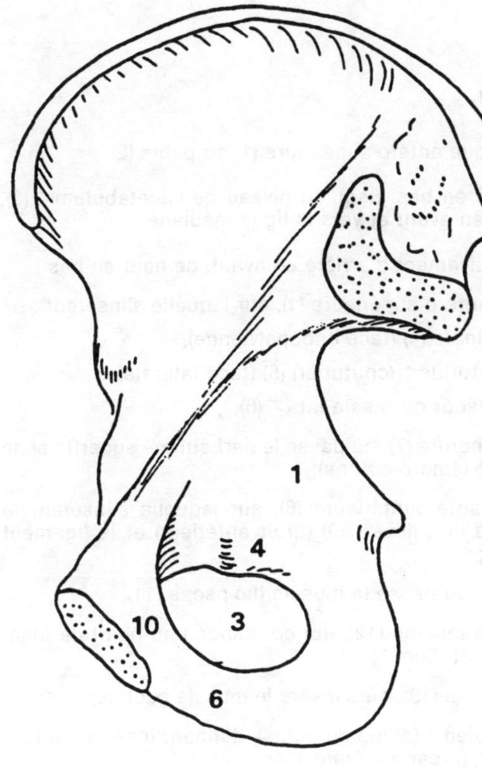

Fig. 10. — **Face endopelvienne de l'os coxal.**

b. LA ZONE INFÉRIEURE («PELVIENNE»).

1. **La surface quadrilatère du pubis (1) :**
   - plane et lisse;
   - répondant au fond de l'acétabulum;
   - elle donne insertion au muscle obturateur interne (2).

2. **Le trou obturé (3).**
   - Situé au-dessous.
   - Il est limité par :

— en haut et en avant, la branche horizontale du pubis (4), présentant une crête verticale où s'insère la membrane obturatrice interne (5);

— en bas et en avant, la branche ischio-pubienne (6), donnant insertion de haut en bas :

o au muscle obturateur externe (7),

o à la membrane obturatrice interne (5),

o au ligament sacro-tubéral * (8),

o aux muscles et fascias du périnée (9) (voir dossier «Petit bassin») : muscle transverse profond, fascia inférieur, muscles ischio-caverneux et transverse superficiel;

— en avant, la face postérieure de la surface angulaire du pubis (10), donnant insertion au muscle élévateur de l'anus (11).

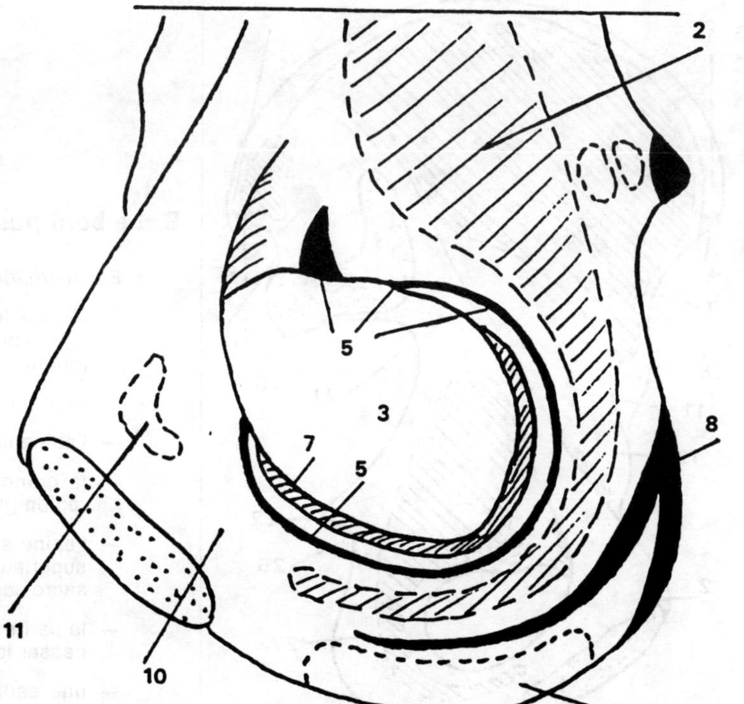

Fig. 11. — **Face endopelvienne**
(agrandissement de la moitié inférieure avec insertions musculo-ligamentaires).

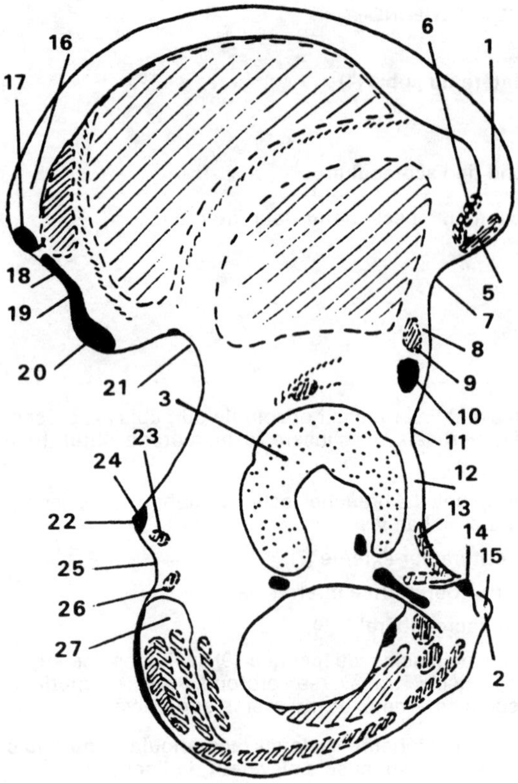

Fig. 12. — **Vue latérale de l'os coxal.**

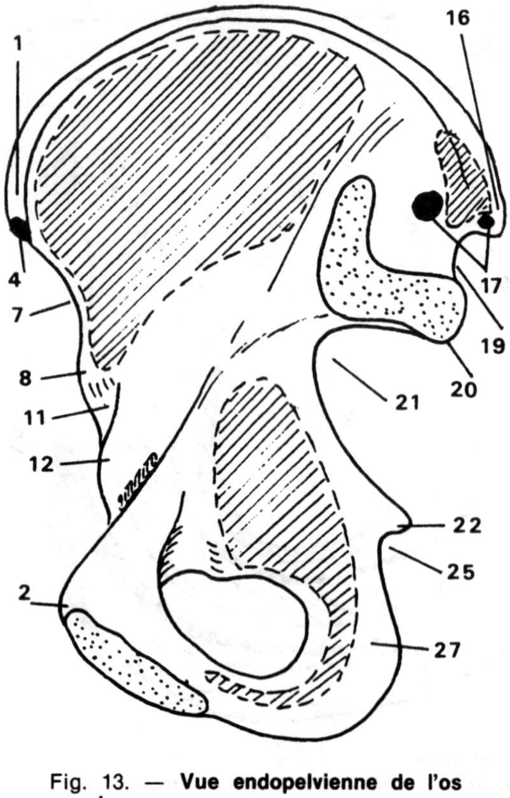

Fig. 13. — **Vue endopelvienne de l'os coxal.**

2. LES BORDS.

A. Le bord antérieur.

- Il va de l'épine iliaque antéro-supérieure (1) au pubis (2).
- Il se dirige d'abord en bas jusqu'au niveau de l'acétabulum * (3), puis il est oblique en avant et vers la ligne médiane.
- Il présente successivement d'arrière en avant, de haut en bas :
  - — l'épine iliaque antéro-supérieure (1), sur laquelle s'insèrent :
    - o l'arcade inguinale (4) (face endopelvienne),
    - o le muscle sartorius * (couturier) (5) (face latérale),
    - o le muscle tenseur du fascia lata * (6);
  - — une petite échancrure (7), où passe le nerf cutané superficiel de la cuisse * (nerf fémoro-cutané);
  - — l'épine iliaque antéro-inférieure (8), sur laquelle s'insèrent le muscle droit de la cuisse * (9) (droit antérieur) et le ligament ilio-fémoral (10);
  - — une échancrure, où passe le muscle ilio-psoas (11);
  - — l'éminence ilio-pubienne (12), qui correspond au point de jonction entre pubis et ilium *;
  - — la surface pectinée (13), où s'insère le muscle pectiné;
  - — le tubercule pubien * (épine du pubis), donnant insertion à l'arcade inguinale * (arcade crurale) (14);
  - — enfin, une facette d'insertion pour le muscle droit de l'abdomen (15).

B. Le bord postérieur.

- Echancré, de direction verticale, il présente de haut en bas :
  - — l'épine iliaque postéro-supérieure (16), donnant insertion aux ligaments sacro-iliaques (17) et au ligament sacro-tubéral * (18) (grand ligament sacro-sciatique);
  - — l'échancrure inter-épineuse (19);
  - — l'épine iliaque postéro-inférieure (20);
  - — la grande ouverture sciatique * (21), qui fait communiquer la région glutéale * (fessière) avec la région pelvienne;
  - — l'épine sciatique (22), sur laquelle s'insèrent le muscle jumeau supérieur (23) et le ligament sacro-épineux * (24) (petit ligament sacro-sciatique);
  - — la petite ouverture sciatique (25), creusée en gouttière, laissant passer le muscle obturateur interne;
  - — une saillie moins importante, sur laquelle s'insère le muscle jumeau inférieur (26);
  - — la volumineuse tubérosité ischiatique (27), sur laquelle s'insèrent les muscles grand adducteur, carré fémoral * et ischio-jambiers.

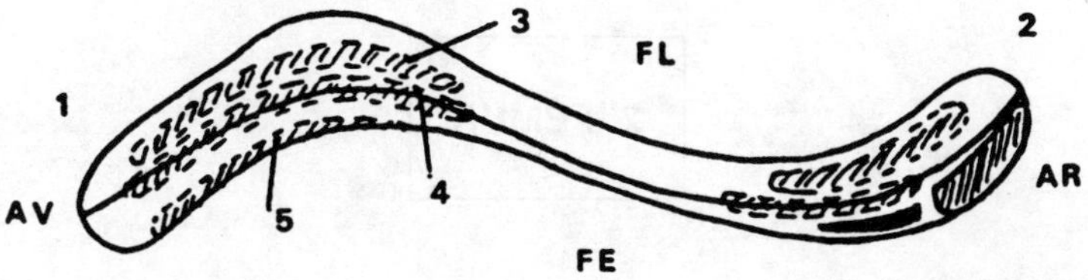

Fig. 14. — **Vue supérieure de l'os coxal.**

AV : avant - AR : arrière - FL : face latérale
FE : face endopelvienne.

C. Le bord supérieur.

- Décrivant une courbe en S, convexe latéralement à sa partie antérieure, concave latéralement à sa partie postérieure, il constitue la **crête iliaque.**
- Sa limite antérieure est l'épine iliaque antéro-supérieure (1).
- Sa limite postérieure est l'épine iliaque postéro-supérieure (2).
- La crête iliaque présente deux lèvres (interne et externe) entourant une crête intermédiaire rugueuse; cette crête donne insertion :
  - — par son versant supérieur, aux muscles larges de l'abdomen (voir dossier «Abdomen») (3, 4, 5);
  - — par la partie postérieure (6) de la lèvre externe, au muscle grand fessier.
    - ■ Cette lèvre externe présente un épaississement au niveau du 1/3 moyen : le **tubercule de la crête** (7), où se fixent le muscle moyen fessier et le fascia lata * (bandelette de Maissiat); cette saillie, facilement perceptible, est le point le plus élevé de la région de la hanche (situé au niveau de L 4).

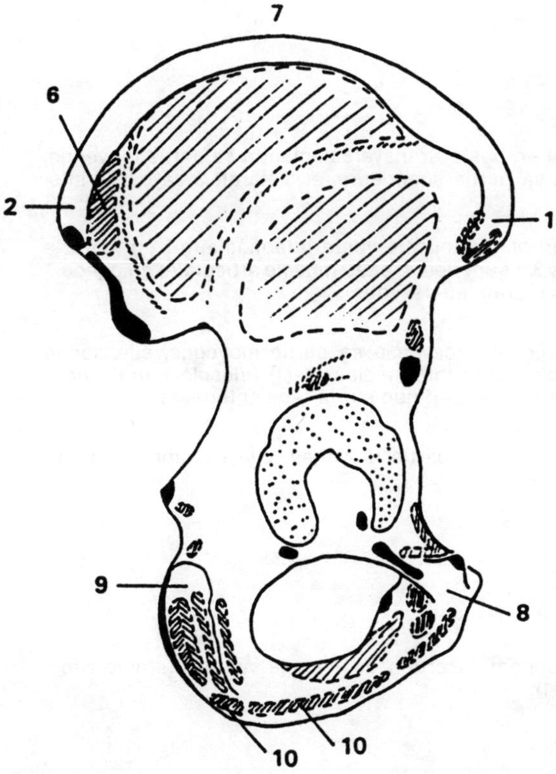

Fig. 15. — **Vue latérale de l'os coxal** (avec insertions musculaires).

D. Le bord inférieur.

- Il est étendu du corps du pubis * (8) à la tubérosité ischiatique (9).
- Il présente une courbure à concavité postéro-médiale et forme par son bord endopelvien la limite du détroit inférieur du bassin (voir dossier «Petit bassin»).
- Il donne insertion, par sa face latérale, au muscle grand adducteur (10).

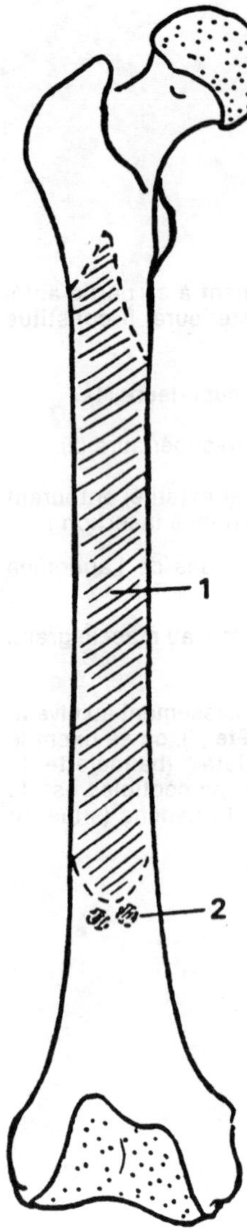

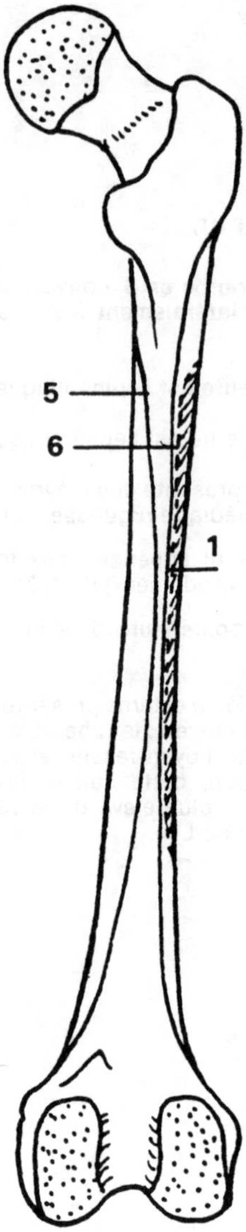

Fig. 16 (à gauche). — **Vue antérieure du fémur.**

Fig. 17 (à droite). — **Vue postérieure du fémur.**

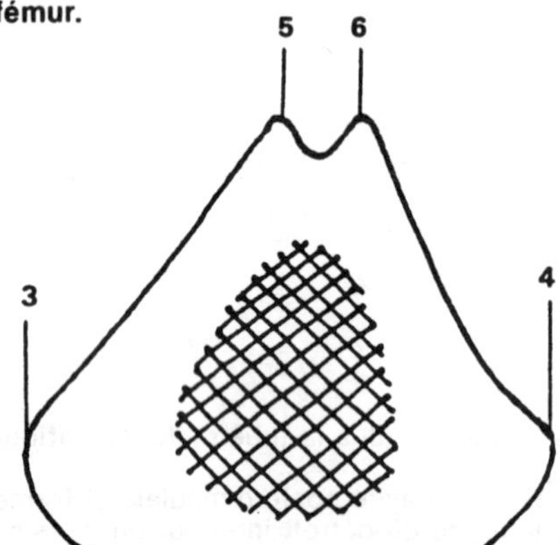

Fig. 18. — **Coupe horizontale du fémur.**

2. FÉMUR

- C'est l'os le plus long du corps.
- Articulé en haut avec l'os coxal * (acétabulum *), en bas avec le tibia, il constitue à lui seul le squelette de la cuisse.
- On lui décrit (comme à tous les os longs) un corps et deux extrémités.

1. LE CORPS DU FÉMUR.

- Triangulaire à la coupe (légèrement aplati en haut, quadrilatère en bas), il présente :

  — 3 faces : antérieure, médiale, latérale;

  — séparées par 3 bords : médial et latéral (peu nets), et postérieur (très aigu) : la ligne âpre.

  ■ Les parties supérieure et inférieure de l'os sont pourvues d'une face supplémentaire, postérieure, née de la divergence des 2 lèvres de la ligne âpre.

A. Les faces.

1. Face antérieure.

- Convexe de haut en bas et transversalement à sa partie moyenne, elle est plane à sa partie supérieure, et s'élargit à sa partie inférieure.
- Elle donne insertion au muscle vaste intermédiaire * (1) (muscle crural), dans ses 3/4 supérieurs, et au muscle articulaire du genou * (2) (muscle sous-crural), au-dessous.

2. Face latérale : large et excavée à sa partie moyenne, elle donne insertion au muscle vaste intermédiaire * (1) (muscle crural), dont l'insertion remonte moins haut que sur la face antérieure.

3. Face médiale : large à sa partie moyenne, elle est libre de toute insertion musculaire.

B. Les bords.

a. BORDS MÉDIAL ET LATÉRAL (3, 4).

- Mousses, ils donnent insertion au muscle vaste intermédiaire * (muscle crural) (1).

b. BORD POSTÉRIEUR.

- Net et aigu, proéminent dans sa partie moyenne, il constitue la ligne âpre.
- Celle-ci présente deux lèvres (5, 6) (médiale et latérale), limitant un interstice qui s'élargit aux extrémités du corps de l'os, y constituant une véritable face postérieure.

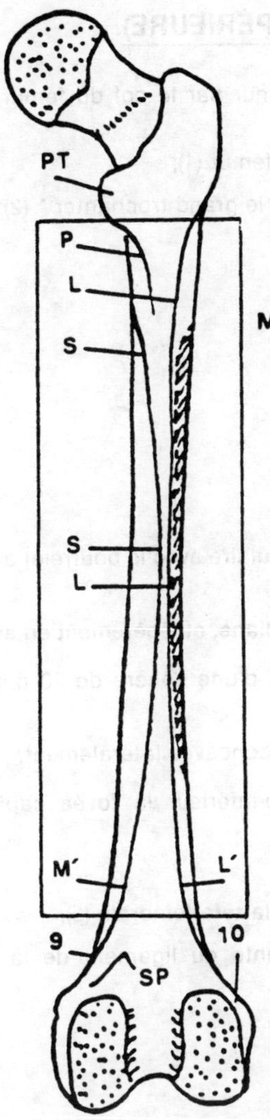

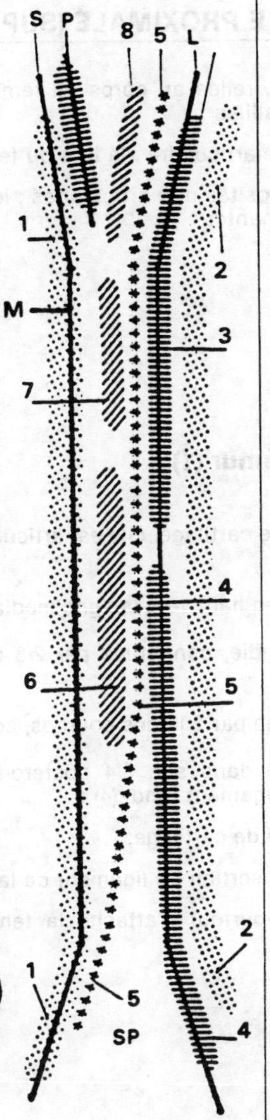

Fig. 19 (à gauche). — **Vue postérieure du fémur.**

Fig. 20 (à droite). — **Vue postérieure de la ligne âpre** (agrandissement schématique de la zone encadrée de la fig. 19).

1. La partie moyenne.

• Elle laisse apparaître le trou nourricier à sa partie supérieure; elle donne insertion :

— sur la lèvre médiale (M) : au muscle vaste médial * (1) (vaste interne) sur toute sa hauteur;

— sur la lèvre latérale (L) :

o au muscle vaste latéral * (2) (vaste externe), sur toute sa hauteur,

o au muscle grand fessier (3) (sur son 1/3 supérieur),

o au muscle biceps (4) (sur ses 2/3 inférieurs);

— dans l'interstice séparant les 2 lèvres :

o au muscle grand adducteur (5), le long de la lèvre latérale, mais se rapprochant en bas de la lèvre médiale,

o au muscle long adducteur (6) (le long de la lèvre médiale, à sa partie moyenne),

o au muscle court adducteur (7) (au-dessus du muscle long adducteur).

2. La partie supérieure de la ligne âpre se divise en 3 lignes.

• Une ligne latérale (L) ou tubérosité glutéale * :

— située dans le prolongement de la lèvre latérale, elle est oblique en haut et latéralement vers l'angle postéro-inférieur du grand trochanter *;

— elle donne insertion :

o au muscle grand fessier (3), sur la tubérosité,

o au muscle vaste latéral * (2), latéralement,

o au muscle grand adducteur (5), vers la ligne médiane.

• Une ligne médiale, ou ligne spirale (S) :

— située dans le prolongement de la lèvre médiale, elle est oblique en haut et vers la ligne médiane; elle passe au-dessous puis en avant du petit trochanter * (PT), délimitant les fossettes sous et prétrochantériennes;

— la ligne spirale donne insertion au muscle vaste médial * (1) (vaste interne).

• Une ligne moyenne ou ligne pectinéale (P) :

— oblique en haut, elle prolonge le bord inférieur du petit trochanter* (PT);

— entre les lignes pectinéale et latérale s'insère le chef supérieur du muscle court adducteur (8).

3. La partie inférieure se divise en 2 lignes.

• Une ligne supra-condylaire médiale (M') :

— elle prolonge la ligne médiale; elle est interrompue sur une surface mousse à sa partie moyenne (en rapport avec l'artère fémorale); elle se termine au niveau du tubercule du muscle adducteur (9);

— elle donne insertion aux muscles vaste médial * (1) et grand adducteur (5).

• Une ligne supra-condylienne latérale (L') :

— plus nette, elle se termine sur l'épicondyle latéral (10);

— elle donne insertion aux muscles vaste latéral (2) (vaste externe) et court biceps (4).

■ Entre ces deux lignes supra-condylaires est délimitée une surface : la surface poplitée * (SP) (espace poplité).

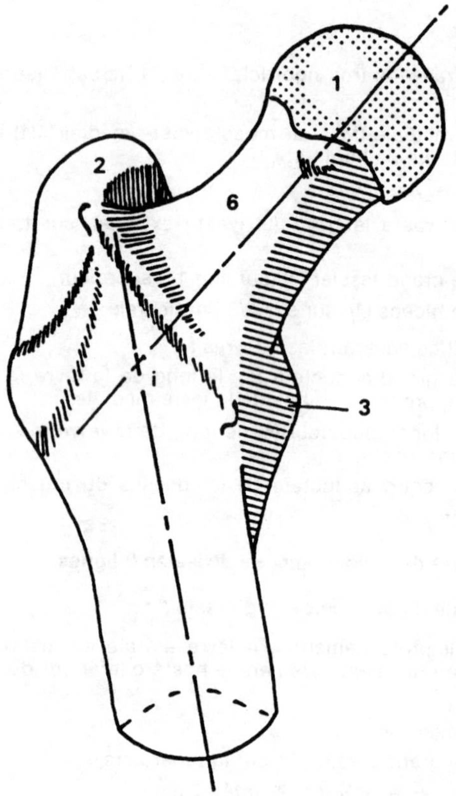

Fig. 21. — **Vue antérieure de l'extrémité supérieure du fémur.**

2. L'EXTRÉMITÉ PROXIMALE (SUPÉRIEURE).

- Volumineuse, reliée au corps du fémur par le col du fémur, elle présente 3 saillies :
  - — une saillie articulaire : la tête du fémur (1);
  - — et 2 tubérosités non articulaires : le grand trochanter * (2) et le petit trochanter * (3).

A. La tête du fémur (1).

- Recouverte de cartilage, elle est articulaire avec le bourrelet acétabulaire *.
- Elle regarde en haut vers la ligne médiane, et légèrement en avant.
- Elle est arrondie, constituée par 2/3 d'une sphère de 20 mm de rayon.
- Elle est limitée par 2 lignes courbes, concaves latéralement.
- Elle présente dans son 3/4 postéro-inférieur la fovéa capitis * (fossette du ligament rond) (4) :
  - — dépourvue de cartilage;
  - — donnant insertion au ligament de la tête fémorale (5);
  - — sur son pourtour s'attache la tente du ligament de la tête fémorale.

B. Le col du fémur (6).

- Il relie la tête du fémur au corps du fémur.
- Il est oblique en haut et latéralement, formant :
  - — avec la diaphyse un **angle d'inclinaison** (i) mesurant 125°, ouvert en bas et vers la ligne médiane (angle cervico-diaphysaire);
  - — avec l'axe transversal de l'extrémité inférieure (distale) un **angle de déclinaison** (ou angle d'antéversion) mesurant 15°, ouvert en avant et vers la ligne médiane.
- Il présente 2 faces et 2 bords :
  - — une face antérieure, presque plane, regardant légèrement en bas; elle est limitée :
    - o vers la ligne médiane, par le pourtour de la tête du fémur (7),
    - o latéralement, par une ligne intertrochantérique * (8) donnant insertion :
      - ▫ au ligament ilio-fémoral *, dont les 2 faisceaux s'insèrent sur les tubercules de ses extrémités (9, 10),
      - ▫ et à la capsule (11).

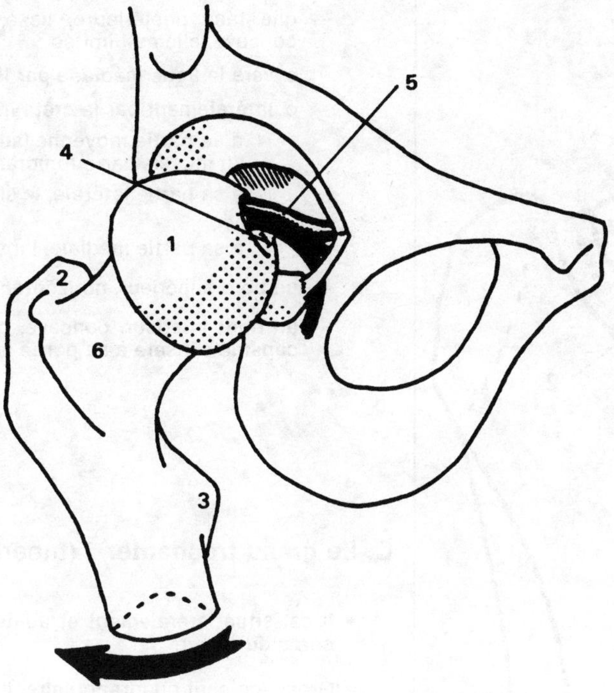

Fig. 22. — **Vue antérieure, fémur en rotation externe.**

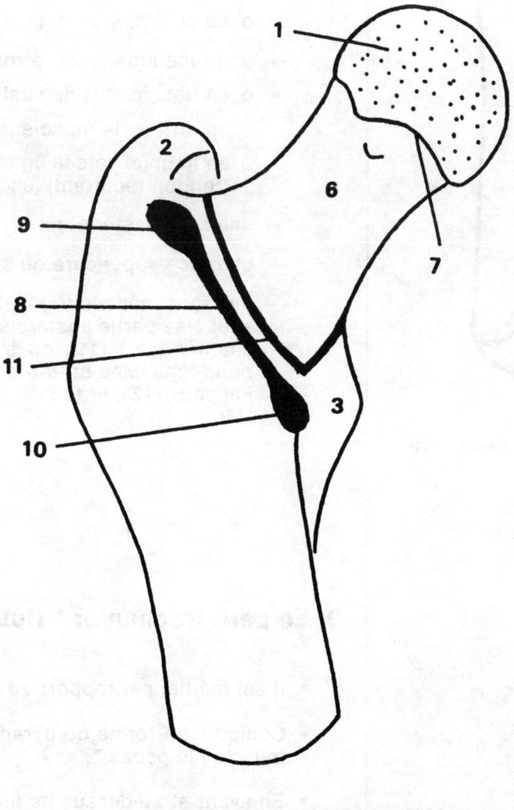

Fig. 23. — **Vue antérieure de l'extrémité supérieure du fémur (avec insertions).**

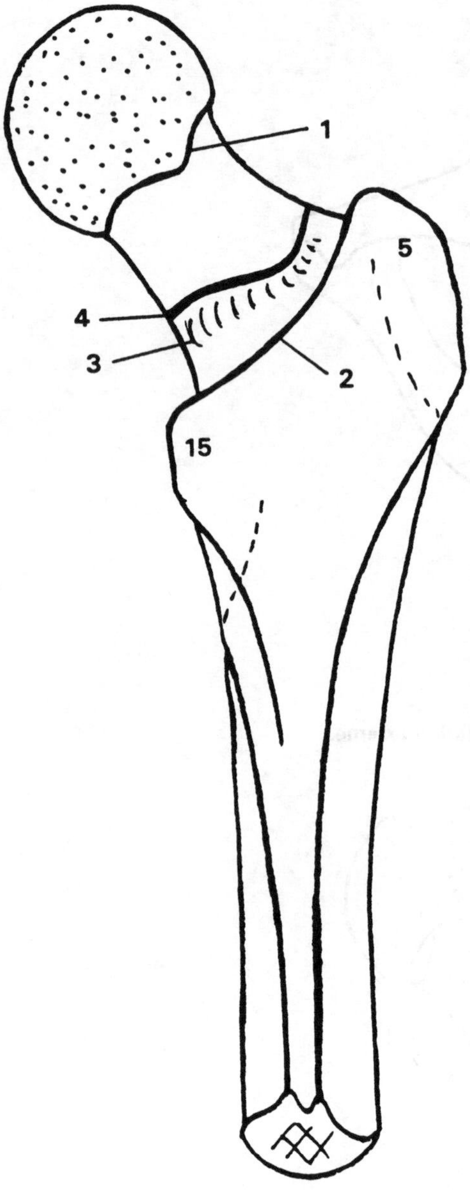

Fig. 24. — **Vue postérieure de l'extrémité supérieure du fémur.**

— une face postérieure, lisse, regardant légèrement en haut; concave; elle est limitée :

o vers la ligne médiane par le pourtour de la tête (1),

o latéralement par la crête intertrochantérique * (2) avec :

- à sa partie moyenne (sur un tubercule) la zone d'insertion du muscle carré fémoral *,
- à sa partie latérale, le sillon du muscle obturateur externe (3),
- à sa partie médiale, l'insertion de la capsule (4);

— un bord supérieur, horizontal;

— un bord inférieur, concave, oblique en bas et latéralement; la capsule s'insère à sa partie latérale.

C. Le grand trochanter * (tubercule majeur) (5).

- Il est situé latéralement et au-dessus de la jonction du col et du corps du fémur.
- Grossièrement quadrangulaire, il présente six faces :

— une face latérale, superficielle, très convexe, présentant :

o en bas, une crête (6) (prolongeant la ligne latérale de trifurcation de la ligne âpre) où s'insère le muscle vaste latéral (7),

o au centre, la surface d'insertion du muscle moyen fessier (8);

— une face antérieure, étroite où s'insèrent :

o en bas, le muscle vaste latéral (7),

o en arrière, le muscle petit fessier (8'),

o en haut (et vers la ligne médiane), le muscle droit de la cuisse (tendon récurrent) (9);

— une face postérieure;

— une face supérieure où s'insère le muscle pyramidal (10);

— une face médiale *(fig. 26),* en continuité avec la face inférieure, sauf à sa partie postéro-supérieure où elle présente la fosse trochantérique * (11), où s'insèrent les muscles pelvi-trochantériens : muscles obturateur interne (12), obturateur externe (13), jumeaux (12'), et faisceau supérieur du ligament ischio-fémoral (14).

D. Le petit trochanter * (tubercule mineur) (15).

- Il est médial par rapport au tubercule majeur.
- Conique, en forme de pyramide triangulaire, il donne insertion au muscle ilio-psoas *.
- En avant et au-dessus de lui, sont limitées 2 fossettes :

— pré-trochantérienne (16) où s'insère le ligament pubo-fémoral;

— sous-trochantérienne (17) où s'insère le muscle petit iliaque.

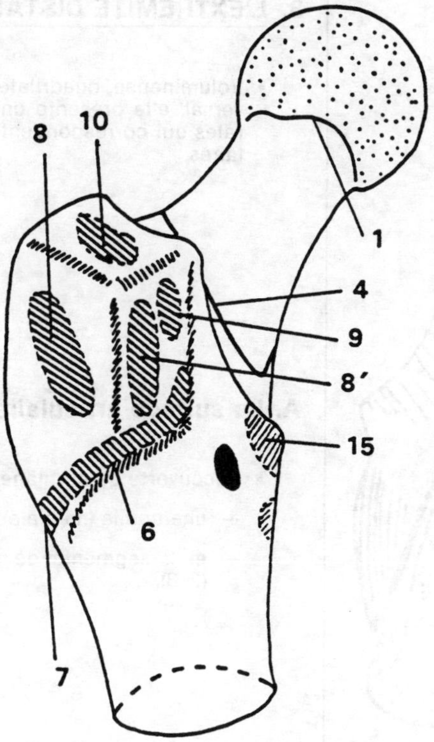

Fig. 25. — **Grand trochanter, vue antéro-latérale.**

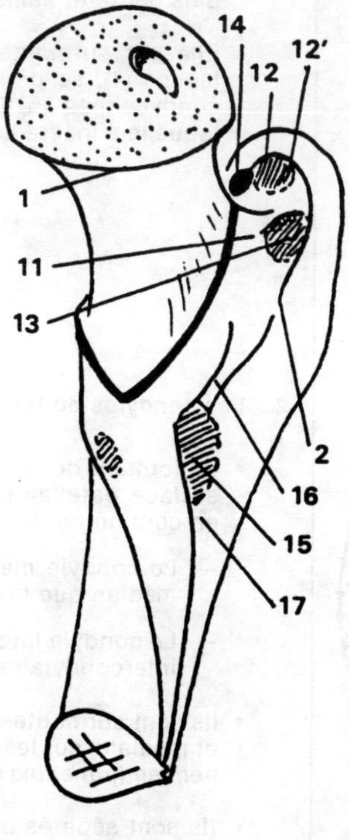

Fig. 26. — **Grand trochanter, vue postéro-médiale.**

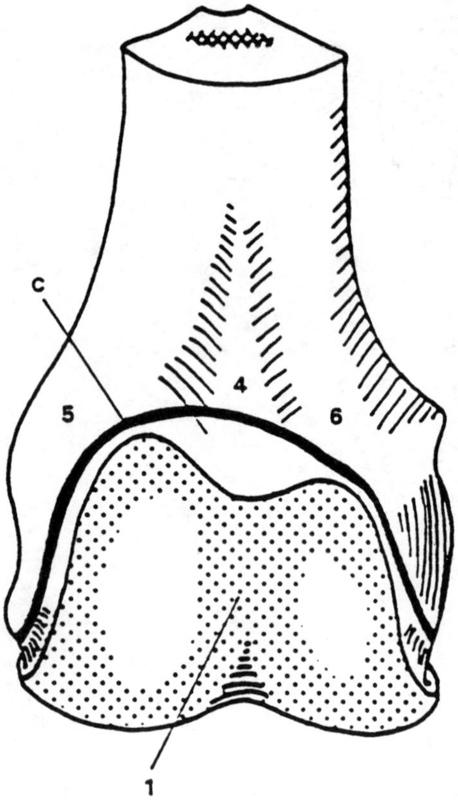

Fig. 27. — **Vue antérieure de l'extrémité inférieure du fémur.**

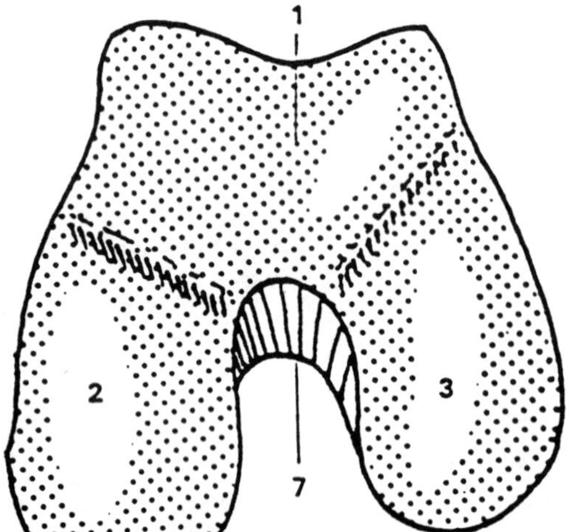

Fig. 28. — **Vue inférieure du fémur.**

3. L'EXTRÉMITÉ DISTALE (INFÉRIEURE).

- Volumineuse, quadrilatère, surtout développée dans le sens transversal, elle présente une surface articulaire et 2 apophyses latérales qui correspondent à des insertions ligamentaires ou musculaires.

A. La surface articulaire.

- Recouverte de cartilage, elle est constituée par :
  - une poulie (médiale) : la surface patellaire * (1) (trochlée);
  - et 2 segments de sphère latéraux : les condyles fémoraux (2, 3).

1. La surface patellaire * (trochlée).

- En forme de poulie, elle est constituée par une gorge et deux joues latérales convexes de haut en bas; la joue latérale est plus étendue, plus haute et saillante que la joue médiale.
- Elle est surmontée en avant par une large fossette sus-trochléenne (4), se prolongeant de chaque côté par deux fosses sus-condyliennes (5, 6) surmontées par une rampe capsulaire (sur laquelle s'insère la capsule articulaire (C)).

2. Les condyles du fémur (2, 3).

- Ils forment deux masses latérales et postérieures par rapport à la surface patellaire * (1); leurs faces inférieure et postérieure sont en continuité.
  - Le condyle médial (2), allongé et étroit, s'écarte plus de l'axe médian que le condyle latéral (3).
  - Le condyle latéral (3), court et large, est plus proche de la fosse intercondylaire (7) qui sépare en arrière les condyles.
- Ils sont surmontés par deux tubérosités supra-condylaires (latérale et médiale) sur lesquelles s'insèrent les 2 chefs du muscle gastrocnémien (jumeaux) (8, 9).
- Ils sont séparés en arrière par la fosse intercondylaire (7); celle-ci se prolonge jusqu'à la joue de la surface patellaire *; le fond de cette fosse donne insertion au ligament adipeux du genou.

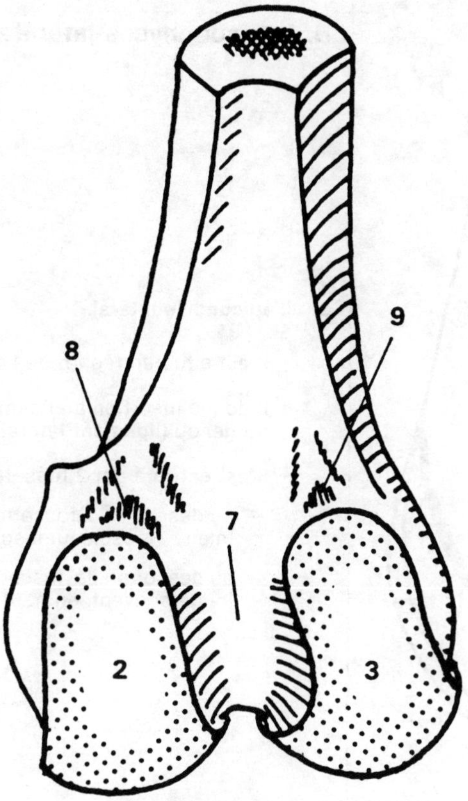

Fig. 29. — **Vue postérieure de l'extrémité inférieure du fémur.**

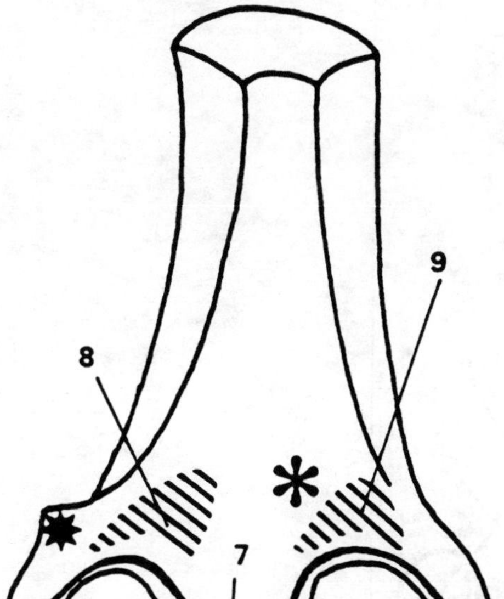

Fig. 30. — **Vue postérieure de l'extrémité inférieure du fémur** (avec insertions).

B. Les apophyses latérales ou épicondyles.

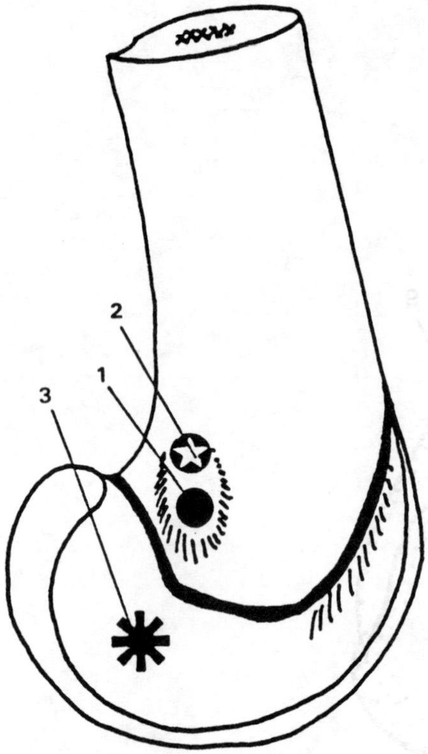

Fig. 31. — **Epicondyle latéral** (vue latérale).

1. L'épicondyle latéral.

- Il est situé en regard de l'extrémité postérieure du condyle latéral.
- Il donne insertion au ligament collatéral fibulaire * de l'articulation du genou (ligament latéral externe) (1).
- Il est entouré par 2 fossettes :
  - au-dessus : la fossette du chef latéral du muscle gastrocnémien * (muscle jumeau externe) (2);
  - au-dessous : la fossette du muscle poplité (3); un sillon prolonge souvent, en haut et en arrière, cette fossette.

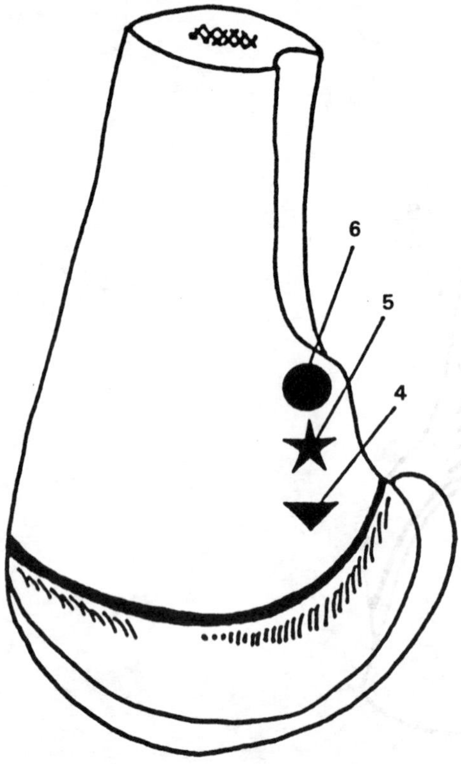

Fig. 32. — **Epicondyle médial** (vue médiale).

2. L'épicondyle médial.

- Il est situé en regard de l'extrémité postérieure du condyle médial.
- Il donne insertion au ligament collatéral tibial * de l'articulation du genou (ligament latéral interne) (4).
- Au-dessus s'insère le chef médial du muscle gastrocnémien (muscle jumeau interne) (5).
- En arrière et au-dessus, existe une saillie : le tubercule de l'adducteur, où s'insère le muscle grand adducteur (6).

3. PATELLA* (ROTULE)

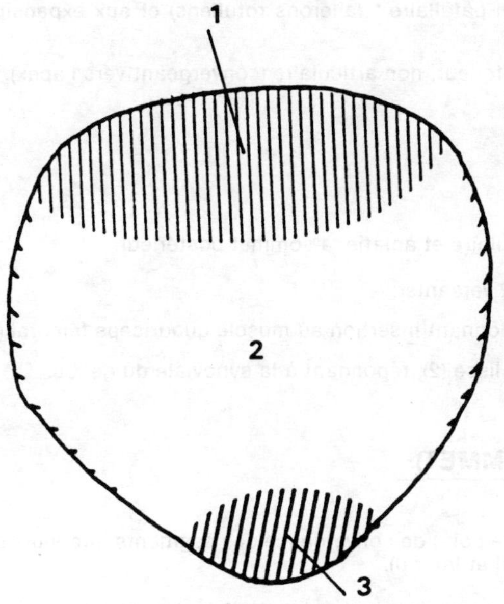

Fig. 33. — **Vue antérieure de la patella *.**

- C'est un os sésamoïde *, triangulaire, situé sur la face antérieure du genou, en avant de la surface patellaire *.
- Entourée par le tendon d'insertion du muscle quadriceps fémoral, la patella * fait partie de l'appareil extenseur du genou.
- Aplatie d'avant en arrière, elle présente :
  - — 2 faces (antérieure et postérieure, articulaire);
  - — 2 bords latéraux;
  - — 1 base et 1 sommet (apex *) inférieurs.

1. LA FACE ANTÉRIEURE.

- Elle est convexe de haut en bas et transversalement.
- On lui décrit 3 parties :
  - — une partie supérieure, rugueuse transversalement, donnant insertion au tendon du muscle quadriceps (1);
  - — une partie moyenne (2), rugueuse verticalement, recouverte par les fibres superficielles du muscle droit de la cuisse * (muscle droit antérieur);
  - — une partie inférieure, où s'insère le ligament patellaire * (ligament rotulien) (3).

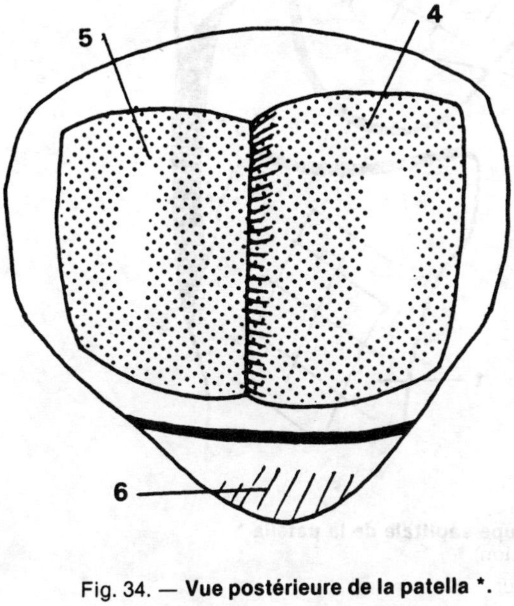

Fig. 34. — **Vue postérieure de la patella *.**

2. LA FACE POSTÉRIEURE.

- Elle est divisée en deux parties :
  - — une partie supérieure, articulaire, la plus étendue (3/4); elle est divisée, par une crête mousse verticale, en deux facettes :
    - o latérale (4), la plus large, répondant à la joue latérale de la surface patellaire du fémur (trochlée),
    - o médiale (5), la plus étroite, répondant à la joue médiale de la surface patellaire du fémur;
  - — une partie inférieure non articulaire (6), en rapport avec le coussinet adipeux infra-patellaire; elle donne insertion au ligament patellaire * (ligament rotulien).

3. LES BORDS LATÉRAUX.

- Convexes en avant, ils présentent chacun 2 segments :
  - — segment supérieur, articulaire, vertical, donnant insertion au rétinaculum patellaire * (ailerons rotuliens) et aux expansions des vastes;
  - — segment inférieur, non articulaire (convergeant vers l'apex).

4. LA BASE.

- Elle est triangulaire et aplatie, à sommet postérieur.
- Elle présente 2 versants :
  - — antérieur, donnant insertion au muscle quadriceps fémoral (1);
  - — postérieur, lisse (2), répondant à la synoviale du genou.

5. L'APEX * (SOMMET).

- Arrondi, c'est le point de convergence des segments inférieurs des 2 bords (médial et latéral).
- Il donne insertion au ligament patellaire * (ligament rotulien).

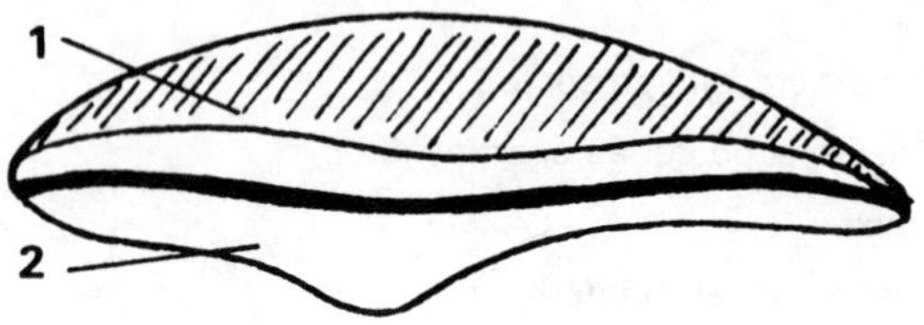

Fig. 35. — **Vue supérieure de la patella *.**

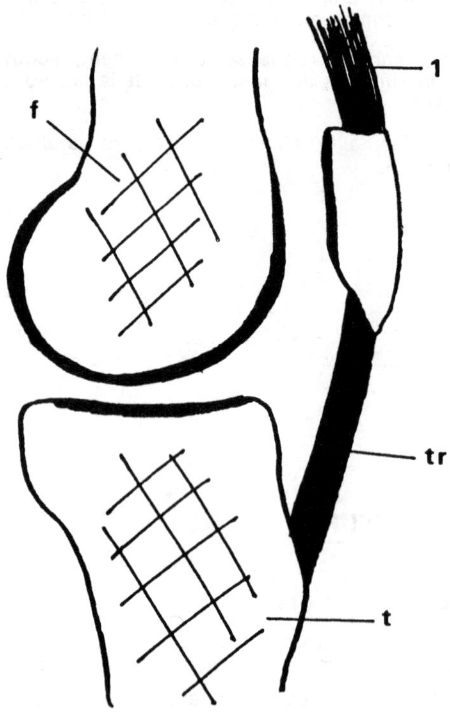

Fig. 36. — **Coupe sagittale de la patella *** (genou en extension).

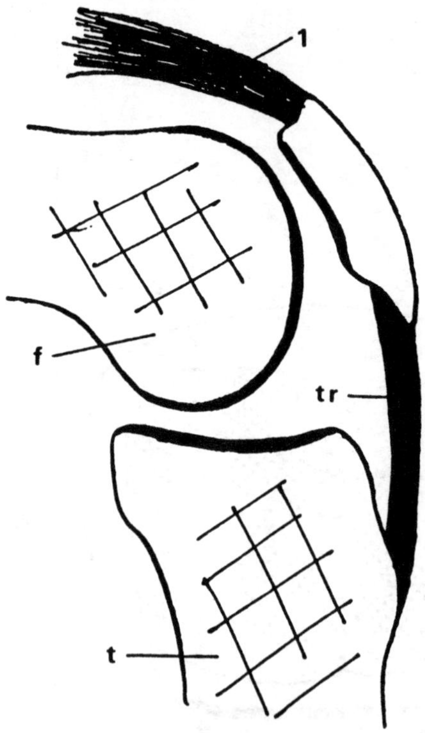

Fig. 37. — **Coupe sagittale de la patella *** (genou en flexion).

tr : tendon rotulien - t : tibia - f : fémur

4. TIBIA

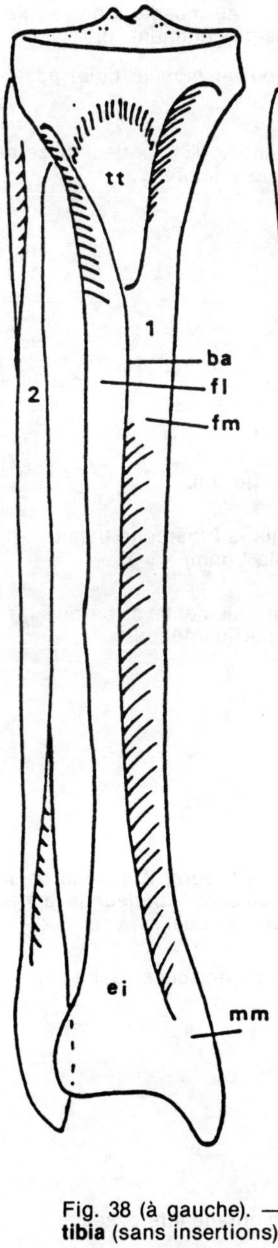

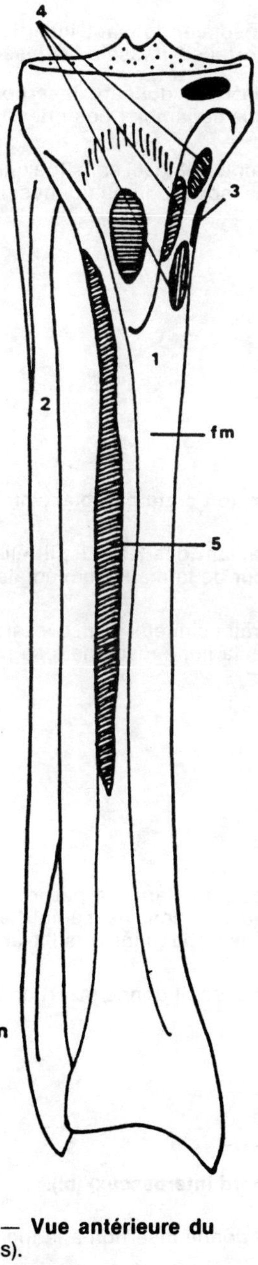

Fig. 38 (à gauche). — **Vue antérieure du tibia** (sans insertions).

Fig. 39 (à droite). — **Vue antérieure du tibia** (avec insertions).

- Os long (1), situé à la face antérieure et médiale de la jambe, il constitue avec la fibula * (2) (péroné) le squelette de la jambe; il s'articule en haut avec le fémur, en bas avec le talus * (astragale).
- On lui décrit un corps et deux extrémités (supérieure et inférieure).

1. LE CORPS DU TIBIA.

- Large et prismatique, triangulaire dans ses 2/3 supérieurs, il se rétrécit au niveau du 1/3 moyen puis s'élargit vers le bas (il y devient cylindrique).
- On lui décrit :
  - — 3 faces : médiale, latérale et postérieure;
  - — séparées par 3 bords : antérieur (ba), médial et interosseux * (latéral).

A. Les faces.

1. **Face médiale** (fm) : lisse, légèrement convexe, elle est dépourvue d'insertions, sauf à la partie toute supérieure où existent 2 champs rugueux d'insertion :
   - l'un, postérieur, pour le ligament collatéral médial (du génou) (3);
   - l'autre, antérieur, pour les 3 muscles de la patte d'oie (4) (sartorius *, gracile * et semi-tendineux *).

2. **Face latérale (fl).**
   - Elle est légèrement concave; sa partie inférieure devient convexe et se tourne vers l'avant pour se poursuivre avec la partie antérieure de l'extrémité inférieure (ei).
   - Dans ses 2/3 supérieurs, elle donne insertion au muscle tibial antérieur * (muscle jambier antérieur) (5).
   - Dans son 1/3 inférieur, elle répond au passage des tendons des muscles de la loge antérieure de la jambe.

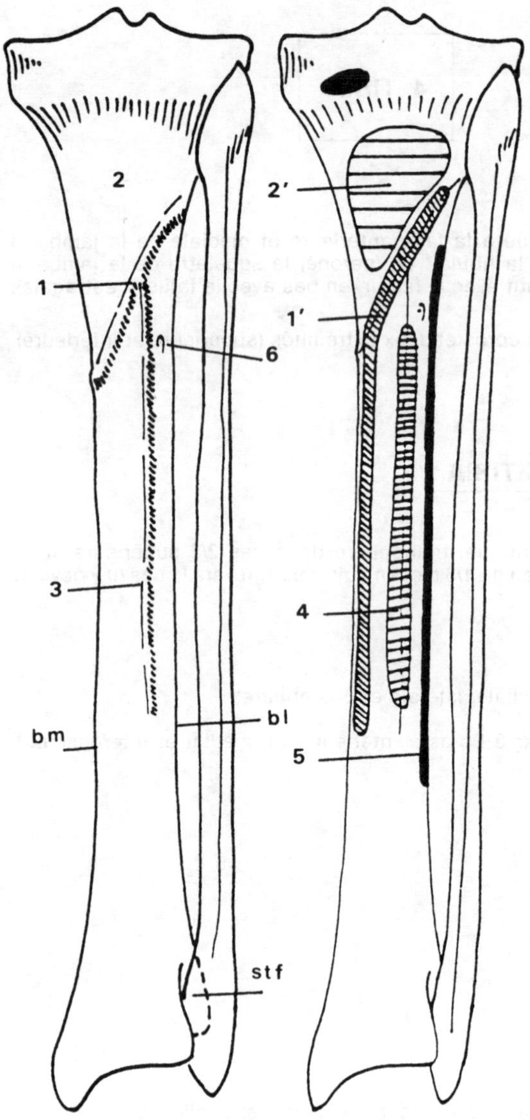

Fig. 40 (à gauche). — **Vue postérieure du tibia** (sans insertions).

Fig. 41 (à droite). — **Vue postérieure du tibia** (avec insertions).

3. **Face postérieure.**

- Elle apparaît large en haut, rétrécie à sa partie moyenne, de nouveau large en bas.

- Son 1/3 supérieur est croisé par une ligne oblique en bas et vers la ligne médiane : la ligne du muscle soléaire * (1) sur laquelle s'insère le muscle soléaire (1'); cette ligne délimite :

  — 1 champ supéro-médial (2), triangulaire, sur lequel s'insère le muscle poplité (2');

  — 1 champ inféro-latéral, lui-même divisé en deux parties par une crête **verticale (3)** peu marquée (descendant depuis la ligne du muscle soléaire *) :

    o 1 partie médiale, donnant insertion au muscle long fléchisseur des orteils * (muscle fléchisseur commun) (4),

    o 1 partie latérale donnant insertion au muscle tibial postérieur * (muscle jambier postérieur) (5).

- Le trou nourricier du tibia (6) est situé dans le 1/3 supérieur de cette face postérieure, sous la ligne du muscle soléaire *.

B. Les bords.

1. **Bord antérieur (ba) (ou crête du tibia) (voir fig. 38).**

- C'est le plus saillant des 3 bords; il relie la tubérosité tibiale * (tt) au bord antérieur de la malléole médiale * (mm).

- Il présente un trajet sinueux, concave latéralement à sa partie supérieure, puis vers la ligne médiane à sa partie inférieure.

2. **Bord médial (bm).**

- Peu marqué, surtout dans sa partie supérieure, il s'étend de la région postérieure du condyle médial * au bord supérieur de la malléole médiale * (en obliquant vers l'avant, en bas)...

- Dans son 1/3 moyen, il donne insertion au muscle soléaire (1').

3. **Bord latéral (ou bord interosseux) (bi).**

- Très marqué, il donne insertion à la membrane interosseuse.

- Il relie le condyle latéral * à la facette articulaire de la syndesmose tibio-fibulaire * (stf) (il bifurque pour la circonscrire).

2. L'EXTRÉMITÉ SUPÉRIEURE DU TIBIA.

- Volumineuse, elle est déjetée en arrière de l'axe de l'os.
- En forme de pyramide à base supérieure, aplatie d'avant en arrière, elle présente une face supérieure (ou base) et deux tubérosités.

A. La face supérieure (ou plateau tibial).

- Elle comporte :

a. DEUX CAVITÉS GLÉNOÏDALES :

— articulaires avec les condyles fémoraux;

— recouvertes de cartilage articulaire;

— à grand axe oblique en avant et latéralement.

1. **La cavité médiale (1)** est longue, étroite, et concave en tous sens.

2. **La cavité latérale (2)** est plus large, concave transversalement et convexe dans le sens antéro-postérieur.

b. UNE SURFACE INTERCONDYLAIRE * (INTERGLÉNOÏDIENNE) DIVISÉE EN 3 PARTIES.

1. **En avant : l'aire intercondylaire antérieure * (3)** (surface spinale) : large, horizontale, elle présente d'avant en arrière 3 zones d'insertion pour :

- la corne antérieure du ménisque médial (4);
- le ligament croisé antéro-latéral (5);
- la corne antérieure du ménisque latéral (6).

■ La capsule articulaire (7) s'insère le long du bord antérieur de l'aire intercondylaire antérieure.

2. **Au milieu : l'aire intercondylaire centrale *** ou éminence intercondylaire (épines tibiales) (8).

- Les bords de l'éminence intercondylaire se prolongent en haut par les tubercules intercondylaires * médial (9) et latéral (10) (épines tibiales) sur lesquels se prolongent les surfaces articulaires : le tubercule médial est plus haut que le tubercule latéral.
- Leur versant axial est rugueux; leur versant latéral est articulaire.

3. **En arrière : l'aire intercondylaire postérieure * (11)** (surface rétrospinale); elle est plus étroite, plus excavée et moins longue que l'aire intercondylaire antérieure; elle présente d'avant en arrière les insertions :

- de la corne postérieure du ménisque latéral (12);
- de la corne postérieure du ménisque médial (13);
- du ligament croisé postéro-médial (14).

■ **La capsule articulaire (7) s'insère le long du bord axial des 2 cavités glénoïdales, laissant le ligament croisé postéro-médial (14) extra-capsulaire.**

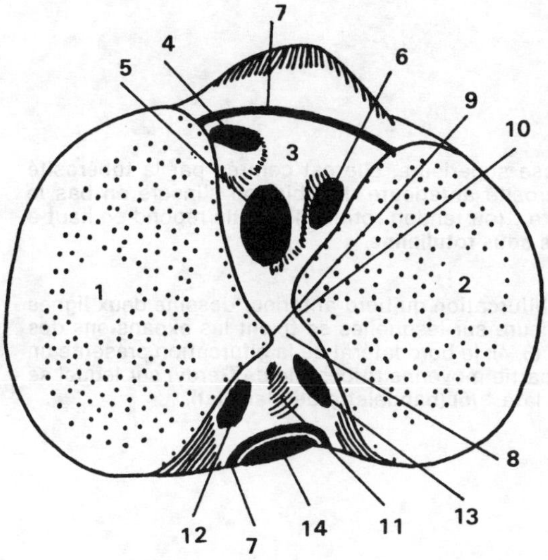

Fig. 42. — **Vue supérieure du tibia.**

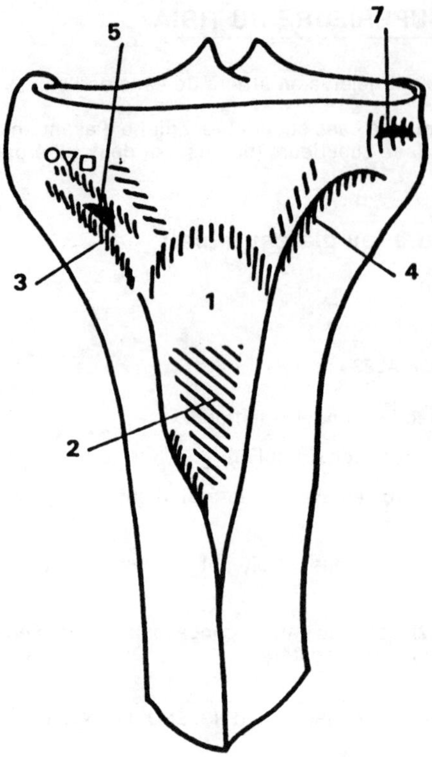

Fig. 43. — **Vue antérieure de l'extrémité supérieure du tibia.**

B. Les tubérosités tibiales * (ou condyles).

- Elles supportent les cavités glénoïdales du tibia.
- On leur décrit 4 faces :

1. Face antérieure.

- Triangulaire à base supérieure, elle est centrée par la tubérosité tibiale * (1) (tubérosité antérieure du tibia) où s'insère en bas le ligament patellaire * (ou tendon rotulien) (2); elle répond en haut à la **bourse séreuse sous-rotulienne.**
- Latéralement, la bifurcation du bord antérieur dessine deux lignes à concavité inférieure sur lesquelles se fixent les expansions des muscles vastes * (3, 4); le bord latéral de la bifurcation présente un renflement à sa partie moyenne (tubercule de Gerdy) sur lequel se termine le fascia lata * (5) (bandelette de Maissiat).

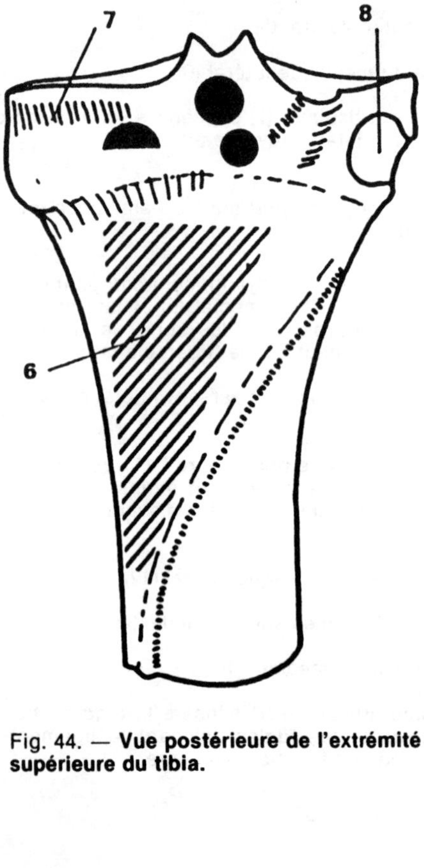

Fig. 44. — **Vue postérieure de l'extrémité supérieure du tibia.**

2. Face postérieure : située au-dessous de l'aire intercondylaire postérieure *, elle donne insertion au muscle poplité (6).

3. Face médiale : elle présente un sillon horizontal où passe le tendon réfléchi du muscle semi-membraneux * (7) (qui se fixe en avant).

4. Face latérale : elle présente à sa partie postérieure une facette articulaire plate et circulaire (pour la tête de la fibula *) : la surface articulaire fibulaire * (8).

3. L'EXTRÉMITÉ INFÉRIEURE DU TIBIA.

- Moins volumineuse que l'extrémité supérieure, de forme quadrangulaire, elle présente cinq faces et, à sa partie postéro-inférieure, un processus vertical : la malléole médiale.

1. **Face antérieure** : convexe, elle continue la face latérale de la diaphyse.

2. **Face postérieure.**

- Elle est marquée par le sillon de la malléole (sm) :
  - — il livre passage aux tendons du long fléchisseur des orteils (1) et du muscle tibial postérieur * (2);
  - — il est situé plus près du bord médial et se poursuit sur la malléole médiane (3).
- Il existe une deuxième gouttière moins marquée, plus latérale, pour le tendon fléchisseur de l'hallux * (gros orteil) (4).

3. **Face latérale.**

- Etroite, concave dans le sens antéro-postérieur, elle a une forme de gouttière : c'est **l'incisure fibulaire * (5),** où s'encastre la partie inférieure du péroné.
- Revêtue de cartilage, elle constitue une véritable surface articulaire.

4. **Face médiale :** elle continue la face médiale de la dyaphyse et se prolonge par la malléole médiale * (3).

5. **Face inférieure.**

- Recouverte de cartilage, rectangulaire, elle s'articule avec la face antérieure du corps du talus * (astragale).
- Plus étendue transversalement et en avant, elle est concave dans le sens antéro-postérieur et transversalement.
- Elle se prolonge jusqu'à la partie articulaire de la malléole, et répond à la face médiale du talus *.
- Elle présente en avant et en arrière 2 rebords osseux : le rebord postérieur, plus marqué, descend plus bas que le rebord antérieur, et constitue la classique malléole postérieure (Destot) (6).

6. **Malléole médiale * (3).**

- C'est une saillie triangulaire à sommet inférieur qui prolonge la face médiale du corps du tibia.
- Elle présente :
  - — une face médiale, aplatie, sous-cutanée;
  - — une face latérale, plane, triangulaire à base antérieure, encroûtée de cartilage, et constituant la paroi médiale de la mortaise tibio-fibulaire;
  - — un bord postérieur épais avec le prolongement du sillon de la face postérieure (sillon de la malléole) (sm);
  - — un apex (sommet) présentant 2 tubercules (7, 8), entre lesquels s'insère un faisceau du ligament collatéral médial de la cheville (9).

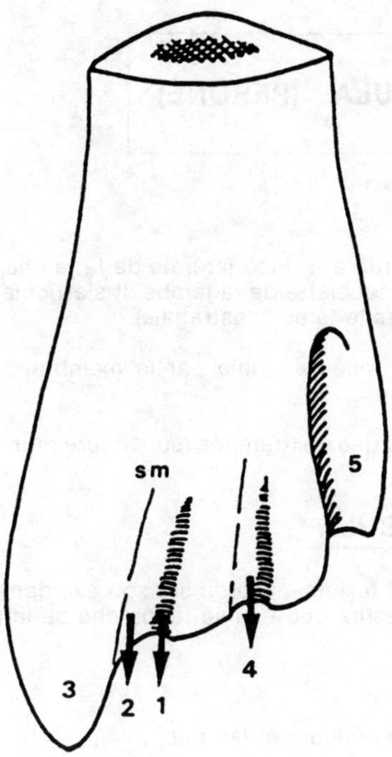

Fig. 45. — **Face postérieure de l'extrémité inférieure du tibia.**

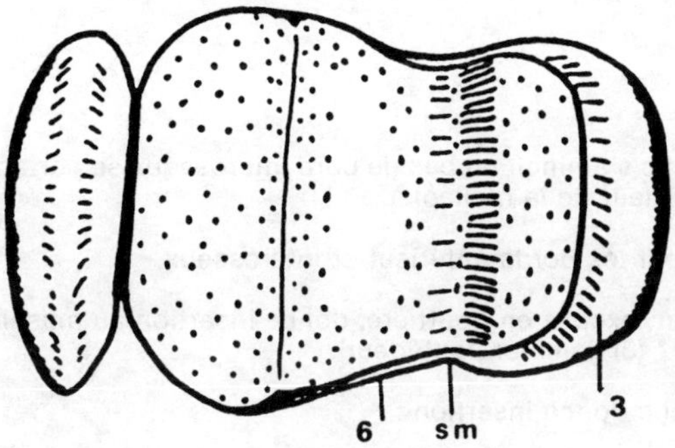

Fig. 46. — **Vue inférieure du tibia.**

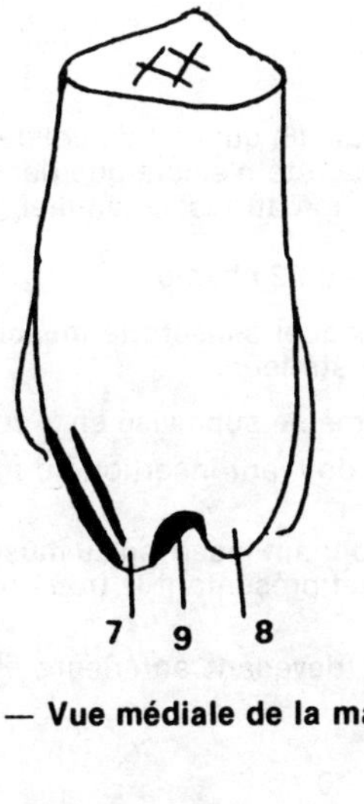

Fig. 47. — **Vue médiale de la malléole.**

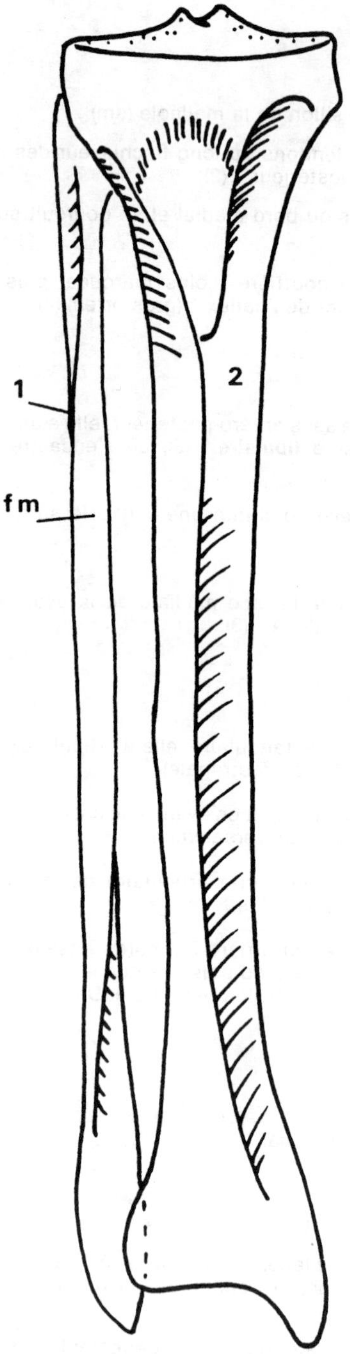

Fig. 48. — **Vue antérieure des os de la jambe.**

5. FIBULA * (PÉRONÉ)

- Os long et mince (1), situé à la face latérale de la jambe, il constitue avec le tibia (2) le squelette de la jambe; il s'articule en haut avec le tibia, en bas avec le talus * (astragale).
- Sa partie moyenne est reliée au tibia par la membrane interosseuse.
- On lui décrit un corps et deux extrémités (supérieure et inférieure).

1. LE CORPS DE LA FIBULA *.

- Grêle, triangulaire, il est fortement tordu sur son axe dans son 1/4 inférieur (au fur et à mesure que l'on se rapproche de la malléole latérale *).
- Il présente :
  — 3 faces : médiale, postérieure et latérale;
  — séparée par 3 bords : antérieur, interosseux et postérieur.

A. Les faces.

1. Face médiale (fm).

- Large en haut, elle s'amincit en bas (le bord interosseux se portant vers le bord antérieur de la malléole).
- Elle est limitée par les bords antérieur et interosseux.
- Son 1/4 supérieur, excavé en gouttière, donne insertion au muscle tibial postérieur * (3) (jambier postérieur).
- Sa partie moyenne donne insertion :
  — à sa partie supérieure, au muscle long extenseur de l'hallux * (4) (extenseur propre du I);
  — plus bas, et en avant, au muscle long extenseur des orteils * (5) (extenseur commun des orteils).

2. Face postérieure (fp).

- Elle présente une crête médiale (6) qui naît du col de la fibula * (7); saillante et tranchante, cette crête n'existe que dans les 2/3 supérieur de l'os; elle donne insertion au fascia jambier *.
- Elle divise la face postérieure en 2 champs :
  — un champ antérieur sur lequel s'insère le muscle tibial postérieur * (muscle jambier postérieur);
  — un champ postérieur, lui-même subdivisé en 3 portions :
    o supérieure : rugueuse, donnant insertion au muscle soléaire (8),
    o moyenne, plus large, donnant insertion au muscle fléchisseur propre de l'hallux * (9) et présentant le trou nourricier de l'os (10),
    o inférieure, plus mince, devenant antérieure et rejoignant le bord interosseux.

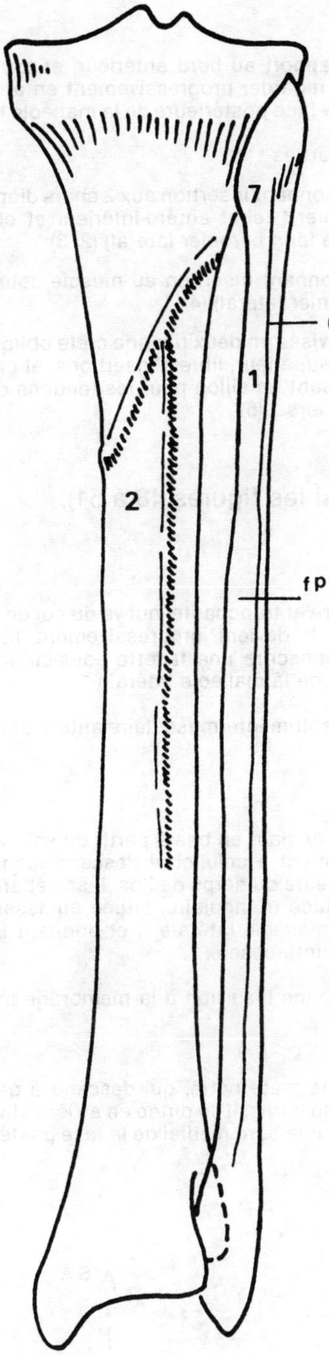

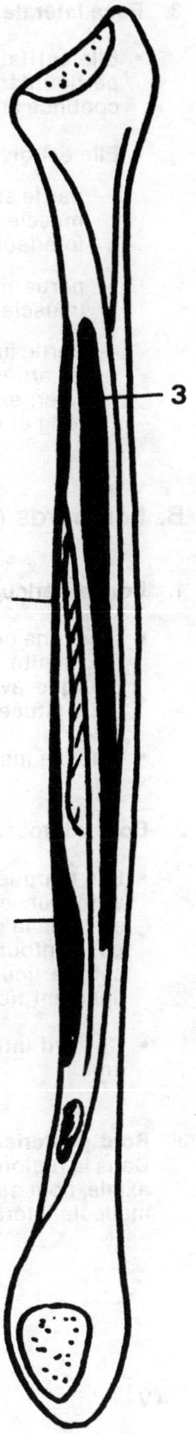

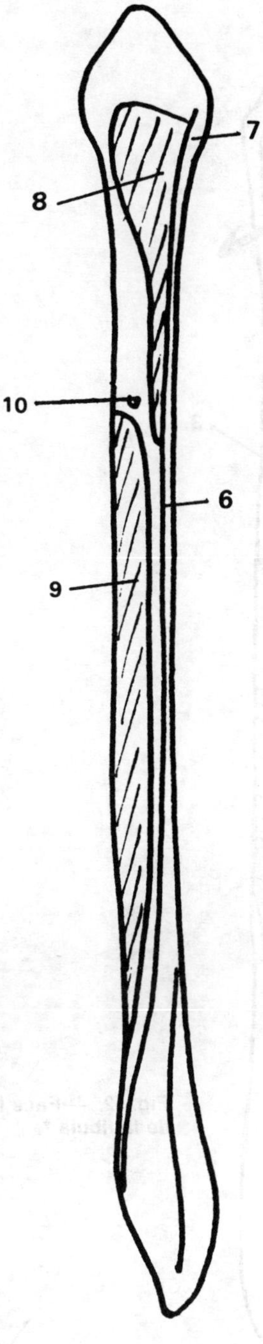

Fig. 49 (à gauche). — **Vue postérieure des os de la jambe.**
Fig. 50 (au milieu). — **Face médiale de la fibula *.**
Fig. 51 (à droite). — **Face postérieure de la fibula *.**

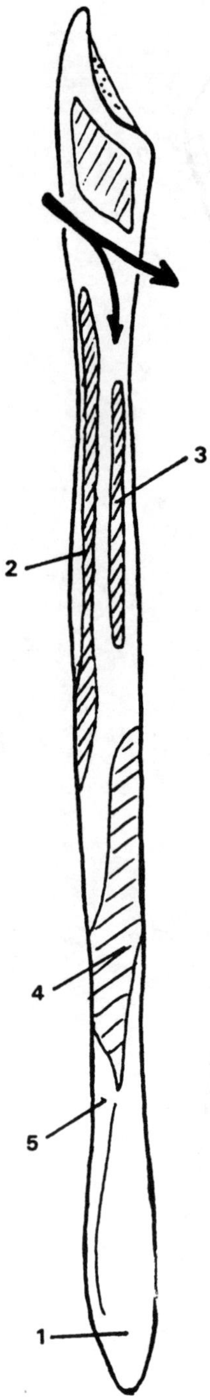

Fig. 52. — **Face latérale de la fibula *.**

3. **Face latérale.**

- Elle est latérale par rapport au bord antérieur, et tourne dans sa partie inférieure pour regarder progressivement en arrière; elle se continue ensuite par la face postérieure de la malléole latérale * (1).
- Elle est divisée en 3 parties :
  - — partie supérieure, donnant insertion aux 2 chefs diaphysaires du muscle long péronier * (chef antéro-inférieur et chef postéro-inférieur du muscle long péronier latéral) (2, 3);
  - — partie moyenne, donnant insertion au muscle court péronier * (muscle court péronier latéral) (4);
  - — partie inférieure, divisée en deux par une crête oblique en bas et en arrière : champ supérieur, libre d'insertions, et champ postérieur, excavé, réalisant un sillon pour les tendons des muscles long et court péroniers * (5).

B. Les bords (voir aussi les figures 48 à 51).

1. **Bord antérieur.**

- C'est une crête régulière et tranchante, qui va du col de la fibula * à l'extrémité inférieure. Il devient progressivement latéral et se bifurque avant de circonscrire une facette sous-cutanée triangulaire, située au-dessus de la malléole latérale *.
- Il donne insertion au septum intermusculaire antérieur de la jambe.

2. **Bord interosseux.**

- Peu marqué, il s'étend de haut en bas à partir du sol, près du bord antérieur, et, parallèlement à celui-ci, il descend jusqu'à ce qu'il atteigne la partie inférieure du corps de l'os. Il se sépare alors en 2 pour entourer une surface triangulaire, située au-dessus de la facette articulaire de la malléole latérale *, et donnant insertion au ligament tibio-fibulaire interosseux *.
- Ce bord interosseux donne insertion à la membrane interosseuse (m i).

3. **Bord postérieur.** C'est une crête nette, qui descend à partir du col. Dans la région moyenne du corps, il se dirige en arrière et vers la ligne axiale, pour se terminer sur le bord médial de la face postérieure de la malléole latérale *.

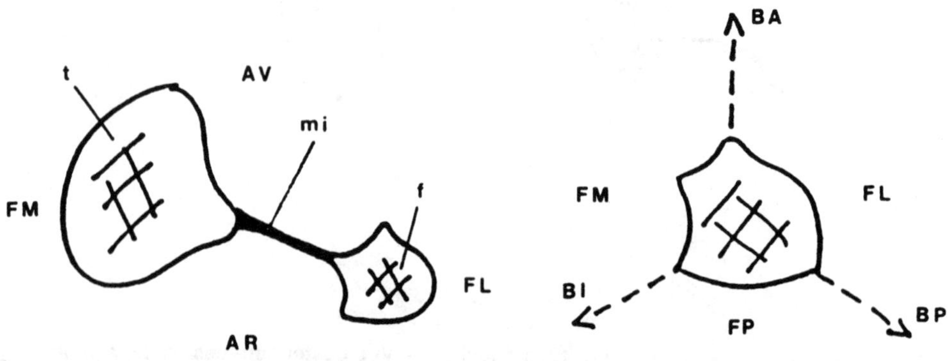

Fig. 53 et 54. — **Coupes horizontales des os de la jambe. A gauche : 2 os de la jambe. A droite : fibula.**
AV : avant - AR : arrière - FM : face médiale - FL : face latérale - BA : bord antérieur - BI : bord interne
BP : bord postérieur - t : tibia - f : fibula - m i : membrane interosseuse.

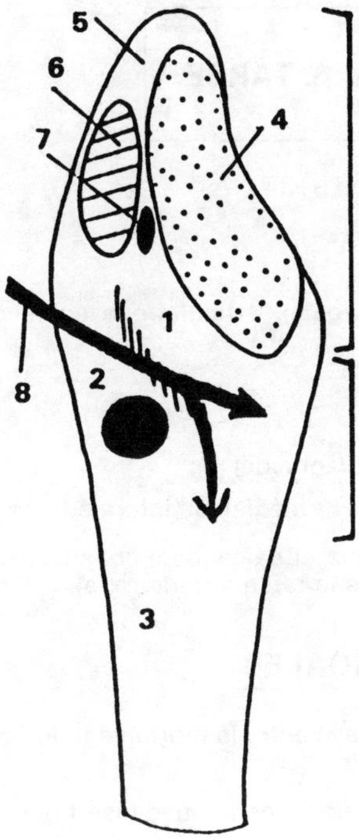

Fig. 55. — **Vue antérieure de l'extrémité supérieure de la fibula *.**

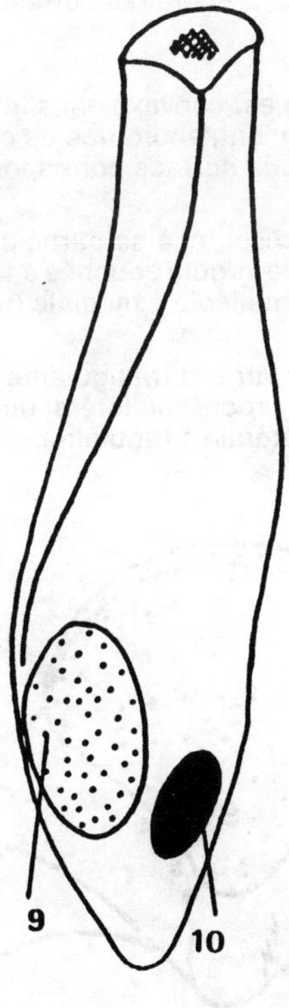

Fig. 56. — **Vue postérieure de l'extrémité inférieure de la fibula *.**

2. L'EXTRÉMITÉ SUPÉRIEURE.

- Elle présente deux parties :
  - — la tête de la fibula * (1);
  - — le col de la fibula * (2), portion rétrécie de l'os réunissant la tête au corps (3).
- On décrit 2 portions : articulaire et non articulaire.

1. La surface articulaire (4).

- C'est la partie supéro-médiale de la tête.
- Elle s'articule avec la surface articulaire du tibia (placée à la partie postérieure de la face latérale du tibia).

2. Les zones non articulaires : col et apex.

- **L'apex de la tête fibulaire *** (5) (apophyse styloïde); il est situé en arrière et latéralement à la surface articulaire (4).
  - — C'est une surface rugueuse sur laquelle se fixe le tendon du muscle biceps fémoral * (6) et, en avant, le ligament collatéral fibulaire * (7).
  - — Le nerf péronier (fibulaire) commun * (8) (nerf sciatique poplité externe) change de direction en arrière de la tête fibulaire * pour se placer latéralement par rapport au col de la fibula * (il peut être lésé dans les fractures du col de la fibula *).
- **Le col** (2) : il est étroit et aplati.

3. L'EXTRÉMITÉ INFÉRIEURE.

- C'est la **malléole latérale * :** elle est plus proéminente, plus postérieure et plus basse que la malléole médiale *; elle s'articule avec le talus *.
- Elle présente à décrire 2 faces, 1 bord et 1 axe.

1. Face latérale.

- Losangique, convexe, rugueuse, elle est en continuité avec le prolongement latéral triangulaire de la face antérieure du corps de l'os.
- Elle est sous-cutanée.

2. Face médiale.

- Elle est articulaire (9) :
  - — dans sa partie supérieure, avec le tibia (par l'intermédiaire de la gouttière fibulaire *);
  - — dans sa partie inférieure, avec le talus * (astragale).
- Plus bas, au voisinage de la pointe, elle présente la fosse latérale (fosse digitale), zone d'insertion ligamentaire (10).

3. Bord postérieur de la malléole : très large, il présente une gouttière pour les tendons péroniers, et se prolonge vers l'extrémité distale à partir des faces latérales du corps.

4. Apex (sommet) :

- arrondi et mousse, il est situé en arrière de l'axe de l'os;
- libre de toute insertion, il descend plus bas que l'apex de la malléole tibiale.

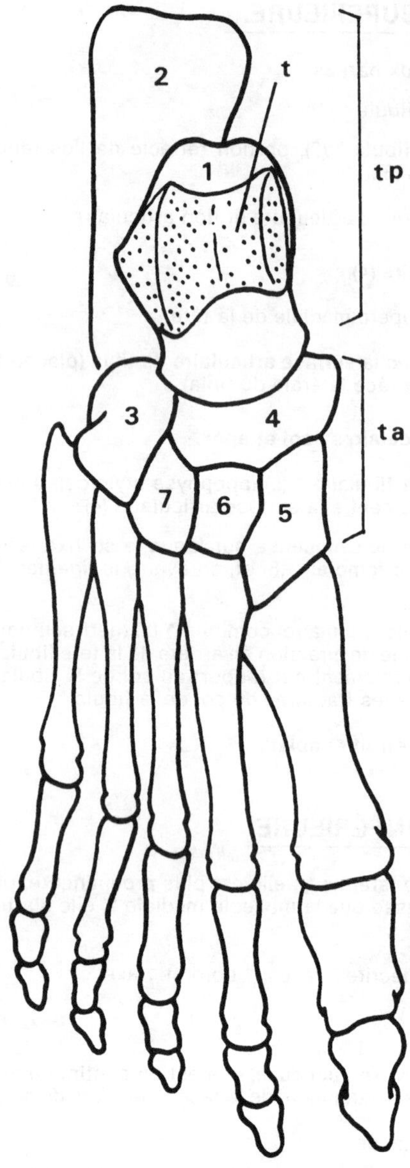

Fig. 57. — **Vue supérieure du tarse.**

6. TARSE

- Il comprend 7 os :
  - — le talus * (1) (astragale), articulaire avec le squelette de la jambe;
  - — le calcanéus * (2);
  - — le cuboïde (3);
  - — l'os naviculaire * (scaphoïde) (4);
  - — les trois cunéiformes : médial (5), intermédiaire (6) et latéral (7).
- Les deux premiers (talus et calcanéus) constituent le tarse postérieur (tp) et les 5 autres le tarse antérieur (ta).

1. LE TALUS * (ASTRAGALE).

- C'est un os court, enclavé entre la mortaise tibio-fibulaire, le calcanéus * et l'os naviculaire *.
- C'est le seul os du tarse dépourvu d'insertions tendino-musculaires.
- Comparé à un escargot, il présente un corps, un col et une tête.

A. Le corps du talus *.

- Placé à la partie postérieure (la plus large), il présente une trochlée (t) répondant aux 3 surfaces articulaires correspondantes des 2 os de la jambe.

1. **La facette supérieure** (fig. 57) est convexe dans le sens antéro-postérieur et concave transversalement; encroûtée de cartilage, elle forme une poulie qui s'articule avec la surface correspondante du tibia.
2. **La facette médiale** (fig. 58) présente, à sa partie supérieure, une surface articulaire (8), en forme de virgule couchée à tête antérieure, destinée à la face latérale de la malléole * médiale (tibiale).
3. **La facette latérale** (fig. 59) est large et triangulaire; sa base regarde en haut, et son sommet porte le processus latéral du talus * (9); elle est articulaire avec la malléole latérale * (fibulaire).

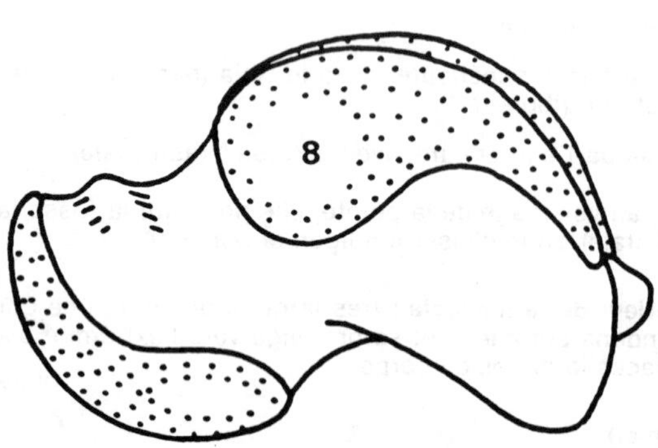

Fig. 58. — **Face médiale du talus *.**

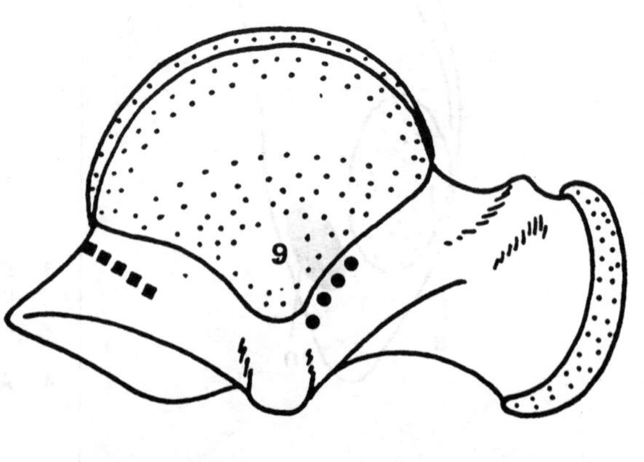

Fig. 59. — **Face latérale du talus *.**

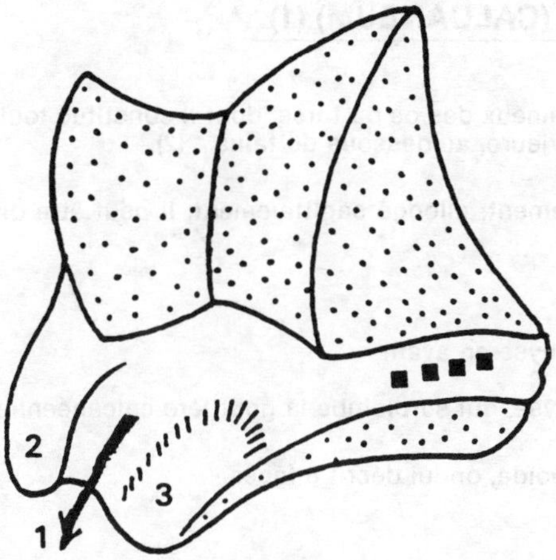

Fig. 60. — **Vue postérieure du talus ***.

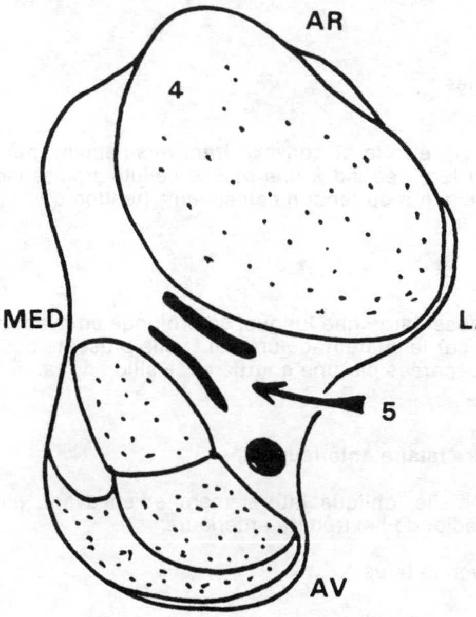

Fig. 61. — **Face inférieure du talus ***.

4. **La face postérieure** (fig. 60).

- Basse, étroite, elle présente le processus postérieur marqué d'une gouttière verticale où s'engage le tendon du muscle long fléchisseur de l'hallux * (1). Cette gouttière est en continuité avec celle de la face inférieure du sustentaculum tali *.

- De chaque côté de cette gouttière, existe une zone surélevée : les tubercules médial (2) et latéral (3) (os trigone).

5. **La face inférieure** (fig. 61) présente d'arrière en avant :

- une surface articulaire calcanéenne (4), postérieure, oblongue, concave dans le sens antéro-postérieur, à grand axe oblique en avant et latéralement; elle participe à l'articulation sous-talienne;

- une profonde gouttière, oblique en avant et latéralement, qui limite, avec une gouttière similaire située à la face supérieure du calcanéus *, le sinus du tarse (5).

6. **La face antérieure** se continue par le col.

B. Le col du talus * (fig. 62).

- C'est un cylindre aplati de haut en bas, globalement oblique vers la ligne médiane; en avant, il forme un angle de 115° avec l'axe du corps (angle d'inclinaison), et un angle de 160° ouvert vers la ligne médiane (angle de déclinaison).

- Il présente :

  — une face supérieure rugueuse, bordée en avant par une saillie transversale (6) (le collier de Farabeuf), qui se prolonge latéralement;

  — une face inférieure courte, occupée par la surface articulaire calcanéenne antérieure (7).

C. La tête du talus * présente (fig. 63) :

- une surface articulaire (revêtue de cartilage), ovalaire, à grand axe transversal, convexe, répondant à l'os naviculaire * (8);

- une facette médiale correspondant au ligament calcanéo-naviculaire plantaire *.

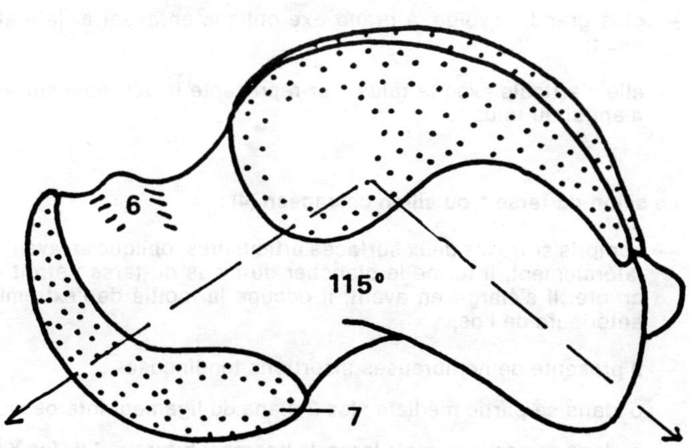

Fig. 62. — **Vue latérale du talus ***.

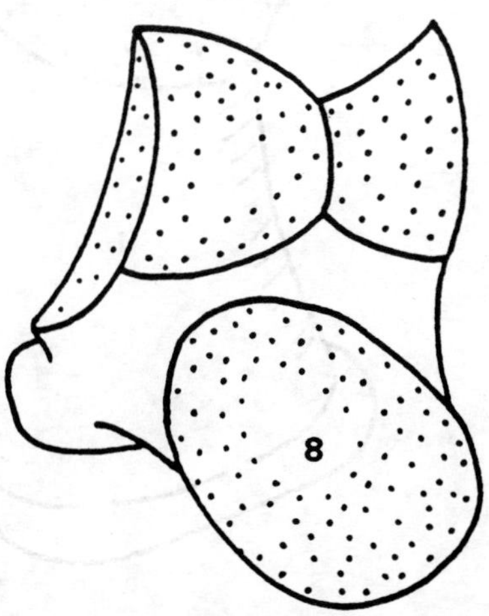

Fig. 63. — **Vue antérieure : tête du talus.**

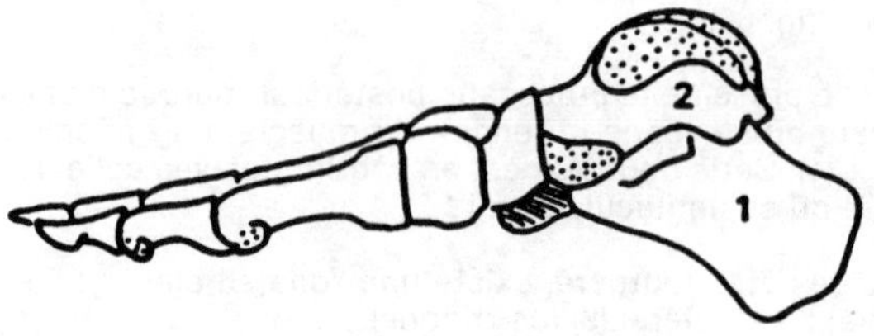

Fig. 64. — **Vue médiale du tarse.**

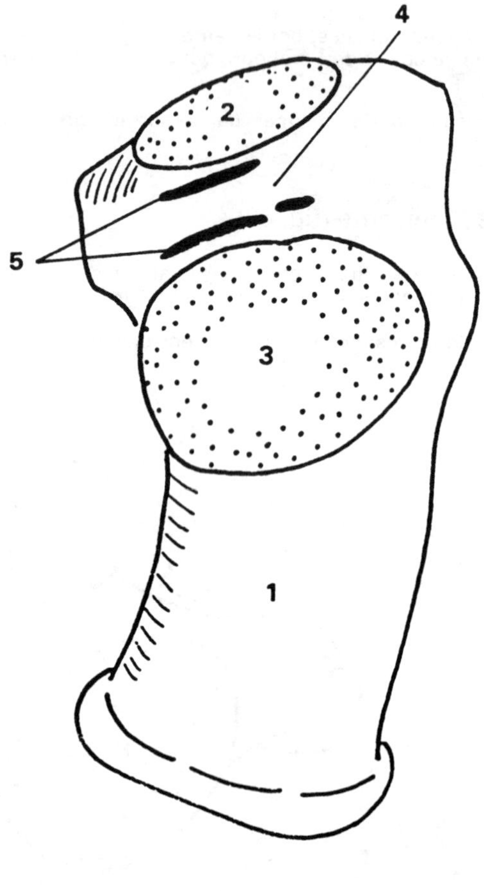

Fig. 65. — **Vue supérieure du calcanéus *.**

2. LE CALCANÉUS (CALCANEUM) (1).

- C'est le plus volumineux des os du tarse, dont il constitue toute la partie postéro-inférieure, au-dessous du talus * (2).

- Aplati transversalement, allongé sagittalement, il peut être divisé en 3 parties :

  — le corps;

  — la grande apophyse en avant;

  — la petite apophyse, qui surplombe la gouttière calcanéenne.

- Grossièrement cuboïde, on lui décrit 6 faces.

A. Face supérieure.

- Elle présente 2 parties :

1. **La partie postérieure (1),** étroite et convexe transversalement, mais concave d'avant en arrière, répond à une masse cellulo-graisseuse, mobile avec les mouvements du tendon calcanéen * (tendon d'Achille).

2. **La partie antérieure,** aussi large que longue, se prolonge en avant et vers la ligne médiane par le sustentaculum tali *; elle présente deux surfaces articulaires séparées par une gouttière : le sillon du tarse *.

- **La surface articulaire talaire antérieure** (2) :

  — en forme de semelle, oblique latéralement et en avant, elle occupe le 1/3 médial de l'extrémité antérieure;

  — elle s'articule avec le talus *.

- **La surface articulaire talaire postérieure** (3) :

  — plus grande, ovoïde, à grand axe oblique en avant et latéralement;

  — elle s'articule avec le talus * et représente la véritable surface d'appui du talus *.

- **Le sillon du tarse * ou sillon calcanéen** (4) :

  — compris entre les deux surfaces articulaires, oblique en avant et latéralement, il forme le plancher du sinus du tarse : étroit en arrière, il s'élargit en avant; il occupe la moitié de l'extrémité antérieure de l'os;

  — il présente de nombreuses insertions tendineuses :

    o dans sa partie médiale : les 2 plans du ligament interosseux,

    o dans sa partie latérale large, le ligament bifurqué * (5) (en Y de Chopart), le muscle court extenseur des orteils *, le rétinaculum inférieur * des muscles extenseurs (ligament annulaire antérieur du tarse).

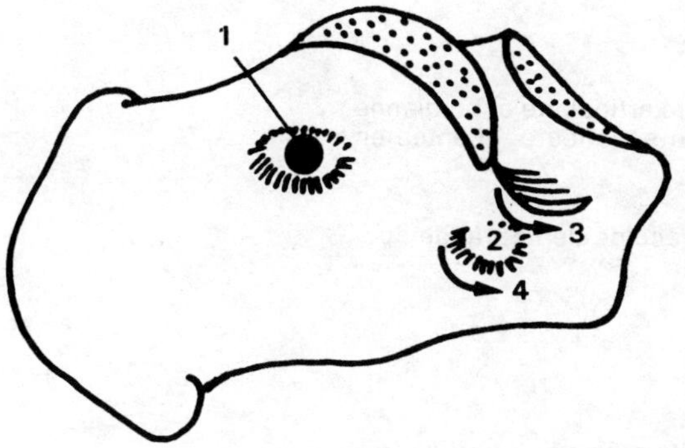

Fig. 66. — **Face latérale du calcanéus *.**

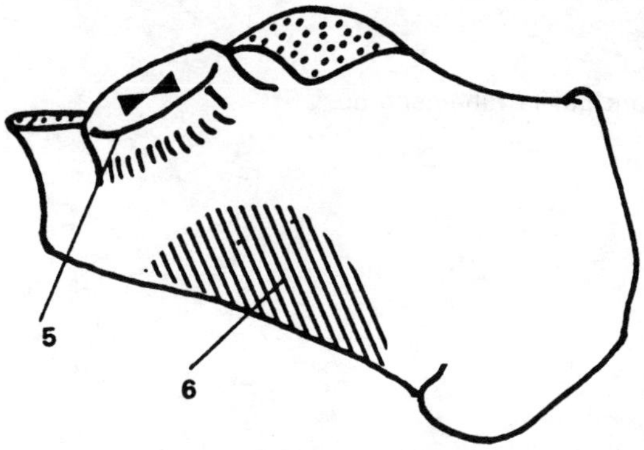

Fig. 67. — **Face médiale du calcanéus *.**

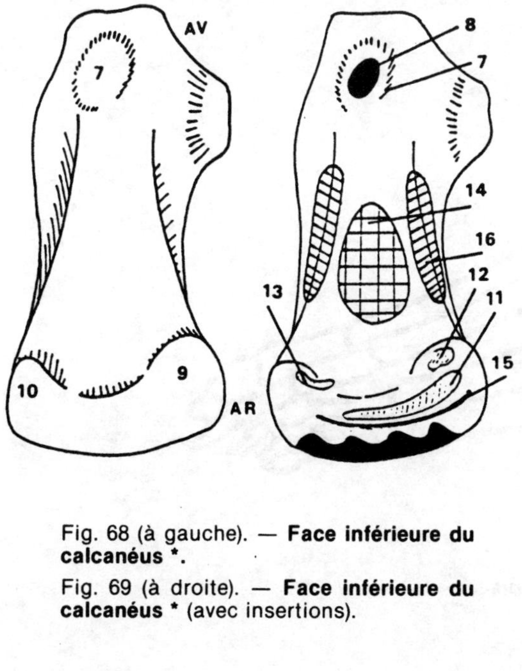

Fig. 68 (à gauche). — **Face inférieure du calcanéus *.**

Fig. 69 (à droite). — **Face inférieure du calcanéus *** (avec insertions).

B. Face latérale (fig. 66).

- Rugueuse et plane, elle est plus haute en arrière qu'en avant.
- Elle présente une saillie : l'éminence rétro-trochléaire (1) sur laquelle s'insère le ligament calcanéo-fubulaire.
- En avant, existe une surélévation inconstante, de taille variable : la trochlée péronière (2), de part et d'autre de laquelle passent les tendons des muscles péroniers (3, 4).

C. Face médiale (fig. 67).

- Egalement plus haute en arrière qu'en avant, elle a la forme d'une large gouttière oblique en bas et en avant : c'est le sillon calcanéen.
- Le sillon calcanéen est limité par :
  — en haut : le sustentaculum tali * (5);
  — en bas : le processus médial de la face antérieure.
- Par ailleurs, la face inférieure du sustentaculum tali * présente le sillon du tendon du muscle long fléchisseur de l'hallux *.
- La face médiale est recouverte, à la façon d'un pont, par le rétinaculum des fléchisseurs *.
- Le chef médial du muscle carré plantaire * (6) s'insère sur les 2/3 inférieurs de la face médiale.

D. Face inférieure (fig. 68 et 69).

- Large en arrière, étroite en avant, concave d'avant en arrière, convexe transversalement, elle présente 3 tubercules : 2 tubercules postérieurs et 1 tubercule antérieur, séparés par une surface intertuberculaire.

1. **Le tubercule antérieur (7) :** c'est une éminence, arrondie, donnant insertion au faisceau profond du ligament calcanéo-cuboïdien plantaire (8).

2. **Les tubercules postérieurs (9, 10)** forment la tubérosité du calcanéus *, seul point d'appui du calcanéus * sur le sol.

   - Le processus médial (9) de la tubérosité du calcanéus * est volumineux; il donne insertion aux muscles court fléchisseur des orteils * (11) et adducteur de l'hallux * (12) (adducteur du gros orteil).
   - Le processus latéral (10) de la tubérosité du calcanéus * donne insertion au muscle abducteur du Ve orteil (13).

     ■ En arrière de la tubérosité du calcanéus *, s'insère l'aponévrose plantaire.

3. **La surface intertuberculaire,** concave d'avant en arrière, convexe transversalement, donne insertion :

   - au faisceau superficiel du ligament calcanéo-cuboïdien plantaire (14), et au fascia plantaire moyen (15);
   - plus latéralement, au faisceau latéral du muscle carré plantaire * (16).

E. Face antérieure.

- Plus étendue, elle est formée par la facette articulaire cuboïdienne (1), en forme de selle, triangulaire à base supérieure, orientée en bas et vers la ligne médiane.

- Elle est surplombée par le processus coracoïde de la grande apophyse.

F. Face postérieure.

- Convexe, plus large en bas qu'en haut, elle présente 3 parties :

1. **Partie supérieure** (2), en rapport avec la bourse séreuse du tendon calcanéen *.

2. **Partie moyenne** (3), large, donnant insertion au tendon calcanéen * (tendon d'Achille).

3. **Partie inférieure** (4), rugueuse, se prolongeant par la tubérosité du calcanéus *.

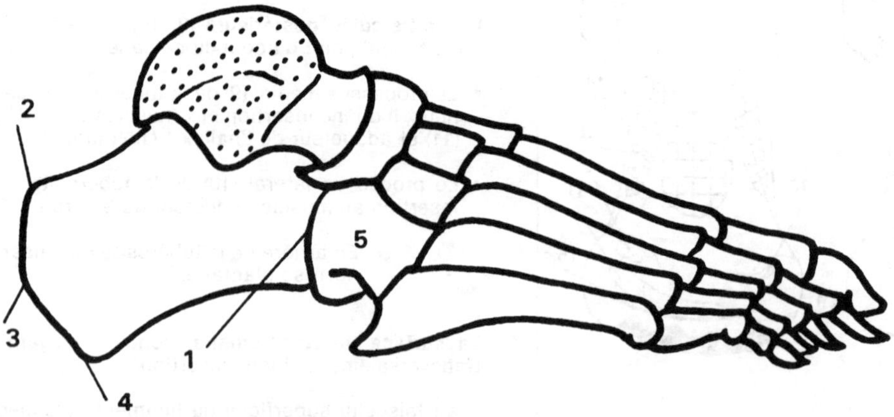

Fig. 70. — **Vue latérale du pied.**
5 : cuboïde.

3. LE CUBOÏDE.

- Prismatique, triangulaire, il est plus large en arrière qu'en avant; il est encastré entre la grande apophyse du calcanéus * et les deux derniers métatarsiens.

- Il présente à décrire 6 faces.

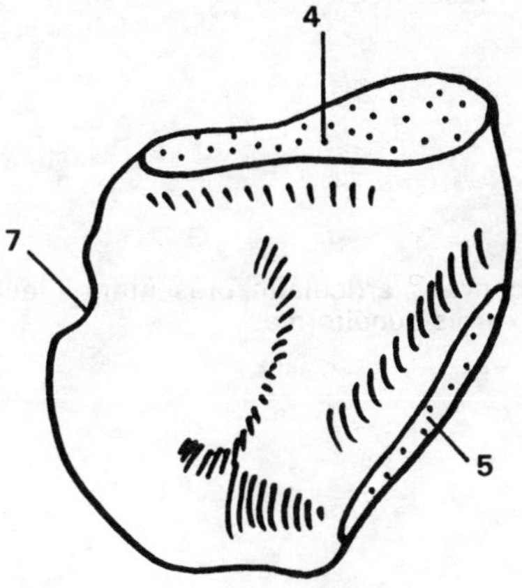

Fig. 71. — **Face supérieure du cuboïde.**

1. **Face supérieure,** rugueuse, en continuité avec la face latérale du calcanéus *.

2. **Face inférieure,** divisée en deux par une tubérosité, oblique en avant et vers la ligne médiane :

   - en avant : le sillon du tendon du muscle long péronier * (où glisse le tendon du même nom) (1);

   - en arrière : la zone d'insertion du ligament calcanéo-cuboïdien plantaire, se prolongeant sous le calcanéus * par une petite saillie médiale;

   - sur la tubérosité, de la partie latérale à la partie médiale : 3 zones d'insertion pour :

     — le muscle opposant du Ve orteil,

     — le muscle court fléchisseur du Ve orteil,

     — le faisceau oblique du muscle abducteur de l'hallux *.

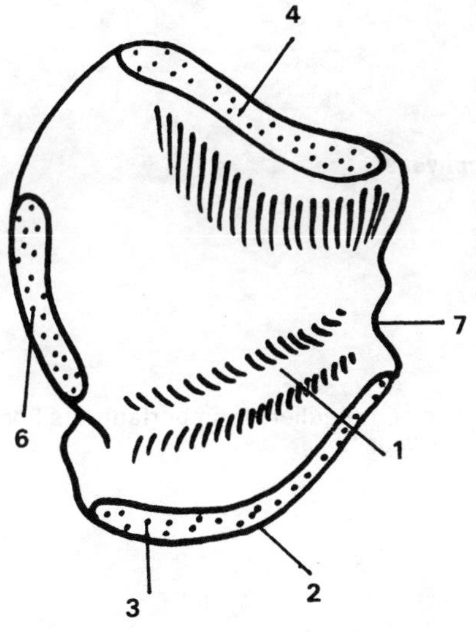

Fig. 72. — **Face inférieure du cuboïde.**

3. **Face antérieure :** elle présente deux facettes (latérale et médiale) qui correspondent à la base des 4e et 5e métatarsiens (2, 3).

4. **Face postérieure :** elle présente une facette en forme de selle, articulaire avec le calcanéus * (4).

5. **Face médiale :** elle présente 2 facettes articulaires :

   - antérieure, pour le cunéiforme (5);

   - postérieure, pour l'os naviculaire (6).

6. **Face latérale :** elle répond au bord latéral du pied; peu étendue, profondément échancrée (7) par un prolongement de la gouttière de la face inférieure, elle est largement recouverte par la tubérosité du 5e métatarsien.

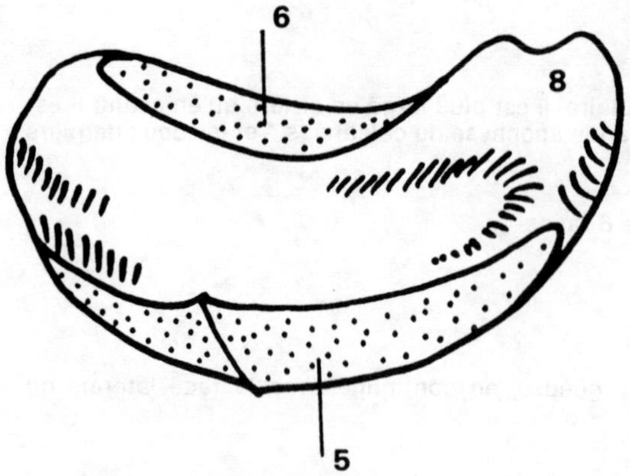

Fig. 73. — **Vue dorsale de l'os naviculaire *.**

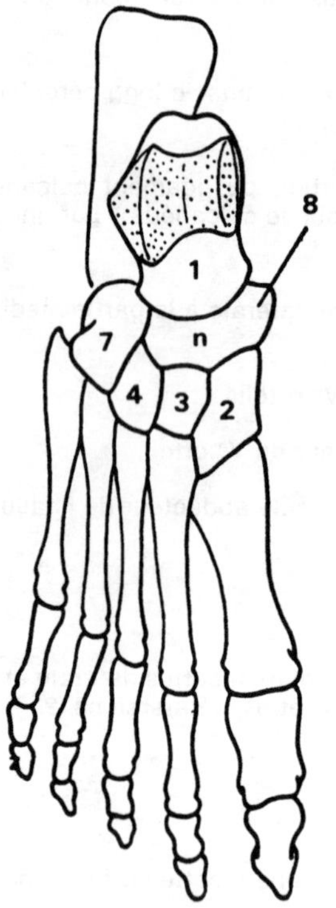

Fig. 74. — **Vue dorsale du pied.**

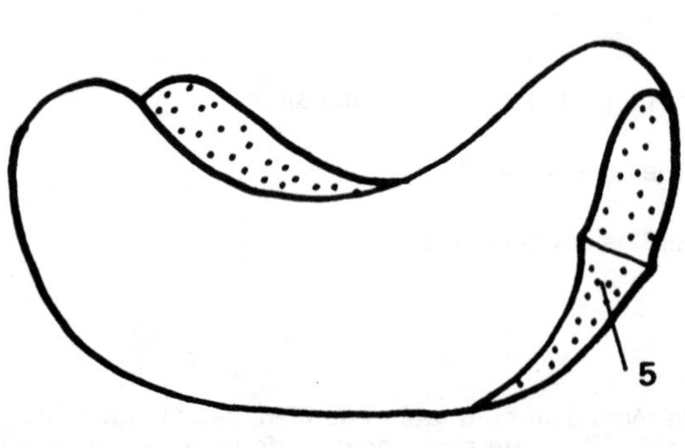

Fig. 75. — **Vue plantaire de l'os naviculaire *.**

4. L'OS NAVICULAIRE * (SCAPHOÏDE) (n).

- En forme de «nacelle», il est plus large que haut, et aplati d'avant en arrière.
- Il est situé entre le talus * (1) (en arrière) et les trois cunéiformes (en avant) (2, 3, 4).
- Oblique en bas et vers la ligne médiane, arqué à convexité supérieure, il présente 6 faces.

1. **Face antérieure** (5), convexe, articulaire, présentant 3 facettes articulaires (répondant aux trois cunéiformes).

2. **Face postérieure** (6), concave, articulaire, présentant une facette articulaire avec le talus *.

3. **Face supérieure, convexe.**

4. **Face inférieure,** concave, irrégulière, comportant le sillon du tendon du muscle tibial postérieur *.

5. **Face latérale,** rugueuse, étroite, présentant parfois une facette répondant au cuboïde (7).

6. **Face médiale,** se prolongeant vers le bas en formant la tubérosité de l'os naviculaire * (8), sur laquelle s'insère le tendon du muscle tibial postérieur *.

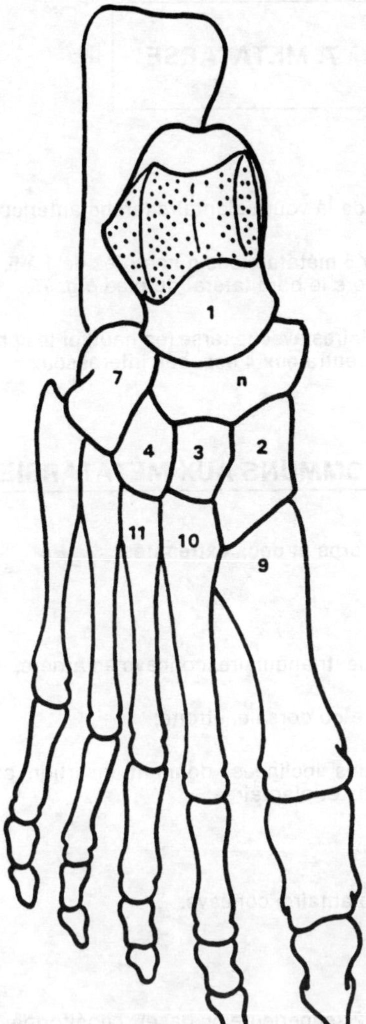

Fig. 76. — **Vue supérieure du pied.**

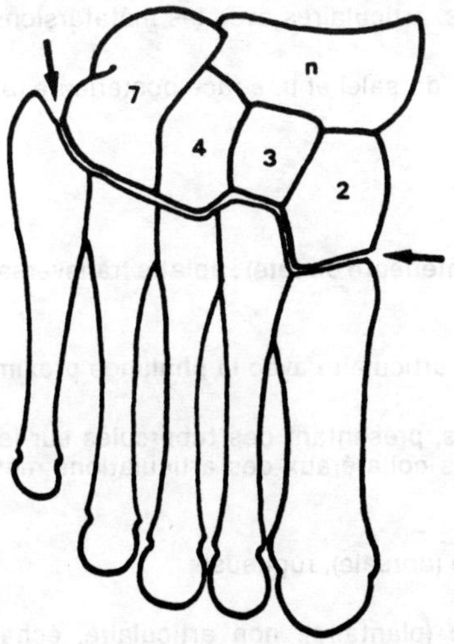

Fig. 77. — **Vue inférieure des cunéiformes.**

5. LES 3 OS CUNÉIFORMES (2, 3, 4).

- **Prismatiques, triangulaires, ils sont situés entre :**
  - — l'os naviculaire * (en arrière) (n);
  - — les trois premiers métatarsiens (en avant) (9, 10, 11);
  - — et le cuboïde (vers la ligne médiane) (7).
- **Au nombre de 3, ils sont comptés de la partie médiale vers la partie latérale :**
  - — os cunéiforme médial;
  - — os cunéiforme intermédiaire;
  - — os cunéiforme latéral.

1. **Caractères communs aux os cunéiformes** (2, 3, 4). Chaque os présente :
   - une face postérieure qui s'articule avec l'os naviculaire * (n);
   - une face antérieure, répondant à l'un des trois premiers métatarsiens (9, 10, 11);
   - deux faces latérales qui leur permettent de s'articuler entre eux (la face médiale du cunéiforme médial forme le bord médial du pied; la face latérale du cunéiforme latéral s'articule avec le cuboïde).

2. **Caractères propres à chaque os.**
   - L'os cunéiforme médial (2) donne insertion aux tendons des muscles :
     - — tibial postérieur *;
     - — tibial antérieur *;
     - — court fléchisseur de l'hallux *;
     - — et interosseux dorsal.
   - L'os cunéiforme intermédiaire (3) donne insertion aux tendons des muscles :
     - — tibial postérieur *;
     - — et court fléchisseur de l'hallux *.
   - L'os cunéiforme latéral (4) donne insertion :
     - — au muscle tibial postérieur *;
     - — au muscle court fléchisseur de l'hallux *;
     - — au faisceau oblique du muscle abducteur de l'hallux *.

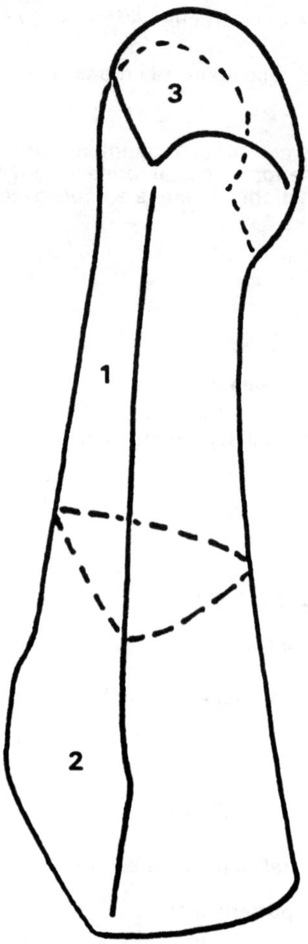

Fig. 78. — **Schéma d'un métatarsien.**

7. MÉTATARSE

- C'est le squelette de la voûte plantaire (arche antérieure du pied).
- Il est constitué par 5 métatarsiens numérotés de 1 à 5, en allant de la ligne médiane vers le bord latéral du pied *(fig. 79).*
- Ces os sont articulaires avec le tarse (en haut) et les phalanges (en bas); ils délimitent entre eux 4 espaces interosseux.

1. CARACTÈRES COMMUNS AUX MÉTATARSIENS.

- On leur décrit un corps et deux extrémités.

1. **Corps** (1) : prismatique, triangulaire, concave en arrière, il comporte :
   - une face supérieure ou dorsale, étroite;
   - deux faces latérales inclinées, donnant insertion aux muscles interosseux dorsaux et plantaires;
   - deux bords latéraux;
   - un bord inférieur (plantaire) concave.

2. **Extrémité proximale** (2) (supérieure ou base) : cunéiforme, elle regarde en haut et présente :
   - une face supérieure, articulaire avec le tarse;
   - deux faces latérales, articulaires avec les métatarsiens adjacents;
   - une face antérieure (dorsale) et une face postérieure (plantaire), rugueuse.

3. **Extrémité distale** (3) (inférieure ou tête) : aplatie transversalement, elle comporte :
   - une face inférieure, articulaire avec la phalange proximale;
   - deux faces latérales, présentant des tubercules sur lesquels s'insèrent les ligaments collatéraux des articulations métatarso-phalangiennes;
   - une face supérieure (dorsale), rugueuse;
   - une face inférieure (plantaire), non articulaire, échancrée à sa partie moyenne (loge du tendon fléchisseur), en continuité avec la surface articulaire inférieure.

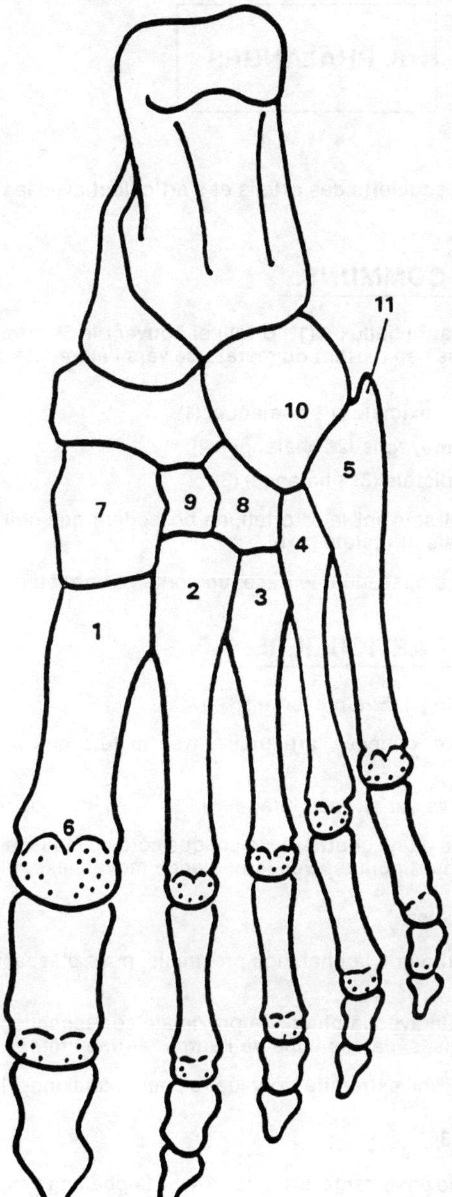

Fig. 79. — **Vue plantaire du pied.**

2. CARACTÈRES PROPRES A CHACUN DES MÉTATARSIENS.

1. 1er métatarsien (1).

- Il est assez différent des autres métatarsiens : plus court et plus volumineux.
- Son extrémité proximale présente un tubercule médial saillant et une tubérosité latérale, sur laquelle s'insère le muscle long péronier * (muscle long péronier latéral).
- Son extrémité distale (6) présente deux gouttières séparées l'une de l'autre par une crête s'articulant avec les sésamoïdes métatarsiens.

2. 2e métatarsien (2).

- C'est le plus long de tous les métatarsiens.
- Son extrémité proximale s'enfonce entre les cunéiformes médial (7) et latéral (8) pour s'articuler :
  — par sa face supérieure avec le cunéiforme intermédiaire (9);
  — et par ses faces latérales avec les cunéiformes et les métatarsiens correspondants.

3. 3e métatarsien (3).

- Il est plus court que le 2e métatarsien.
- Son extrémité proximale présente sur sa face médiale deux facettes articulaires pour les 2e et 4e métatarsiens (2, 4).

4. 4e métatarsien (4).

- Il est à peine plus court que le 3e métatarsien.
- Son extrémité proximale, volumineuse, présente une facette articulaire pour l'os cuboïde (10); sa face médiale s'articule avec le 3e métatarsien et le cunéiforme latéral (8); sa face latérale s'articule avec le 5e métatarsien (5).

5. 5e métatarsien (5).

- Il est plus court que le 4e, mais plus long que le 1er métatarsien.
- Son extrémité proximale présente latéralement une tubérosité (11) (oblique en arrière et latéralement), donnant insertion au muscle court péronier * (muscle court péronier latéral).

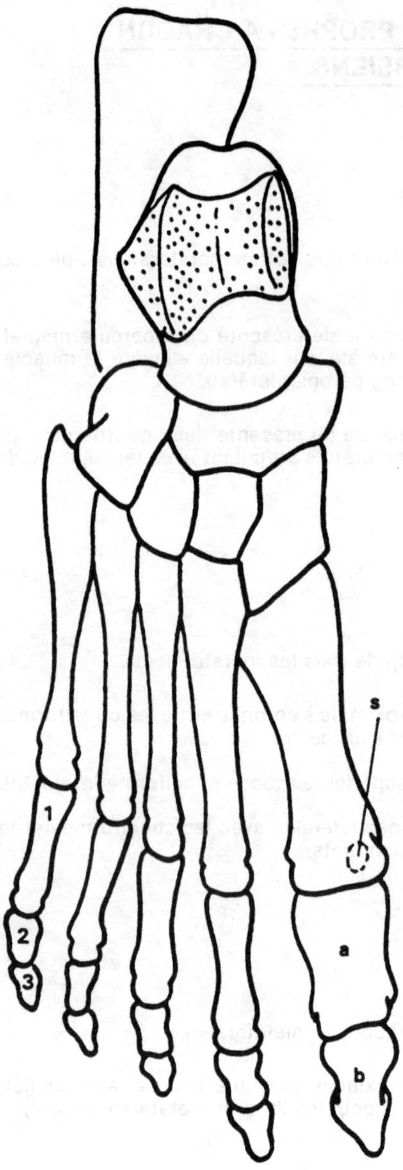

Fig. 80. — **Vue dorsale du pied.**

8. PHALANGES

- Elles forment le squelette des orteils et s'articulent avec les métatarsiens.

1. CARACTÈRES COMMUNS.

- Chaque orteil, sauf l'hallux * (1er orteil) et souvent le 5e orteil, possède 3 phalanges : en partant du métatarse vers l'extrémité distale des orteils :
  - — la phalange proximale (1re phalange) (1);
  - — la phalange moyenne (2e phalange) (2);
  - — la phalange distale (3e phalange) (3).
- Le gros orteil, et souvent le 5e orteil, ne possèdent que deux phalanges : proximale et distale (a, b).
- Chaque phalange possède une base, un corps et une tête.

2. CARACTÈRES PARTICULIERS.

1. **Phalange proximale** (1). Elle présente :
   - une base, ovoïde, concave, articulaire avec la tête des métatarsiens;
   - un corps, concave sur sa face inférieure;
   - une tête, creusée d'une gouttière, de chaque côté de laquelle existe une surélévation articulaire avec la phalange moyenne.
2. **Phalange moyenne** (2).
   - Elle est plus petite que la phalange proximale, mais d'aspect identique.
   - La base s'articule avec la phalange proximale correspondante par deux dépressions, séparées l'une de l'autre par une crête.
   - La tête présente une extrémité trochléaire pour la phalange distale.
3. **Phalange distale** (3).
   - Elle présente une base, large, articulaire avec la phalange moyenne et une tête, se prolongeant par une tubérosité qui recouvre davantage la face inférieure que les faces supérieures.
   - La phalange distale des orteils médiaux est plus large.

9. OS SÉSAMOÏDES

- Ce sont de petits os arrondis, en rapport avec les faces inférieures de certaines articulations métatarso-phalangiennes et inter-phalangiennes; ils sont enchâssés ou recouverts par les ligaments de ces articulations. Deux sont pratiquement constants sous la tête du 1er métatarsien (s).
- N.B. : la patella * (rotule) répond à la définition des os sésamoïdes.

3

ARTHROLOGIE (1)

1. **Ligaments sacro-sciatiques.**
2. **Articulation coxo-fémorale.**
3. **Articulation du genou.**
4. **Articulation tibio-fibulaire supérieure (proximale).**
5. **Articulations de la cheville (tibio-fibulaire distale et talo-crurale).**
6. **Articulation sous-talienne (tarse postérieur).**
7. **Articulation médio-tarsienne.**
8. **Articulations du tarse antérieur.**
9. **Articulations tarso-métatarsiennes.**
10. **Articulations intermétatarsiennes.**
11. **Articulations métatarso-phalangiennes.**
12. **Articulations interphalangiennes.**

(1) Les articulations lombo-sacrée, sacro-iliaque, sacro-coccygienne, symphyse pubienne, et membrane obturatrice ont été envisagées dans le fascicule «Petit bassin», pages 16 à 18.

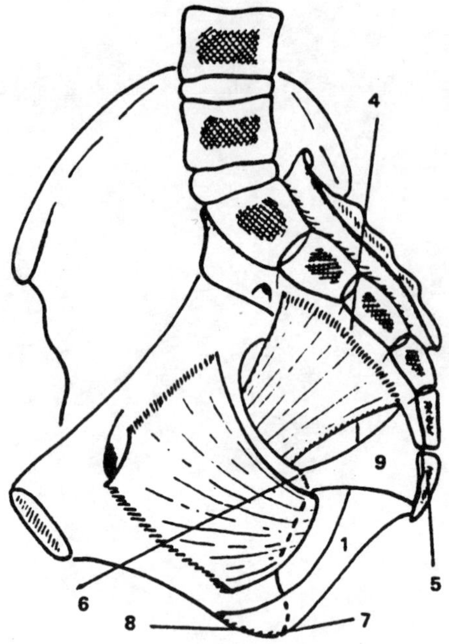

Fig. 1. — **Vue médiale du bassin.**

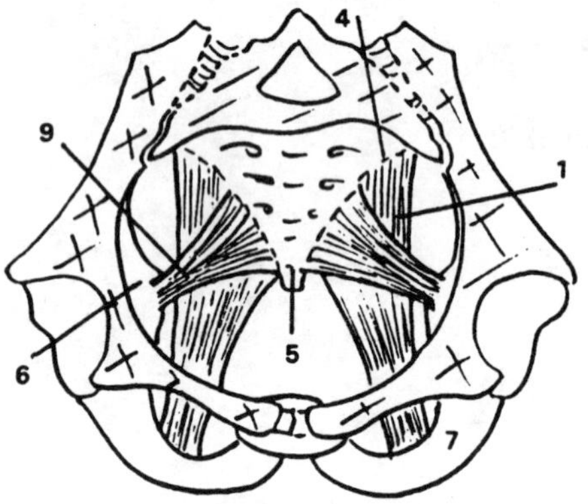

Fig. 2. — **Vue-coupe parallèle au détroit supérieur,** passant par la symphyse pubienne et par les articulations sacro-iliaques (d'après Kamina).

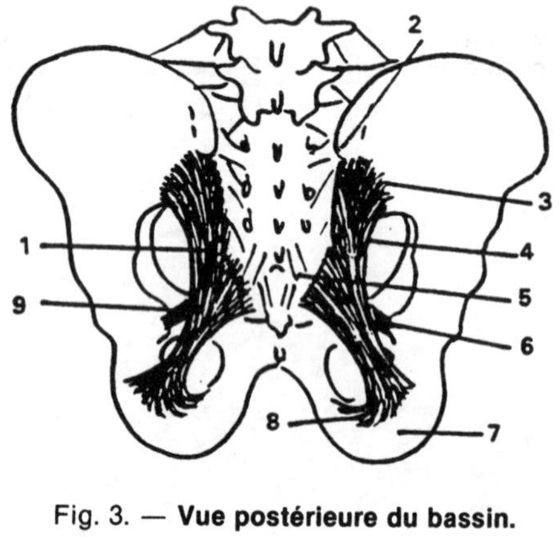

Fig. 3. — **Vue postérieure du bassin.**

1. LIGAMENTS SACRO-SCIATIQUES

- Au nombre de 2, ils sont situés en arrière et latéralement par rapport à l'os coxal *.

1. LIGAMENT SACRO-TUBÉROSITAIRE *
(grand ligament sacro-sciatique) (1).

- C'est une lame fibreuse très épaisse, rigide et résistante.
- Ce ligament s'insère en haut sur :
  - les 2 épines iliaques postéro-supérieures (2) (et l'échancrure qui les sépare);
  - la partie adjacente de la face glutéale * (fessière) de l'os coxal * (fosse iliaque externe) (3);
  - le bord latéral du sacrum (4) et des 2 premières pièces coccygiennes (5).
- Il se dirige en bas et latéralement, se rétrécissant rapidement; la zone d'insertion supérieure est haute d'environ 10 cm; l'épaisseur du ligament n'est que de 10 mm en regard de l'épine sciatique (6); au-delà, les fibres divergent de nouveau, constituant un éventail inférieur moins large que l'éventail supérieur.
- Il se termine en bas (et latéralement) sur le bord médial de la tubérosité de l'ischium (7).
  - ■ Certaines fibres (processus falciforme) (8) se prolongent sur la branche de l'ischium * (branche ascendante de l'ischion) pour se poursuivre par la fascia du muscle obturateur interne.
- Il donne insertion par sa face postérieure à des fibres du muscle grand fessier.

2. LIGAMENT SACRO-ÉPINEUX *
(petit ligament sacro-sciatique) (9).

- C'est une lame fibreuse beaucoup plus mince, placée presque perpendiculairement en avant du ligament sacro-tubérositaire * (1), auquel il est étroitement uni, au-dessous de l'articulation sacro-iliaque.
- Il s'insère sur le bord latéral du sacrum (4) et du coccyx (5), en avant du ligament sacro-tubérositaire * (1).
- Il se dirige obliquement en bas, en avant et latéralement.
- Il se termine sur le sommet de l'épine sciatique (6).
- Sa face antérieure adhère au muscle coccygien * (il en constitue en fait la partie postérieure).

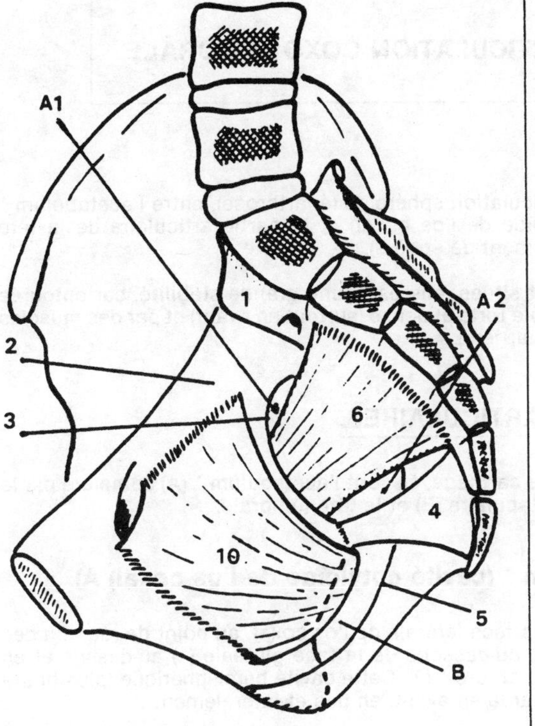

Fig. 4. — **Vue médiale**
(avec les muscles et les ligaments).

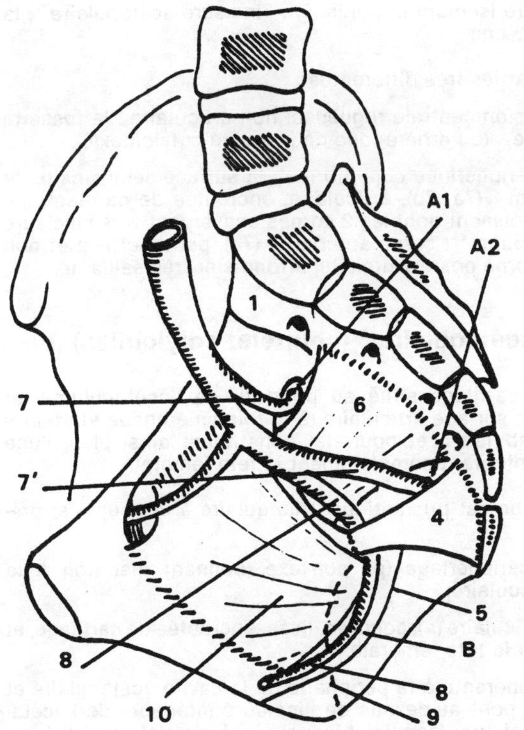

Fig. 5. — **Vue médiale**
(avec les artères).

3. IMPORTANCE TOPOGRAPHIQUE.

- Ces 2 ligaments forment un plan fibreux discontinu, mais résistant, entre le bord latéral du sacrum (1) (et du coccyx) et le bord postérieur de l'ilium * (2), subdivisant en 2 orifices la zone de communication entre la cavité pelvienne et la région glutéale * (région fessière).

1. **Orifice supérieur** (A1-A2).

- Limité par :
  — la grande ouverture sciatique * (en haut et latéralement) (3);
  — le bord latéral du ligament sacro-tubérositaire * (médial) (4);
  — le bord supérieur du ligament sacro-épineux * (en bas) (5).

- Subdivisé en 2 parties par le muscle piriforme * (6), avec :
  — au-dessus du muscle (A1) : les vaisseaux glutéaux supérieurs * (fessiers supérieurs) (7);
  — au-dessous du muscle (A2) : le nerf sciatique * (nerf grand sciatique), le nerf petit sciatique, les vaisseaux glutéaux inférieurs * (7') (fessiers inférieurs), les vaisseaux honteux internes (8), le nerf honteux * et le nerf rectal inférieur.

2. **Orifice inférieur** (B).

- Limité par :
  — la petite ouverture sciatique * (latéralement) (9);
  — le bord inférieur du ligament sacro-épineux * (en haut) (5);
  — le ligament sacro-tubérositaire * (vers la ligne médiane) (4),

- et contenant :
  — le muscle obturateur interne (10);
  — les vaisseaux honteux internes (8) et le nerf honteux *, qui pénètrent de nouveau dans la cavité pelvienne après en être sortis par l'orifice supérieur (A2).

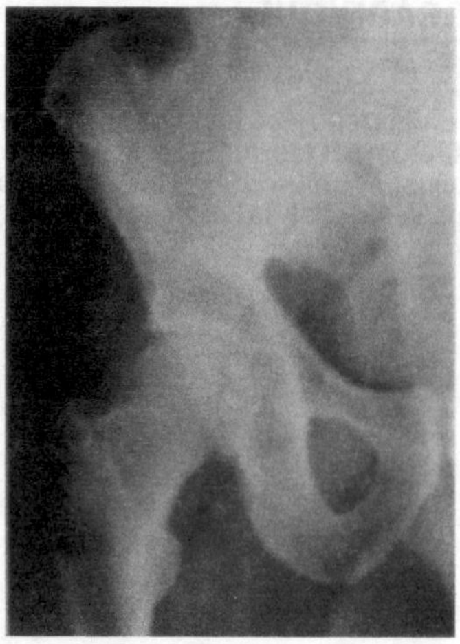

Fig. 6. — **Radiographie : hanche droite, face.**

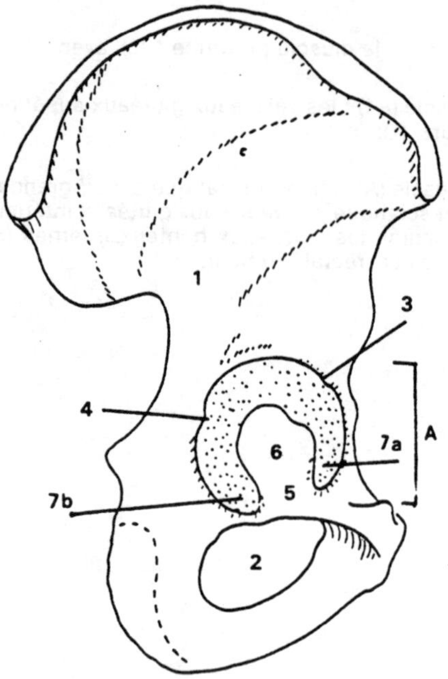

Fig. 7. — **Vue latérale de l'os coxal.**

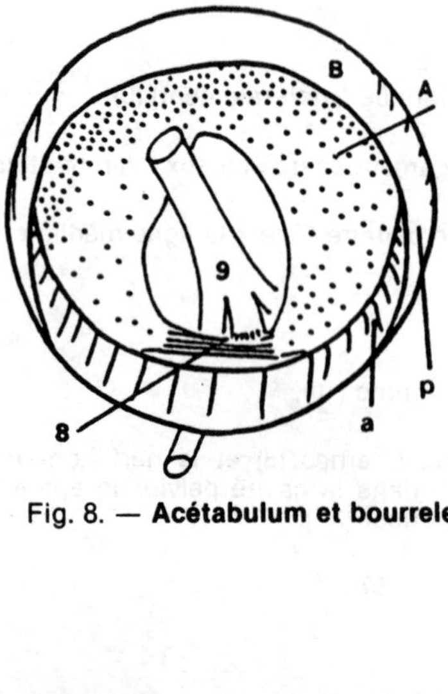

Fig. 8. — **Acétabulum et bourrelet.**

2. ARTICULATION COXO-FÉMORALE

- C'est une articulation sphéroïde (énarthrose), entre l'acétabulum * (cavité cotyloïde de l'os coxal) et la partie articulaire de la tête fémorale (segment de sphère).
- Profondément située, elle est d'une grande stabilité, car entourée par une capsule forte et dense (surtout en avant) et par des muscles puissants (en arrière).

1. SURFACES ARTICULAIRES.

- Encroûtées de cartilage, ce sont l'acétabulum * (A) complété par le bourrelet acétabulaire (B) et la tête fémorale.

A. L'acétabulum * (cavité cotyloïde de l'os coxal) A).

- Il est situé à la face latérale de l'os coxal, au point de réunion des 3 os primitifs, au-dessous de la face glutéale (1) au-dessus et en arrière du trou obturé * (2). Cette cavité hémisphérique (plus haute que large) regarde en avant, en bas et latéralement.
- Son bord périphérique présente 3 incisures, situées à l'union des 3 constituants osseux primitifs de l'os coxal :
  - — en avant (3) (et en haut), entre ilium et pubis;
  - — en arrière (4), entre ilium et ischium;
  - — en bas, entre ischium et pubis (5) : l'incisure acétabulaire *, la plus large (3 cm).
- Il présente 2 parties très différentes :
  - — une dépression centrale rugueuse, non articulaire : la fossette acétabulaire * (ou arrière-fond de la cavité cotyloïde) (6);
  - — une zone périphérique cupuliforme : la surface semi-lunaire de l'acétabulum * (7a, 7b), articulaire, encroûtée de cartilage, en forme de croissant dont les 2 cornes convergent vers l'incisure de l'acétabulum * : corne antérieure (7a), petite, effilée et non saillante, corne postérieure (7b), arrondie et très saillante.

B. Le bourrelet acétabulaire * (bourrelet cotyloïdien) (B).

- C'est un fibro-cartilage situé au pourtour de l'acétabulum * et agrandissant la surface articulaire (à la fois en étendue et en profondeur); acétabulum * et bourrelet constituent ainsi plus d'une demi-sphère, entourant complètement la tête fémorale.
- Ce fibro-cartilage est prismatique (triangulaire à la coupe) et présente :
  - — une face périphérique (p), convexe, donnant insertion à la capsule articulaire;
  - — une face articulaire (a), concave, lisse, encroûtée de cartilage, et répondant à la tête fémorale;
  - — une face adhérente à la périphérie de la cavité acétabulaire et passant en pont au-dessus de l'incisure inférieure de l'acétabulum * (incisure ischio-pubienne); le bourrelet prend à ce niveau le nom de ligament transverse de l'acétabulum * (8) (entre lui et l'acétabulum * est ainsi ménagé un orifice laissant passer le ligament de la tête fémorale (9) et ses vaisseaux).

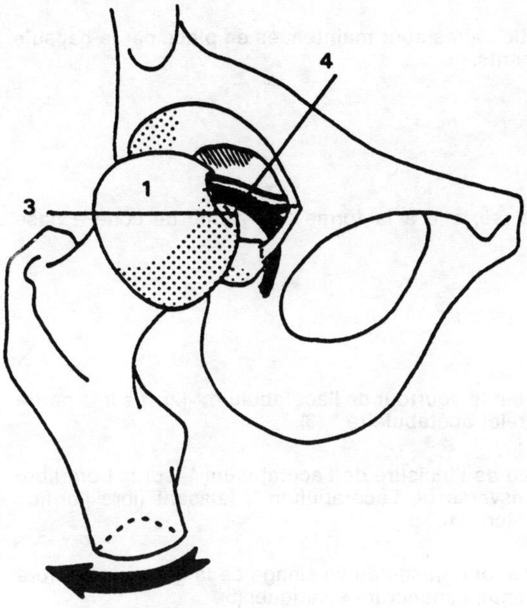

Fig. 9. — **Vue antérieure de l'articulation coxo-fémorale** (fémur en rotation externe).

• Il est constitué :

— de fibres annulaires (ne prenant aucune insertion osseuse);

— de fibres semi-circulaires (insérées sur le pourtour de l'acétabulum *).

C. La tête fémorale (1).

• Elle représente les 2/3 d'une sphère, de 20 à 25 mm de rayon (un peu plus haute que large).

• Elle regarde en haut vers la ligne médiane, légèrement en avant; son axe forme :

— avec celui de la diaphyse fémorale, un angle de 130° ouvert en bas et vers la ligne médiane : **l'angle d'inclinaison** (i);

— avec celui de l'extrémité inférieure du fémur, un angle de 30° ouvert en avant et vers la ligne médiane : **l'angle de déclinaison.**

• Le pourtour de la tête fémorale est limité par un sillon qui la sépare des 2 tubercules : le col anatomique (2).

• La tête fémorale est encroûtée de cartilage, dont l'épaisseur maximale se situe au pôle supérieur de la tête; il existe cependant une zone rugueuse dépourvue de cartilage, à la partie postéro-inférieure de la tête : la fovea capitis * (3) (ou fossette du ligament rond) où s'insère le ligament de la tête fémorale * (4) (ligament rond).

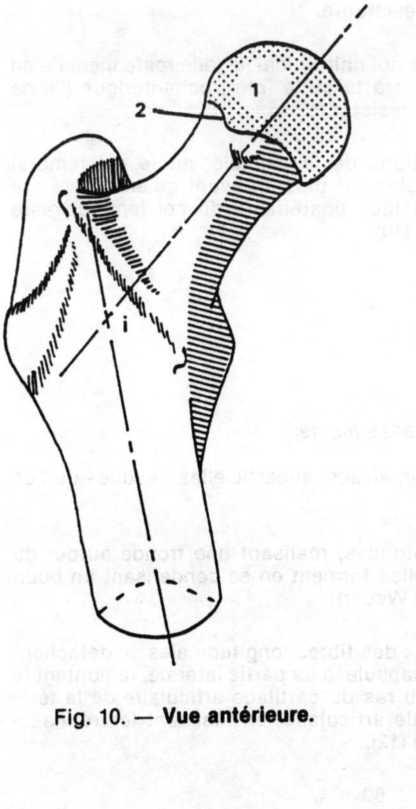

Fig. 10. — **Vue antérieure.**

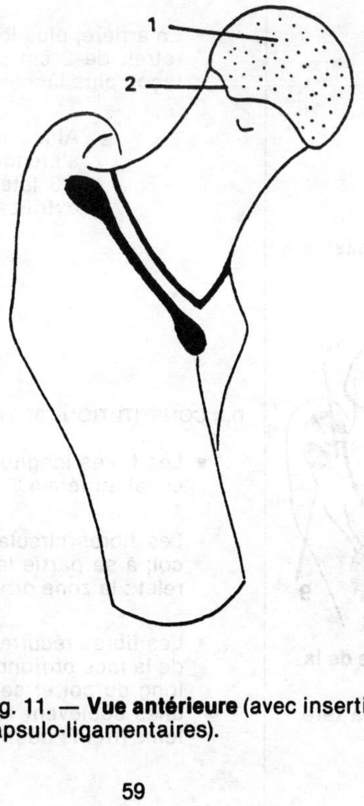

Fig. 11. — **Vue antérieure** (avec insertions capsulo-ligamentaires).

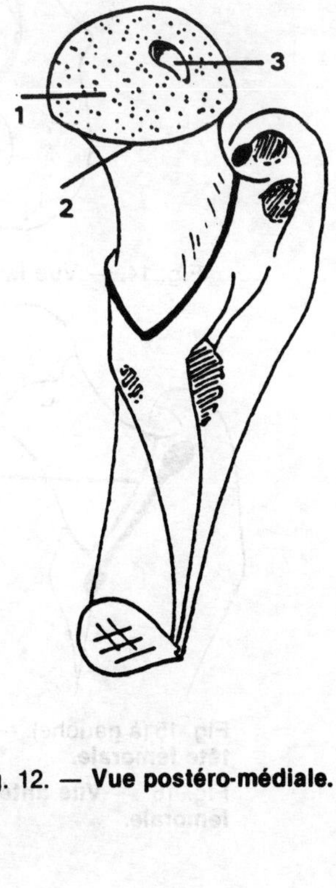

Fig. 12. — **Vue postéro-médiale.**

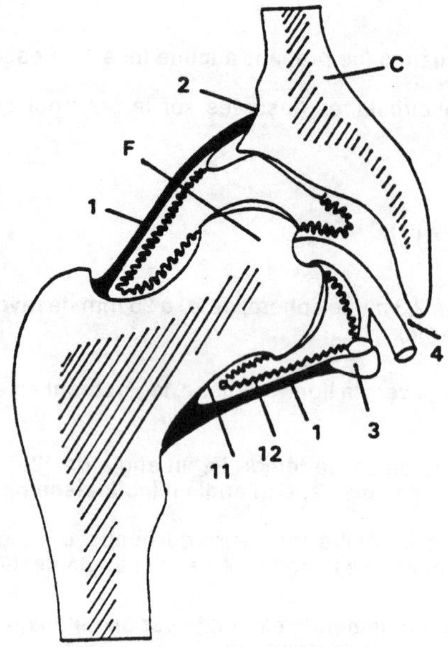

Fig. 13. — **Coupe frontale de l'articulation** (capsule recouverte par les ligaments).

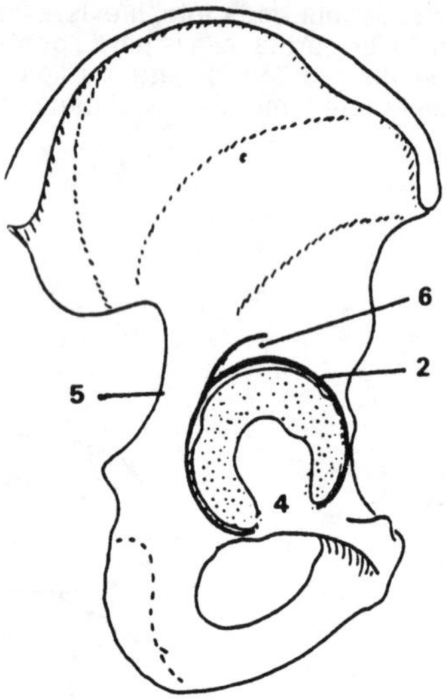

Fig. 14. — **Vue latérale de l'os coxal.**

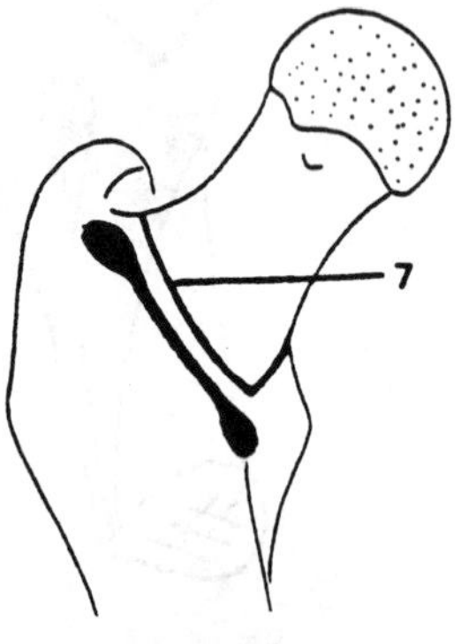

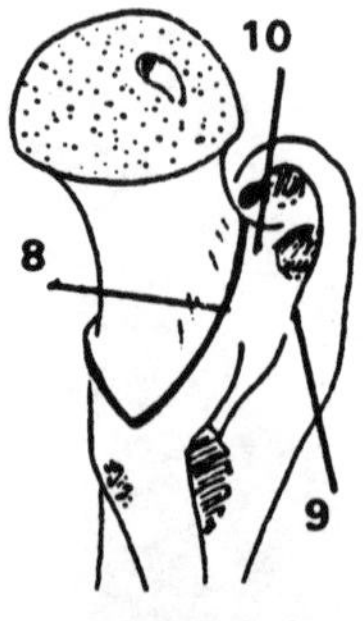

Fig. 15 (à gauche). — **Vue antérieure de la tête fémorale.**

Fig. 16. — **Vue antéro-médiale de la tête fémorale.**

2. MOYENS D'UNION.

- Les surfaces articulaires sont maintenues en place par la capsule et par des ligaments.

A. La capsule (1).

- Fibreuse et épaisse, elle a la forme d'un tronc de cône à base coxale.

a. INSERTIONS.

1. **Sur l'os coxal (C) :** sur le pourtour de l'acétabulum * (2) et sur la partie adjacente du bourrelet acétabulaire * (3).

- En bas, au niveau de l'incisure de l'acétabulum *, sur le bord libre du ligament transverse de l'acétabulum *, laissant libre l'orifice précédemment décrit (4).
- En arrière, elle remonte jusqu'au voisinage de la grande ouverture ischiatique * (grande échancrure sciatique) (5).
- En haut et en avant, elle se dédouble en 2 feuillets (6) qui se fixent sur les bords de la gouttière sus-acétabulaire, réalisant un tunnel pour le tendon réfléchi du muscle droit de la cuisse * (muscle droit antérieur).

2. **Sur le fémur (F),** l'insertion se fait à distance du cartilage articulaire :

- En avant, sur la ligne intertrochantérique * (7) (ligne intertrochanté-rienne) de façon large et résistante.
- En arrière, plus loin vers le col chirurgical (8) (elle reste médiale en retrait de 2 cm par rapport à la crête intertrochantérique (9), de façon plus lâche et moins résistante.

■ Ainsi, les insertions de la capsule sur le col fémoral s'étendent latéralement plus en avant qu'en arrière : le 1/3 latéral de la face postérieure du col fémoral reste extra-capsulaire (10).

b. CONSTITUTION : 3 TYPES DE FIBRES *(fig. 13)* :

- Les fibres longitudinales, épaisses, superficielles, tendues de l'os coxal au fémur.
- Les fibres circulaires, profondes, réalisant une fronde autour du col; à sa partie latérale, elles forment en se condensant un bourrelet : la zone orbitaire (de Weber).
- Les fibres récurrentes (11) : des fibres longitudinales se détachent de la face profonde de la capsule, à sa partie latérale, remontent le long du col et se fixent au ras du cartilage articulaire de la tête; elles soulèvent la synoviale articulaire, en réalisant les rétinaculums (freins de la capsule) (12).

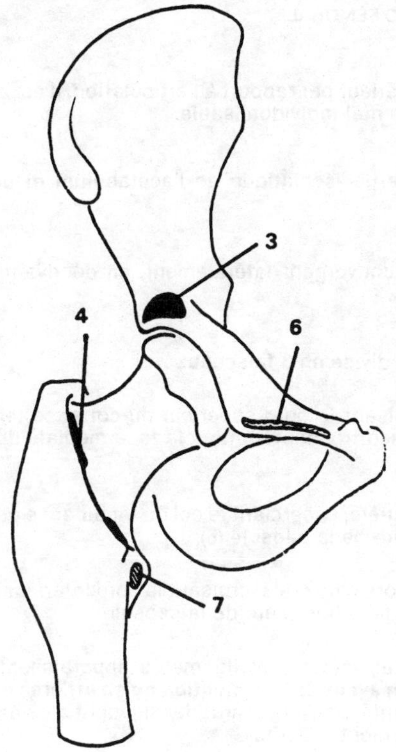

Fig. 17. — **Vue antérieure : insertions.**

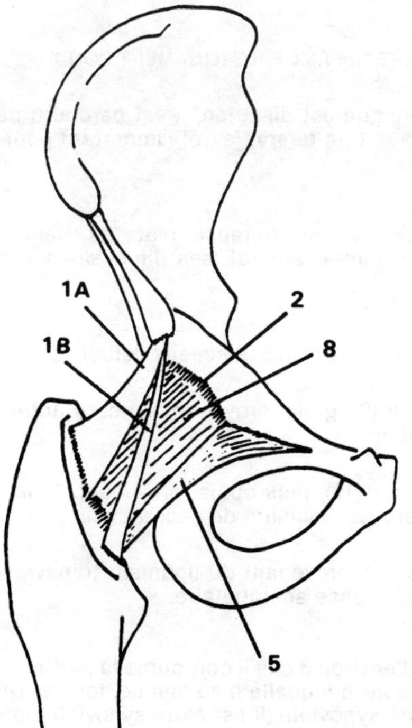

Fig. 18. — **Vue antérieure : ligaments.**

B. Les ligaments.

• Il existe 4 ligaments :

a. LE LIGAMENT ILIO-FÉMORAL (LIGAMENT DE BERTIN) (1 A, 1 B).

1. **Constitution :** triangulaire, à base latérale iliaque, renforçant la partie **antérieure** de la capsule (2); c'est le plus important et le plus solide des ligaments de l'articulation.

2. **Origine :** il naît de l'os coxal, un peu au-dessous de l'épine iliaque antéro-inférieure (3), ainsi que sur la surface osseuse sous-jacente (où il se fusionne avec le tendon réfléchi du droit de la cuisse * et le fascia adjacent).

3. **Trajet :** dirigé obliquement en bas et latéralement, il s'étale sur la face antérieure de la capsule.

4. **Terminaison :** sur toute la ligne intertrochantérique (4), se condensant en 2 faisceaux principaux :

• faisceau supérieur (1A), court et épais, presque horizontal;

• faisceau inférieur (1B), moins dense, presque vertical.

■ Ainsi ce ligament apparaît mince à sa partie moyenne, très épais et résistant en regard de ses bords.

b. LE LIGAMENT PUBO-FÉMORAL (5).

1. **Constitution :** triangulaire, à base latérale pubienne, moins résistant que le ligament ilio-fémoral, il renforce la partie **antéro-inférieure** de la capsule (2).

2. **Origine :** sur la partie pubienne de l'acétabulum et sur la branche supérieure du pubis (6).

3. **Trajet :** il se porte presqu'horizontalement (un peu en bas et en arrière) vers le fémur.

4. **Terminaison :** sur la partie inférieure de la ligne intertrochantérique (7).

■ La partie de la capsule située entre ces 2 ligaments est parfois mince (8); la bourse séreuse qui s'interpose entre la capsule et le muscle psoas peut ainsi communiquer avec l'articulation de la hanche.

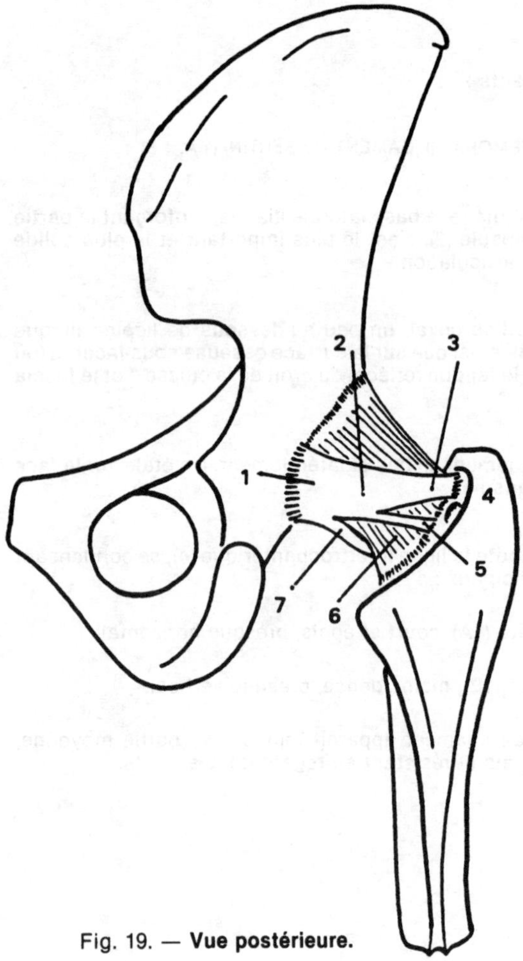

Fig. 19. — **Vue postérieure.**

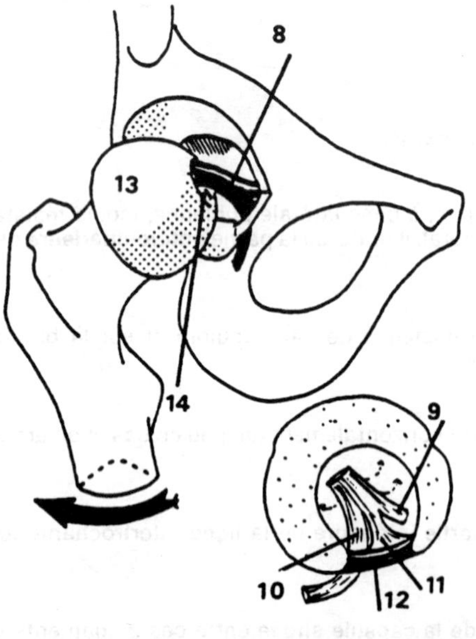

Fig. 20. — **Vue antérieure** (fémur en rotation interne).

Fig. 21. — **Insertions coxales.**

c. LE LIGAMENT ISCHIO-FÉMORAL.

1. **Constitution :** postérieur par rapport à l'articulation, il est aussi moins résistant et parfois mal individualisable.

2. **Origine :** sur la partie ischiatique de l'acétabulum et du bourrelet acétabulaire (1).

3. **Trajet :** les fibres convergent latéralement, en décrivant un mouvement de torsion (2).

4. **Terminaison :** il se divise en 3 faisceaux :

   - supérieur (3) croisant le bord supérieur du col et se terminant au-dessus de la fosse trochantérique à la face médiale du grand trochanter (4);
   - moyen (5) : plus grêle, encerclant le col du fémur et se perdant dans la zone orbiculaire de la capsule (6);
   - inférieur (7) : encore plus grêle, croisant le bord inférieur du col et se terminant sur la face inférieure de la capsule.

■ Au total, capsule et ligaments apparaissent **beaucoup plus en avant de l'articulation qu'en arrière :** des muscles puissants (pelvi-trochantériens) jouent à ce niveau le rôle de ligaments «actifs».

d. LE LIGAMENT DE LA TÊTE FÉMORALE (LIGAMENT ROND) (8).

- Sa valeur anatomique est discutée; il est parcouru par une petite artère destinée à la tête fémorale (rôle important pour la vascularisation).

1. **Constitution :** c'est une lame fibreuse, plate ou triangulaire, à base acétabulaire et à sommet fémoral (ses dimensions sont très variables).

2. **Origine :** il naît de la réunion de 3 faisceaux détachés de l'acétabulum:

   - faisceau antérieur (9), grêle, provenant du bord antérieur de l'incisure de l'acétabulum;
   - faisceau postérieur (10), plus épais, provenant de la face latérale du bord postérieur de l'incisure de l'acétabulum;
   - faisceau moyen (11), provenant du ligament transverse de l'acétabulum (12) et de la fosse acétabulaire.

3. **Trajet :** il est long d'environ 3 cm; il contourne la partie inférieure de la tête fémorale (13) contre laquelle il se plaque, tout en restant séparé par une petite gaine synoviale (il est extra-synovial) *(fig. 22).*

4. **Terminaison :** il se fixe au niveau du 1/4 postéro-inférieur de la tête fémorale, près de sa partie centrale, sur la partie dépourvue de cartilage : la fovea capitis (14).

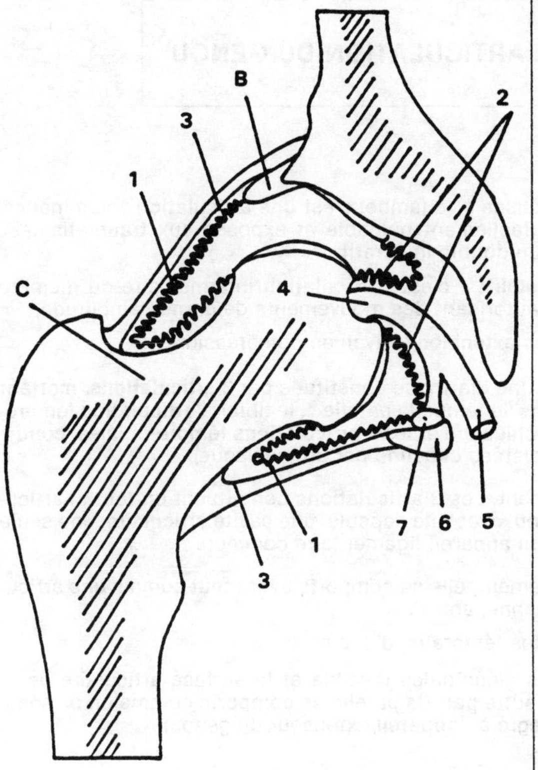

Fig. 22. — **Coupe frontale de l'articulation.**

3. MOYENS DE GLISSEMENT.

- C'est la synoviale (1) avec son expansion autour du ligament de la tête du fémur : la tente du ligament de la tête fémorale (2).

1. La synoviale.

- Elle tapisse toute la face profonde de la capsule articulaire (3).
- Elle s'insère sur le pourtour du cartilage articulaire. Elle se réfléchit :
  - — en haut, jusqu'à la face latérale du bourrelet acétabulaire (B);
  - — en bas, jusqu'au col du fémur (C) (pour venir se fixer sur le pourtour du cartilage de la tête fémorale) en soulevant les frenula capsulae.

2. La tente du ligament de la tête du fémur (2).

- C'est une formation synoviale en forme de tronc de cône à sommet fémoral.
- Elle s'insère sur le bord de la fovea capitis (4), engainant le ligament de la tête fémorale (5).
- Elle se termine sur le ligament transverse (6) et sur le pourtour de la fosse de l'acétabulum, autour de l'insertion du ligament de la tête (7); ainsi ce ligament reste **extra-synovial,** mais **intra-articulaire.**

4. PHYSIOLOGIE ARTICULAIRE.

A. L'articulation de la hanche obéit à un double impératif :

- *solidité : elle est adaptée à la station debout par le verrouillage qu'assure le système capsulo-ligamentaire;*
- *mobilité : elle est aussi très mobile dans les 3 plans de l'espace autour d'un centre mécanique : le centre de la tête fémorale.*

B. La mobilité est la suivante :

1. Dans le plan sagittal :

- *mouvement de* flexion, *rapprochant la face antérieure de la cuisse de l'abdomen, avec une amplitude de 120°, le genou étant fléchi;*
- *mouvement d'*extension, *portant la cuisse en arrière à partir de la position en rectitude, avec une amplitude de 20° environ.*

2. Dans le plan frontal :

- *mouvement d'*abduction, *portant la cuisse latéralement, avec une amplitude de 45°;*
- *mouvement d'*adduction, *uniquement possible s'il est associé à une flexion qui permet le croisement des cuisses, avec une amplitude de 30°.*

***3. Dans le plan horizontal** (suivant un axe passant par le centre de la tête fémorale et par le bord latéral du condyle médial du fémur) :*

- *mouvement de* rotation externe, *faisant tourner la pointe du pied à l'extérieur, avec une amplitude de 35°;*
- *mouvement de* rotation interne, *faisant tourner la pointe du pied à l'intérieur, avec une amplitude de 15°.*

■ *Ces différents mouvements élémentaires peuvent être combinés, aboutissant au mouvement de* ***circumduction.***

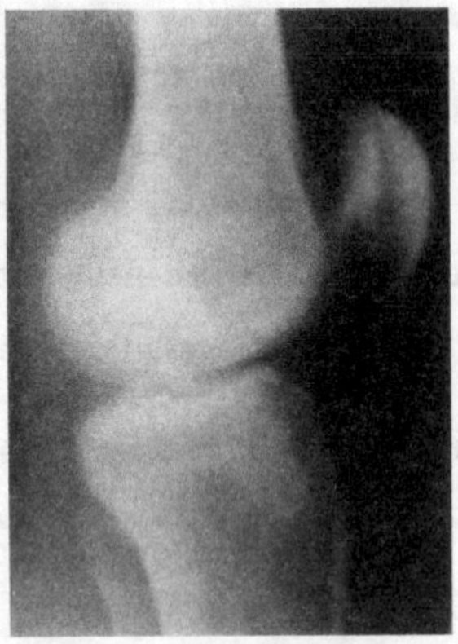

Fig. 23. — **Radiographie : genou droit, profil.**

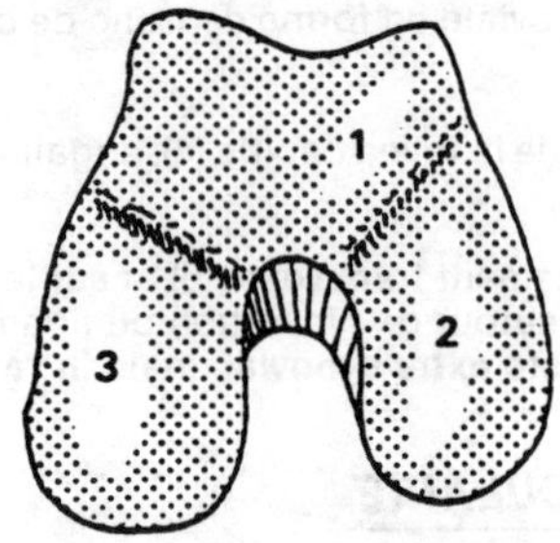

Fig. 24. — **Vue inférieure.**

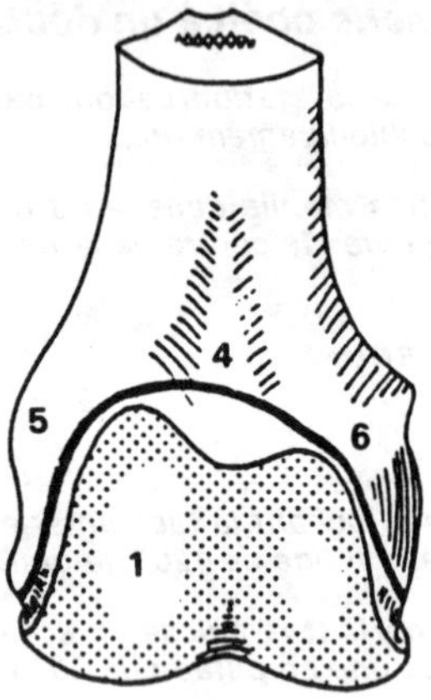

Fig. 25. — **Vue antérieure.**

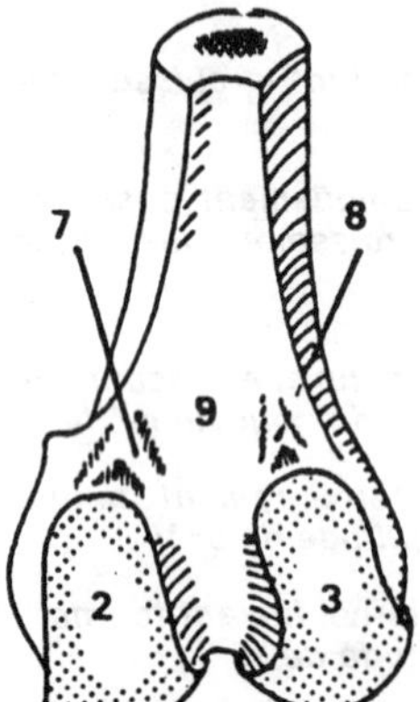

Fig. 26. — **Vue postérieure.**

3. ARTICULATION DU GENOU

- Unissant la cuisse à la jambe, c'est une articulation volumineuse, superficielle (facilement palpable et exposée aux traumatismes), répondant à un double impératif :
  — **grande mobilité** : c'est l'articulation intermédiaire du membre inférieur, autorisant des mouvements de grande amplitude;
  — **stabilité en extension** (travail en compression).
- Le genou est une diarthose constituée par **3 articulations,** mettant en contact **3 os** (le fémur, la patella *, le tibia) : l'articulation fémoro-patellaire, trochléenne et les 2 articulations fémoro-tibiales, condyliennes (complétées chacune par un ménisque).
- Anatomiquement, ces 3 articulations constituent un tout : l'articulation du genou, avec une capsule, une cavité articulaire, une seule synoviale et un appareil ligamentaire commun.
- Physiologiquement, elle se comporte avant tout comme une articulation trochléenne, entre :
  — les condyles fémoraux, d'une part;
  — les cavités glénoïdales du tibia et la surface articulaire de la patella, d'autre part (la patella se comporte comme un os sésamoïde intégré à l'appareil extenseur du genou).

1. SURFACES ARTICULAIRES.

A. Extrémité inférieure (distale) du fémur *(fig. 24).*

La surface articulaire est constituée par une poulie (médiale) : la surface patellaire * (1) (trochlée), articulaire avec la patella, et 2 segments de sphère latéraux : les condyles fémoraux (2, 3), articulaires avec les cavités glénoïdales du tibia et avec les ménisques.

1. **La surface patellaire (trochlée)** (1) *(fig. 24 et 25).*

- En forme de poulie, elle est constituée par une gorge et deux joues latérales, convexes de haut en bas; la joue latérale est plus étendue, plus haute et saillante que la joue médiale.
- Elle est surmontée en avant par une large fossette (4) (sus-trochléenne) se prolongeant de chaque côté par deux fosses supra-condylaires * (surmontées par une rampe capsulaire sur laquelle s'insère la capsule articulaire) (5, 6).

2. **Les condyles du fémur** (2, 3) *(fig. 24 et 26).*

- Ils forment deux masses, latérales et postérieures par rapport à la surface patellaire *; leurs faces inférieure et postérieure sont en continuité, décrivant globalement une courbe spirale dont le rayon décroît d'avant en arrière :
  — le condyle médial (2), allongé et étroit, s'écarte plus de l'axe médian que le condyle latéral;
  — le condyle latéral (3), court et large, est plus proche de la fosse intercondylaire qui sépare en arrière les condyles.
- Ils sont surmontés par deux tubérosités supra-condylaires * (latérale et médiale) (7, 8) sur lesquelles s'insèrent le muscle gastrocnémien (jumeaux). Ils sont séparés en arrière par la fosse intercondylaire * (9); le fond de cette fosse donne insertion au ligament adipeux du genou.

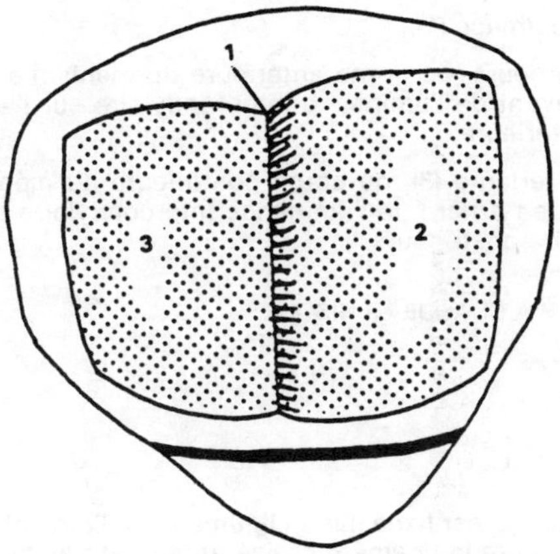

Fig. 27. — **Vue postérieure de la patella *.**

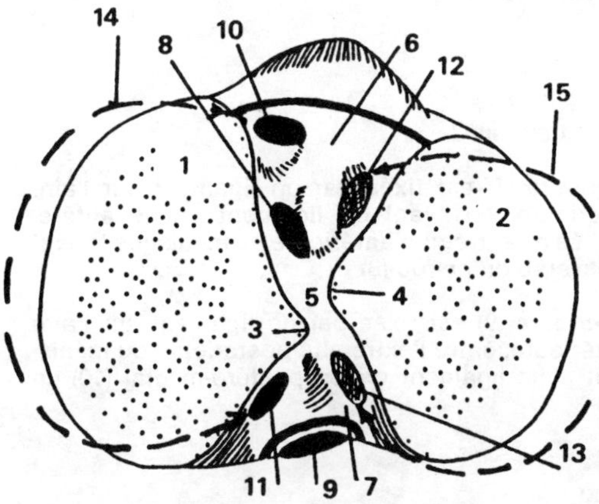

Fig. 28. — **Vue supérieure.**
(En pointillé : projection des ménisques : 14, médial - 15, latéral.)

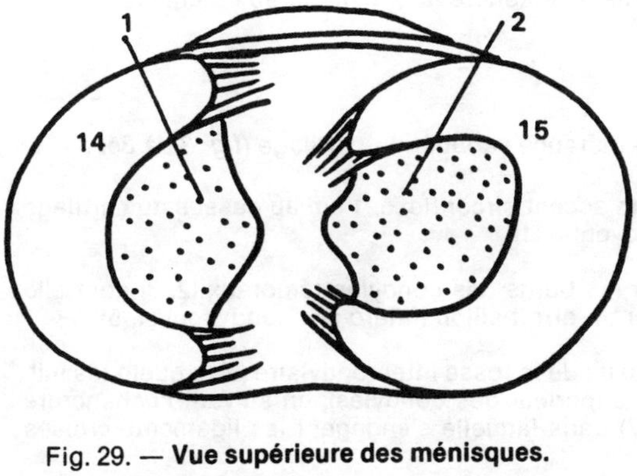

Fig. 29. — **Vue supérieure des ménisques.**

B. Face postérieure de la patella dans ses 3/4 supérieurs.

- Elle est divisée en 2 facettes par une crête mousse verticale (1) :
  — facette latérale (2), la plus large, répondant à la joue latérale de la surface patellaire du fémur * (trochlée);
  — facette médiale (3), la plus étroite, répondant à la joue médiale de la surface patellaire du fémur * (elle est, en fait, subdivisée par une crête oblique, ménageant une surface médiale de la patella qui n'est articulaire avec le fémur que dans la flexion extrême).

C. Extrémité supérieure (proximale) du tibia.

- La surface articulaire (avec les condyles fémoraux) comporte 2 cavités glénoïdales, ovalaires, à grand axe oblique en avant et latéralement, recouvertes de cartilage :
  — la cavité médiale (1) est longue, étroite, et concave dans tous les sens;
  — la cavité latérale (2) est plus large, moins longue, concave transversalement et convexe dans le sens antéro-postérieur (son axe est moins oblique que celui de la cavité médiale).
- Les 2 cavités glénoïdales se relèvent sur leur bord axial en regard de l'éminence intercondylaire *, dessinant les tubercules intercondylaires * (ou épines tibiales) (3, 4).
- Elles sont séparées par la surface intercondylaire * (espace interglénoïdien) (voir chapitre «Ostéologie») : rétrécie en sablier à sa partie moyenne (5), s'élargissant en avant et en arrière : aire intercondylaire antérieure * (ou surface pré-spinale) (6) et aire intercondylaire postérieure * (ou surface rétro-spinale) (7), où s'insèrent le ligament croisé antéro-latéral (8), le ligament croisé postéro-médial (9) et les ménisques (10, 11, 12, 13).

D. Ménisques.

a. CONSTITUTION.

- Au nombre de 2, ménisque médial (14) et latéral (15), ce sont des constituants fibro-cartilagineux, en forme de croissant. Ils reposent sur les surfaces articulaires de l'extrémité supérieure du tibia (cavités glénoïdales).
- Ils augmentent la concordance entre les cavités glénoïdales (planes) et les condyles fémoraux (convexes).

b. CARACTÈRES COMMUNS.

- Prismatiques triangulaires à la coupe, ils présentent :
  — une face supérieure concave (articulaire avec les condyles du fémur);
  — une face inférieure (articulaire avec les cavités glénoïdales du tibia);
  — une base (face périphérique), épaisse, qui se fusionne avec la capsule articulaire et suit le contour de la cavité glénoïdale.

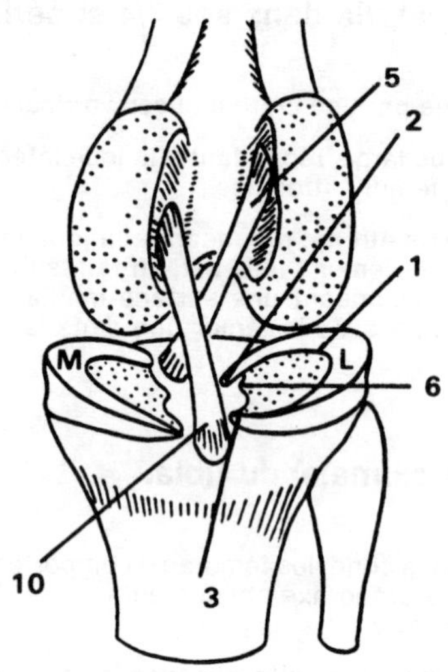

Fig. 30. — **Vue postérieure de l'articulation.**

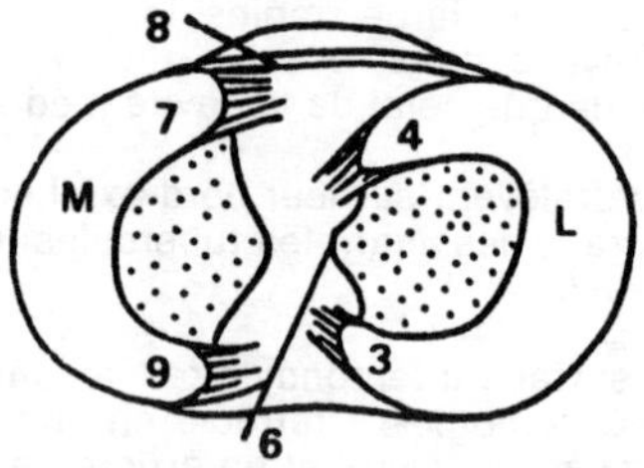

Fig. 31. — **Vue supérieure des ménisques.**

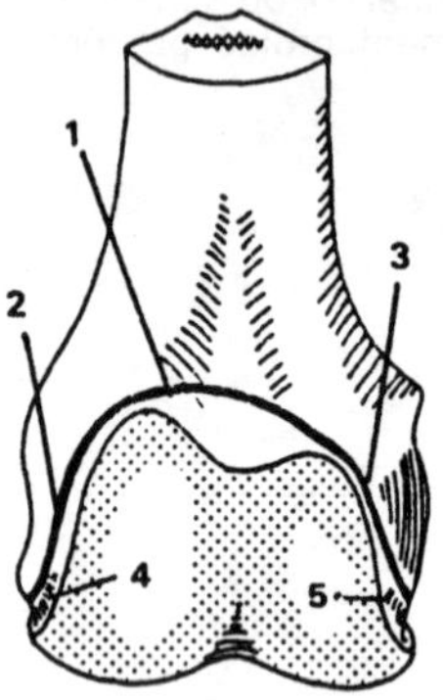

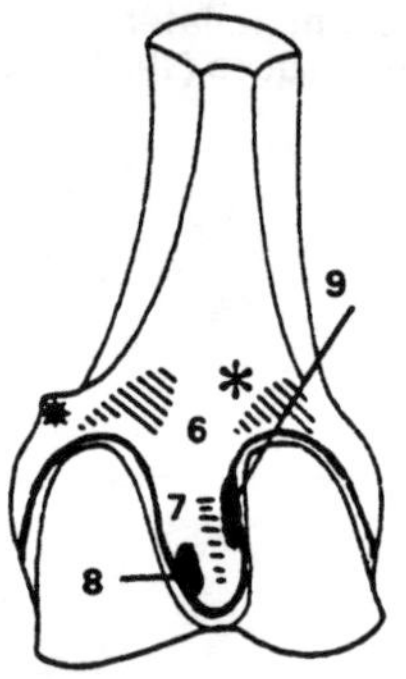

Fig. 32 (à gauche). — **Vue antérieure.**
Fig. 33 (à droite). — **Vue postérieure.**

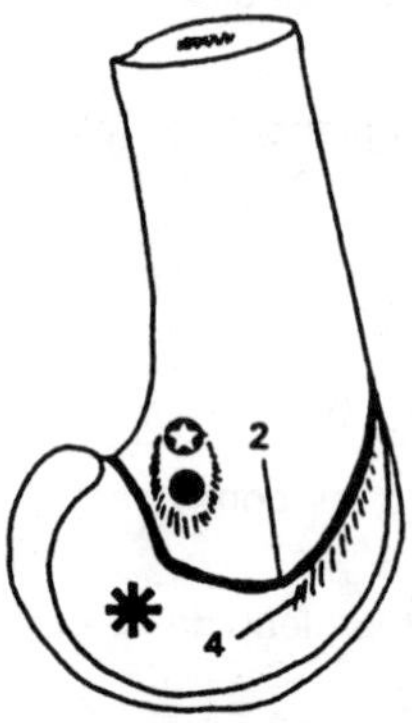

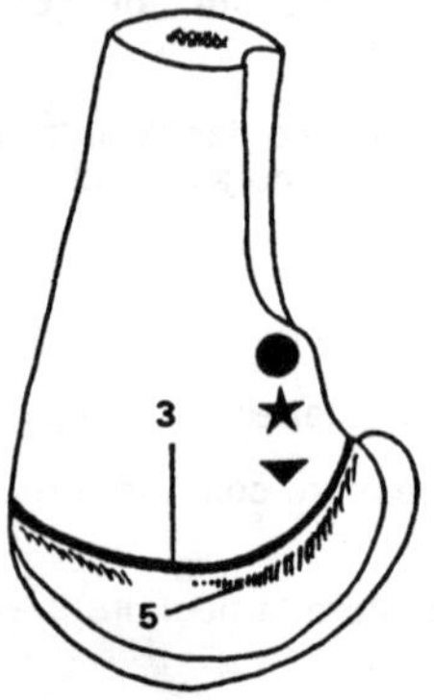

Fig. 34 (à gauche). — **Vue latérale.**
Fig. 35 (à droite). — **Vue médiale.**

— un bord axial, libre, mince (1);

— une extrémité antérieure, ou corne antérieure du ménisque (2) fixée au tibia en avant de l'éminence intercondylaire sur l'aire intercondylaire antérieure;

— une extrémité postérieure (3), ou corne postérieure du ménisque, fixée au tibia en arrière de l'éminence intercondylaire sur l'aire intercondylaire postérieure.

c. CARACTÈRES SPÉCIFIQUES A CHAQUE MÉNISQUE.

1. Ménisque latéral (L).

- Il est fermé, en forme de O.
- Son extrémité antérieure (2) est fixée par un ligament sur l'aire intercondylaire antérieure, entre le ligament croisé antéro-latéral (5) en avant et le tubercule intercondylaire latéral (6) en arrière.
- Son extrémité postérieure (3) est fixée par un ligament sur l'aire intercondylaire postérieure, en arrière du tubercule intercondylaire latéral (6). De cette extrémité postérieure naît un faisceau fibreux, le ligament ménisco-fémoral postérieur, qui accompagne en arrièle le ligament croisé postérieur (postéro-médial) et se termine sur la face axiale du condyle médial.

2. Ménisque médial (M).

- Plus ouvert, il a la forme d'un C.
- Son extrémité antérieure (7) est fixée par un ligament sur l'aire intercondylaire antérieure, en avant du ligament croisé antéro-latéral (5); elle est reliée à l'extrémité antérieure du ménisque latéral par le ligament transverse du genou (8).
- Son extrémité postérieure (9) est fixée par un ligament sur l'aire intercondylaire postérieure, entre l'extrémité postérieure du ménisque latéral en avant et le ligament croisé postéro-médial (10) en arrière.

2. MOYENS D'UNION.

- Les surfaces articulaires sont maintenues au contact par la capsule et les ligaments.

A. La capsule.

- C'est un manchon fibreux entourant cette articulation; elle est mince, voire absente à certains endroits (elle est interrompue en avant par la patella; elle adhère latéralement aux ménisques).

a. INSERTIONS.

1. Sur le fémur, à une distance variable du cartilage *(fig. 32 à 35) :*

- en avant, selon un accent circonflexe, 1 cm au-dessus du cartilage dans la partie moyenne (1);
- latéralement, sur les bords des condyles fémoraux (2, 3) dont elle reste séparée par un étroit sillon (latéro-sus-condylien) (4, 5);
- en arrière, au-dessus de la fosse intercondylaire (6) (à quelques millimètres du bord supérieur des condyles), en suivant l'échancrure intercondylaire (7) dans laquelle s'engagent les ligaments croisés (8, 9).

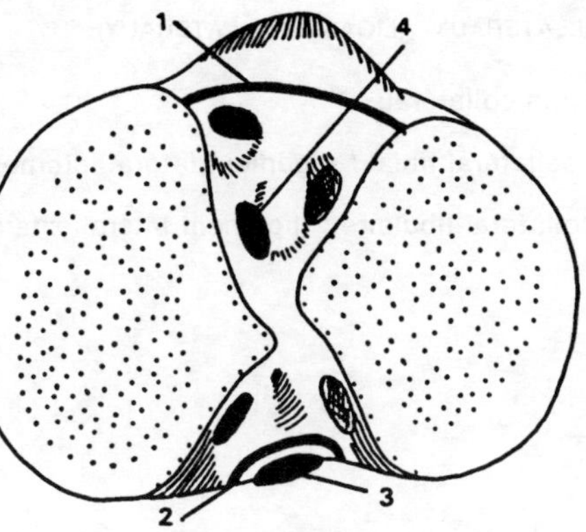

Fig. 36. — **Vue supérieure du tibia.**

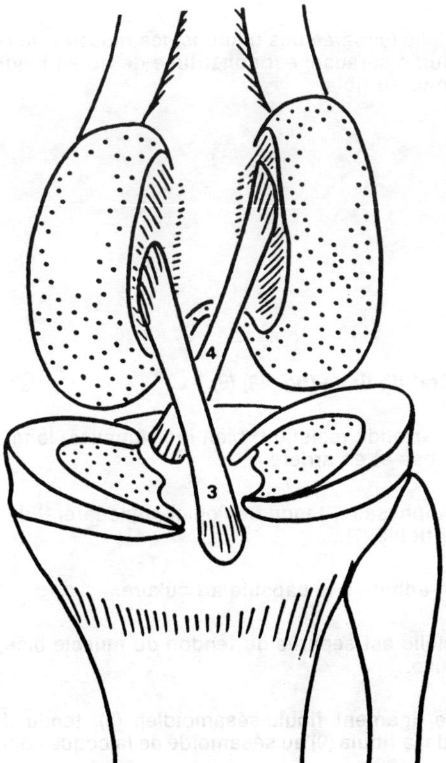

Fig. 37. — **Vue postérieure des ligaments croisés.**

2. **Sur le tibia :**

   - en avant (1), sur le bord antérieur de l'aire intercondylaire antérieure * (surface pré-spinale);
   - latéralement, à environ 0,5 cm au-dessus des cavités glénoïdales;
   - en arrière (2), sur l'insertion du ligament croisé postéro-médial (3), laissant extra-articulaire la partie postérieure de l'aire intercondylaire postérieure * (surface rétro-spinale).

3. **Sur la patella,** en suivant la limite du cartilage.

b. CONSTITUTION (voir aussi fig. 42 et 43).

1. **En avant,** elle est lâche, interrompue par la patella, et forme le récessus suprapatellaire du genou * (cul-de-sac sous-quadricipital), tendu par le muscle articulaire du genou.

2. **De chaque côté de la patella,** elle se fixe sur le bord latéral du ménisque correspondant et s'épaissit pour constituer le **rétinaculum latéral *** (aileron rotulien anatomique).

3. **En arrière :**

   - au milieu, elle est mince, mais doublée par les ligaments croisés;
   - latéralement, elle est épaisse, constituant les **coques condyliennes;**
   - dans sa partie postéro-latérale, elle comporte un **os sésamoïde** (le sésamoïde du muscle gastrocnémien * (voir plan fibreux postérieur).

B. Les ligaments.

a. LES LIGAMENTS CROISÉS.

- Ils sont profonds, encastrés dans la région intercondylaire (restant toutefois extra-capsulaires). Au nombre de 2, ligament antéro-latéral (4) et postéro-médial (3), ils s'étendent du fémur au tibia. Ils peuvent être séparés par une bourse séreuse.
- Ils se croisent en X dans 2 plans :
  — sagittal : le ligament antéro-latéral est presque horizontal, le ligament postéro-médial presque vertical;
  — horizontal : le ligament antéro-latéral est oblique en haut et latéralement, le ligament postéro-médial oblique en haut et vers la ligne médiale.

1. **Le ligament croisé antérieur, ou antéro-latéral (4) :** il est oblique en haut, en arrière et latéralement (en réalité presque horizontal); il s'insère:

   - sur le tibia dans l'aire intercondylaire antérieure *, entre les extrémités antérieures des ménisques;
   - sur le condyle latéral du fémur, à la partie postérieure de l'échancrure intercondylaire (sur une surface verticale).

2. **Le ligament croisé postérieur, ou postéro-médial (3) :** il est oblique en haut, en avant et vers la ligne médiane (en fait, presque vertical); il s'insère :

   - sur le tibia, dans l'aire intercondylaire postérieure *, en arrière de l'extrémité postérieure du ménisque médial;
   - sur le condyle médial du fémur, à la partie antérieure de l'aire intercondylaire (sur une surface horizontale).

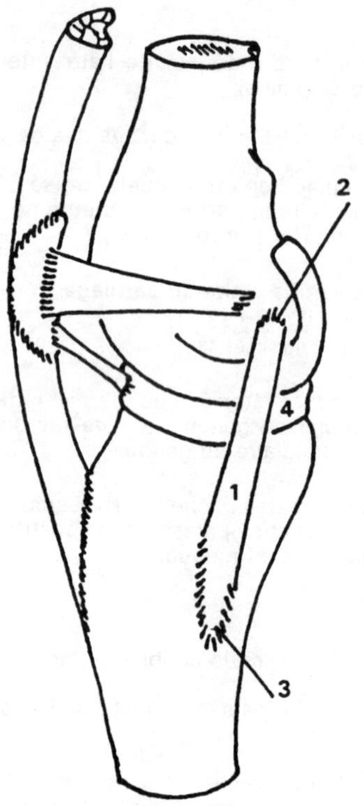

Fig. 38. — **Vue médiale.**

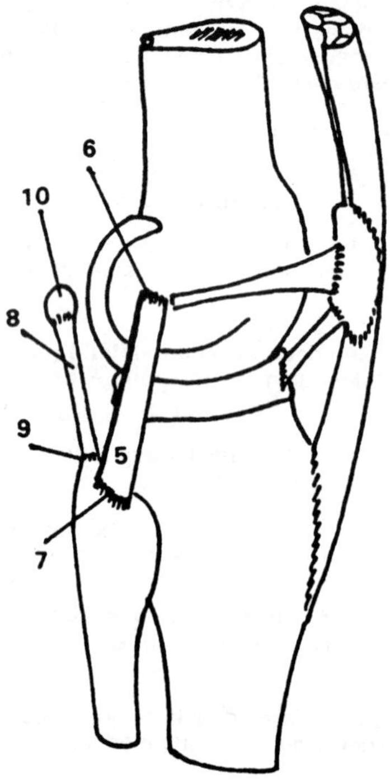

Fig. 39. — **Vue latérale.**

b. LES LIGAMENTS COLLATÉRAUX * (LIGAMENTS LATÉRAUX).

- Il existe 2 ligaments collatéraux * :

— le ligament : collatéral tibial * (ligament latéral interne);

— le ligament collatéral fibulaire * (ligament latéral externe).

1. **Le ligament collatéral tibial (fig. 38) (1).**

- C'est une bandelette plate et large, parfois mal individualisée, longue de 12 cm, globalement oblique en bas et en avant.

- Ce ligament est épiphyso-diaphysaire, tendu entre l'épicondyle médial du fémur (2) (en arrière du tubercule du muscle adducteur) et la face médiale du tibia (3) (en arrière des tendons de la «patte d'oie»), sur une large surface située au-dessus de la gouttière du muscle semi-membraneux auquel il adhère.

- De sa profondeur, naissent des fibres qui s'insèrent sur le ménisque médial (4), réalisant ainsi un ligament ménisco-fémoral et un ligament ménisco-tibial.

- Sa face superficielle (séparée des tendons des muscles de la patte d'oie par une bourse séreuse) est constituée de fibres tendues directement du fémur au tibia.

2. **Le ligament collatéral fibulaire (fig. 39) (5).**

- C'est un cordon, arrondi, résistant, bien individualisé, long de 5 à 6 cm, oblique en bas et en arrière.

- Il est épiphyso-épiphysaire, tendu de l'épicondyle latéral du fémur (6) à la tête de la fibula (7).

- Sa face profonde adhère à la capsule articulaire.

- Sa face superficielle est séparée du tendon du muscle biceps par une bourse séreuse.

- On y rattache le ligament fibulo-sésamoïdien (8), tendu du processus styloïde de la fibula (9) au sésamoïde de la coque condylaire latérale (10).

■ Ces ligaments latéraux ont un rôle important lorsque le genou est en extension; leur lésion est responsable de mouvements de **latéralité** du genou.

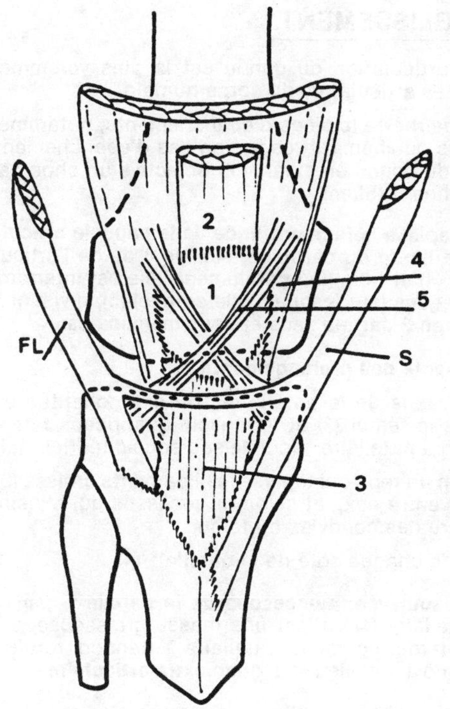

Fig. 40. — **Vue antérieure.**
FL : fascia lata - S : sartorius.

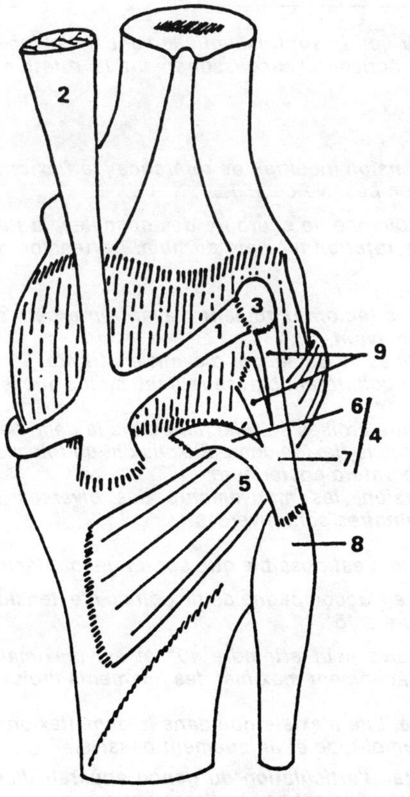

Fig. 41. — **Vue postérieure.**

c. LE LIGAMENT ANTÉRIEUR *(fig. 40).*

- Il est interrompu par la patella * (1).
- Il est constitué par :
  — en haut, le tendon du muscle quadriceps fémoral (2) (tendon quadricipital);
  — en bas, le ligament patellaire * (3) (tendon rotulien), tendu de l'apex de la patella à la tubérosité tibiale;
  — latéralement, les expansions des muscles vastes et de leurs fascias, qui se fixent sur la tubérosité tibiale :
    o les uns de façon homolatérale (4),
    o les autres de façon controlatérale (5) en s'entrecroisant en avant de la patella * (1).

■ Ces constituants fibreux forment de chaque côté de la rotule des structures résistantes **(ailerons chirurgicaux)** qui recouvrent les épaississements capsulaires latéraux, ou retinaculums latéraux (ailerons anatomiques), beaucoup plus fragiles.

d. LE PLAN FIBREUX POSTÉRIEUR *(fig. 41).*

- Il est constitué par 2 ligaments.

1. Le ligament poplité oblique, médial (1).

- C'est en fait le tendon récurrent du muscle semi-membraneux (2).
- Il est oblique en haut et latéralement à la face postérieure de l'articulation.
- Il se termine sur la coque condylaire externe et sur son os sésamoïde (3).

2. Le ligament poplité arqué, latéral (4).

- C'est une arcade fibreuse sous laquelle s'engage le muscle articulaire du genou * (muscle poplité) (5).
- Il est constitué par 2 faisceaux qui se réunissent en regard de la coque condylaire latérale :
  — faisceau médial (6), inséré sur le tibia, en regard de la crête située juste au-dessus de l'insertion du muscle articulaire du genou * (5);
  — un faisceau latéral (7), inséré sur l'apex de la tête fibulaire (8).
- Les fibres se poursuivent sur la coque condylaire (9).

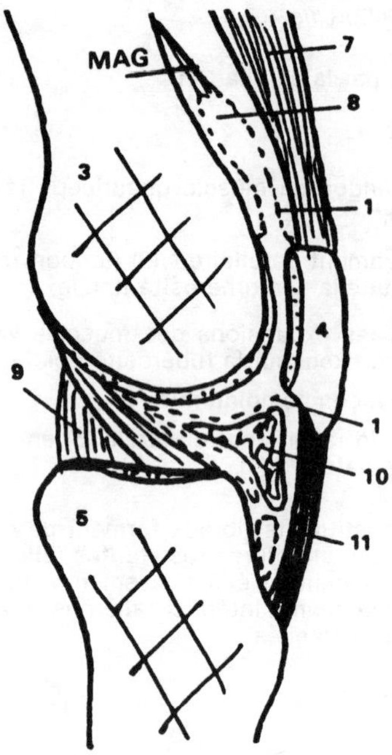

Fig. 42. — **Coupe frontale.**
MAG : muscle articulaire du genou (muscle sous-crural).

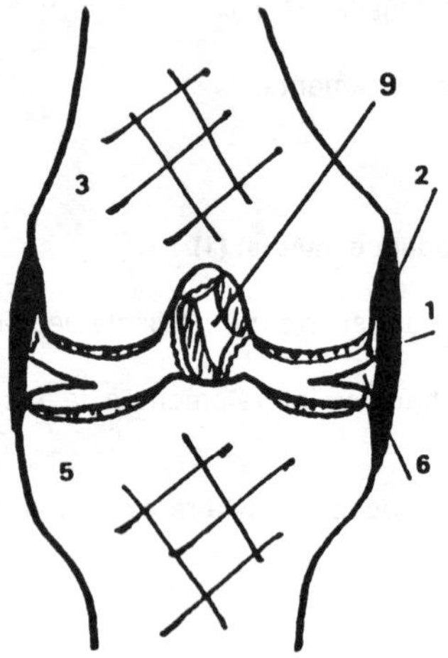

Fig. 43. — **Coupe sagittale.**

3. MOYENS DE GLISSEMENT.

- La cavité de l'articulation du genou est la plus volumineuse de toutes les cavités articulaires du corps humain.

  ■ Elle peut être le siège d'épanchements, notamment sanglants ou «hémarthroses»; en cas d'épanchement, l'examen du genou en extension objective un choc patellaire (ou choc rotulien).

1. **La synoviale (1) tapisse la face profonde de la capsule articulaire (2),** en se fixant, à la limite du cartilage, sur les 3 os de l'articulation : fémur (3), patella (4) et tibia (5) latéralement, elle est interrompue au niveau des ménisques (sur lesquels elle se fixe) (6), divisant ainsi la cavité articulaire en 2 parties : sus et sous-méniscales.

2. **La synoviale présente des prolongements.**
   - En avant, au-dessus de la patella (4), où elle constitue un vaste récessus, entre le fémur (3) et le muscle quadriceps fémoral (7) : le récessus supra-patellaire * (cul-de-sac sous-quadricipital) (8).
   - En arrière, selon un repli qui tapisse les ligaments croisés (9) (et qui peut s'engager entre eux), et selon un récessus qui s'insinue à la partie supérieure des condyles du fémur.
   - Latéralement, de chaque côté de la patella * (4).

3. **La synoviale est soulevée, au-dessous de la patella *, par le corps adipeux infra-patellaire (10).** C'est une masse graisseuse, située en arrière du tendon du ligament patellaire * (tendon rotulien) (11). Recouverte de synoviale, elle reste donc **extra-articulaire.**

4. **La synoviale dessine ainsi des plis :** latéralement, les plis alaires; sur la ligne médiane, vers le haut, le pli synovial médian (vestige du septum qui séparait les 2 articulations entre condyles fémoraux et cavités glénoïdales du tibia).

4. PHYSIOLOGIE ARTICULAIRE.

- *Les mouvements du genou sont essentiellement la flexion et l'extension selon un axe horizontal, accessoirement la rotation axiale et l'inclinaison latérale.*

1. ***Flexion-extension.***
   - *A partir de l'extension (position de référence), la flexion active est de 130°, la flexion passive de 150°.*
   - *Du fait de la différence de courbure des condyles, la flexion s'accompagne d'une rotation médiale du tibia, l'extension d'une rotarion latérale :*
     - *dans la flexion :*
       - *o les condyles fémoraux roulent d'avant en arrière et glissent d'arrière en avant,*
       - *o les ménisques se déplacent d'avant en arrière,*
       - *o le ligament collatéral tibial se relâche moins que le collatéral fibulaire,*
       - *o les ligaments croisés se relâchent dans la demi-flexion et se tendent dans la flexion complète : ils ont un rôle majeur dans la stabilité antéro-postérieure;*
     - *dans l'extension, les mouvements des diverses structures ostéo-ligamentaires sont inverses.*

2. ***Rotation axiale.*** *Elle n'est possible que sur un genou fléchi.*
   - *La rotation active s'accompagne de flexion ou d'extension; elle est toujours inférieure à 15°.*
   - *La rotation passive peut atteindre 40° et est maximale dans la demi-flexion (relâchement maximal des ligaments croisés).*

3. ***Inclinaison latérale.*** *Elle n'existe que dans la demi-flexion du genou. Elle est de faible amplitude et uniquement passive.*

   ■ *Au total, l'articulation du genou apparaît d'une grande mobilité : elle est particulièrement exposée aux entorses (ou luxations).*

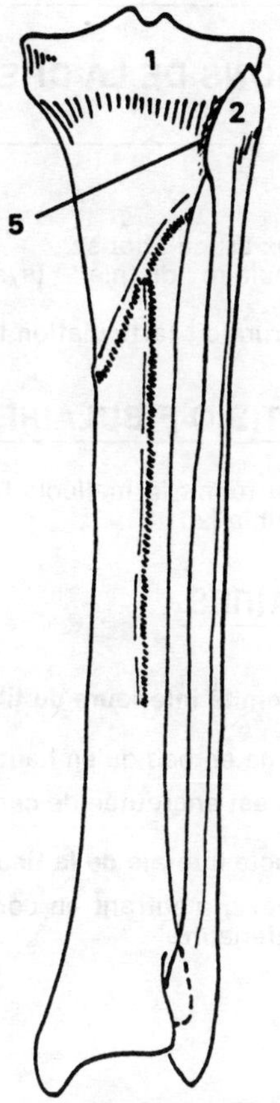

Fig. 44. — **Vue postérieure des 2 os de la jambe.**

4. ARTICULATION TIBIO-FIBULAIRE SUPÉRIEURE

- C'est une articulation (arthrodie) qui unit l'extrémité supérieure du tibia (1) à la tête de la fibula (2).

1. SURFACES ARTICULAIRES.

- Fibula * : surface articulaire de la tête fibulaire * (3).
- Tibia : surface articulaire fibulaire située à la face postérieure du condyle latéral (4).

2. MOYENS D'UNION.

A. La capsule.

- C'est un manchon fibreux qui s'insère sur le pourtour des surfaces articulaires.

B. Les ligaments.

- Deux ligaments renforcent la capsule articulaire :

1. **Le ligament tibio-fibulaire antérieur,** épais, oblique en bas et latéralement, se terminant sur la fibula, en avant de la facette pré-styloïdienne.
2. **Le ligament tibio-fibulaire postérieur** (5), moins épais, oblique en bas et en arrière.

3. MOYENS DE GLISSEMENT.

- La synoviale, qui communique inconstamment avec le récessus sous-poplité de la synoviale du genou.

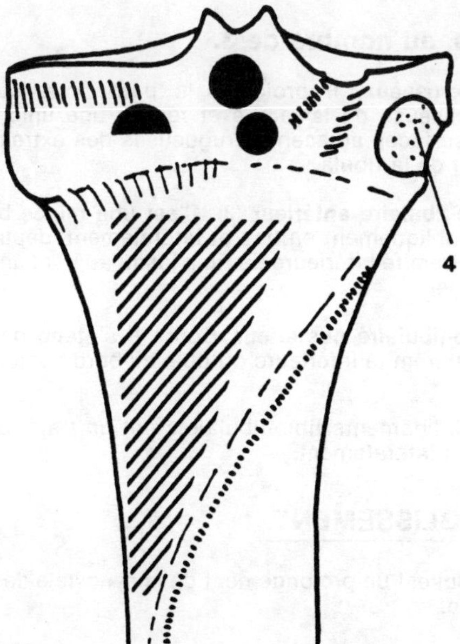

Fig. 45. — **Vue postérieure de l'extrémité supérieure du tibia.**

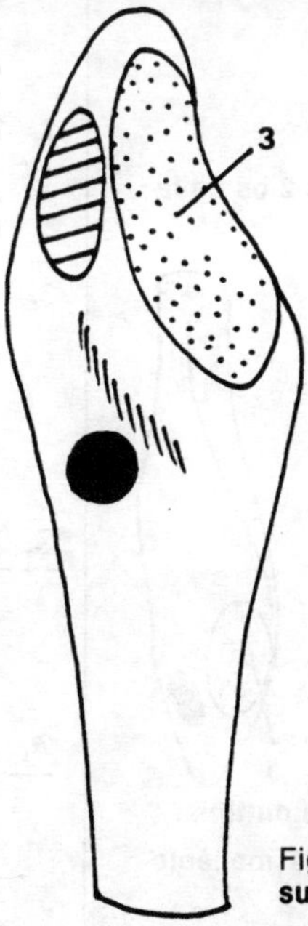

Fig. 46. — **Vue antérieure de l'extrémité supérieure de la fibula *.**

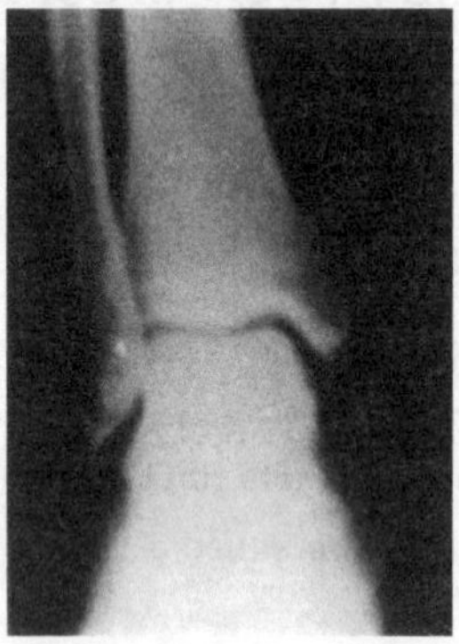

Fig. 47. — **Radiographie : cheville droite, face.**

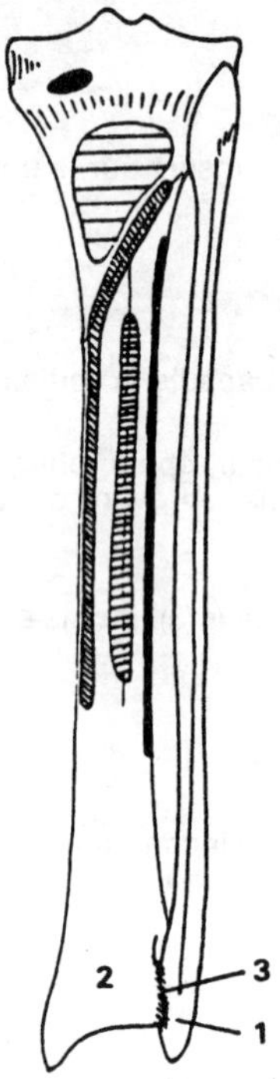

Fig. 48. — **Vue postérieure des 2 os de la jambe.**

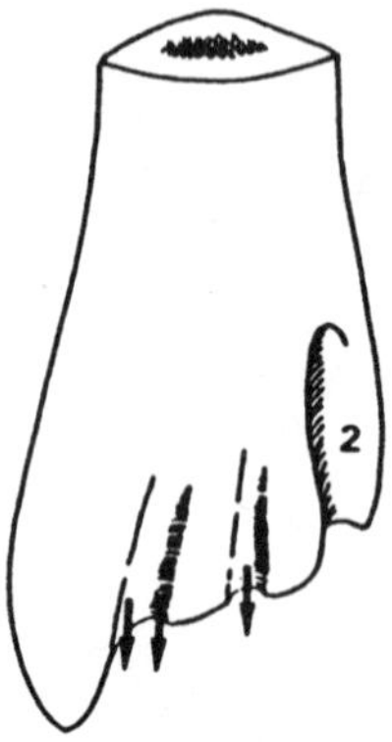

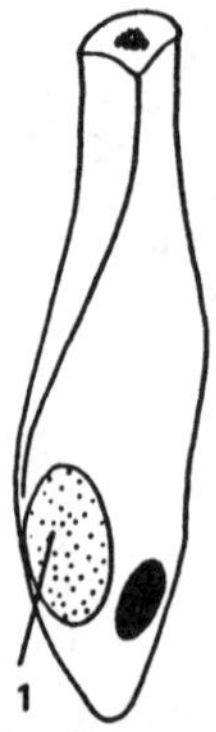

Fig. 49. — **Extrémité inférieure du tibia.**

Fig. 50. — **Face médiale de la malléole latérale de la fibula *.**

5. ARTICULATIONS DE LA CHEVILLE

- La cheville comporte deux articulations :
  — l'articulation tibio-fibulaire distale * (syndesmose péronéo-tibiale);
  — et l'articulation talo-crurale * (articulation tibio-tarsienne).

I. ARTICULATION TIBIO-FIBULAIRE DISTALE

- C'est une articulation qui réunit la malléole latérale (fibula) (1) et l'extrémité inférieure du tibia (2).

1. SURFACES ARTICULAIRES.

1. **L'incisure fibulaire de l'extrémité inférieure du tibia (2).**
   - Elle est verticale, plus large en bas qu'en haut.
   - Seule sa partie inférieure est encroûtée de cartilage.
2. **La face médiale de la malléole latérale de la fibula (1).**
   - Elle est légèrement convexe, n'entrant en contact avec l'incisure fibulaire qu'à sa partie inférieure.

2. MOYENS D'UNION.

A. La capsule.

- Elle est constituée par un manchon fibreux inséré sur le pourtour des surfaces articulaires.

B. Les ligaments, au nombre de 3.

1. **Le ligament interosseux.** Il prolonge la partie inférieure de la membrane interosseuse de la jambe et réalise une union fibreuse solide entre les surfaces adjacentes rugueuses des extrémités inférieures du tibia et de la fibula.
2. **Le ligament tibio-fibulaire antérieur (3).** C'est une mince bandelette fibreuse, tendue obliquement en bas et latéralement, depuis la face antérieure de l'extrémité inférieure du tibia jusqu'au bord antérieur de la malléole latérale.
3. **Le ligament tibio-fibulaire postérieur.** Court, il s'étend de la partie postérieure de l'extrémité inférieure du tibia au bord postérieur de la malléole latérale.

   ■ Ces 2 ligaments tibio-fibulaires ont un trajet oblique en bas et latéralement.

3. MOYENS DE GLISSEMENT.

- La synoviale, qui est un prolongement de la synoviale de l'articulation talo-crurale.

4. PHYSIOLOGIE ARTICULAIRE.

- *Les mouvements de l'articulation tibio-fibulaire distale sont limités à un simple écartement des malléoles, lors des mouvements de flexion-extension de l'articulation talo-crurale.*

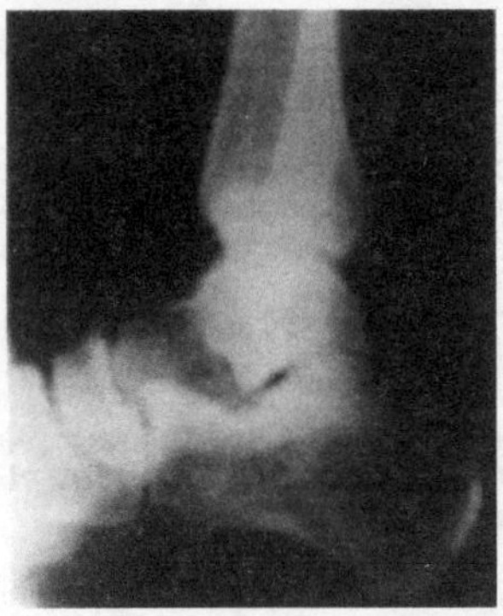

Fig. 51. — **Radiographie : cheville droite, profil.**

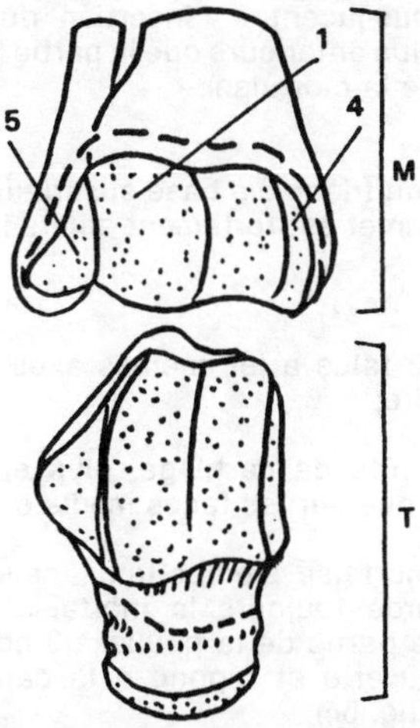

Fig. 52. — **Vue éclatée.**

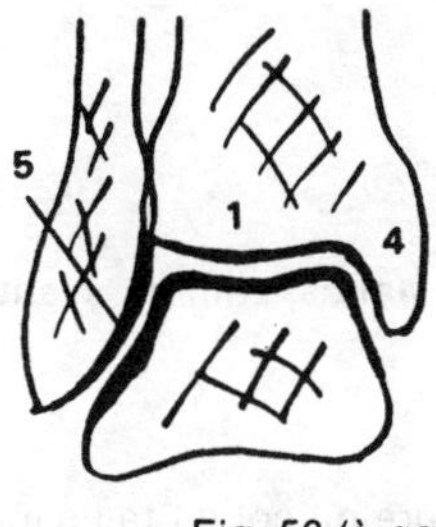

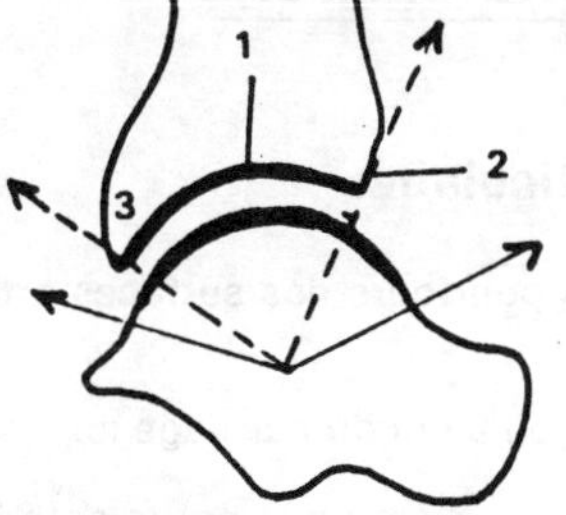

Fig. 53 (à gauche). — **Coupe frontale.**
Fig. 54 (à droite). — **Coupe parasagittale.**

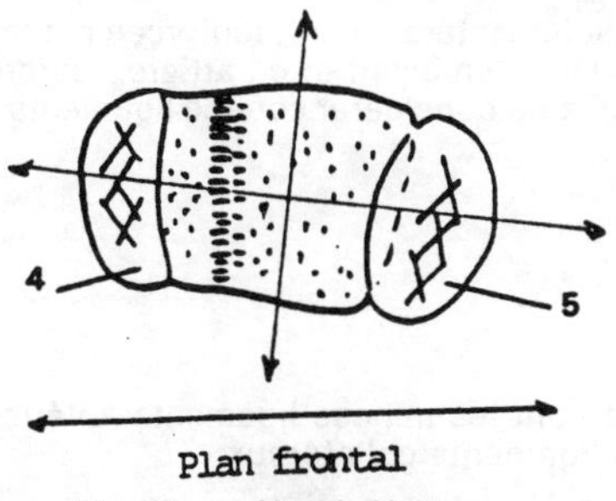

Fig. 55. — **Vue inférieure.**

II. ARTICULATION TALO-CRURALE

- C'est une articulation trochoïde, réunissant les 2 os de la jambe (tibia et fibula) au talus (astragale).

1. SURFACES ARTICULAIRES.

- Encroûtées de cartilage, ce sont les surfaces articulaires du tibia et de la fibula, qui forment une mortaise **tibio-fibulaire** (M) dans laquelle vient s'encastrer le **tenon du talus *** (T).

A. La mortaise tibio-fibulaire (M).

- Elle est constituée par les extrémités distales du tibia et de la fibula, solidarisées par les ligaments de l'articulation tibio-fibulaire distale. Elle comprend un toit et deux parois latérales.

1. Le toit (paroi supérieure).

- Il est constitué par l'extrémité distale du tibia (1). Il a une forme quadrilatère :
  - plus large en avant qu'en arrière;
  - plus large latéralement;
  - concave d'avant en arrière;
  - légèrement convexe dans le sens transversal.
- Il est bordé :
  - en avant, par le bord marginal antérieur du tibia (2);
  - en arrière, par son bord marginal postérieur (3) qui descend beaucoup plus bas que le bord antérieur (classique «malléole postérieure de Destot») : ainsi, la surface articulaire regarde en bas et franchement en avant.
- Ce toit de la mortaise est agrandi par la face profonde des ligaments tibio-fibulaires antérieur et postérieur.

2. La paroi médiale.

- C'est la face latérale de la malléole médiale du tibia (4) qui est encroûtée de cartilage.
- Plane, elle est triangulaire à base antérieure. Elle est unie au toit selon un angle légèrement supérieur à 90°.

3. La paroi latérale.

- C'est la surface articulaire de la face médiale de la malléole latérale (malléole fibulaire) (5). Triangulaire, elle est convexe vers la ligne médiane. Sa moitié inférieure est déjetée latéralement.
- Elle est unie au toit selon un angle droit, les 2 surfaces restant séparées par une petite fente antéro-postérieure répondant à l'articulation péronéo-fibulaire (cette fente est comblée par une frange synoviale).

■ Au total, cette mortaise apparaît :

- plus large en avant qu'en arrière;
- plus développée dans le sens transversal que dans le sens antéro-postérieur;
- avec un grand axe oblique en bas, en avant et latéralement (la malléole latérale étant plus postérieure et descendant plus bas que la malléole médiale) ce qui explique le valgus physiologique du pied.

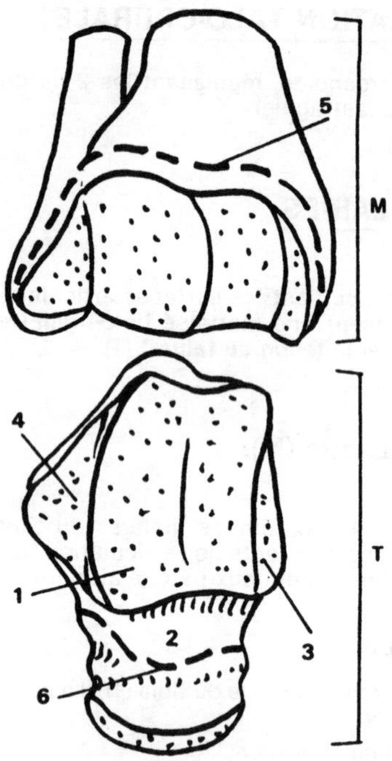

Fig. 56. — **Vue éclatée.**

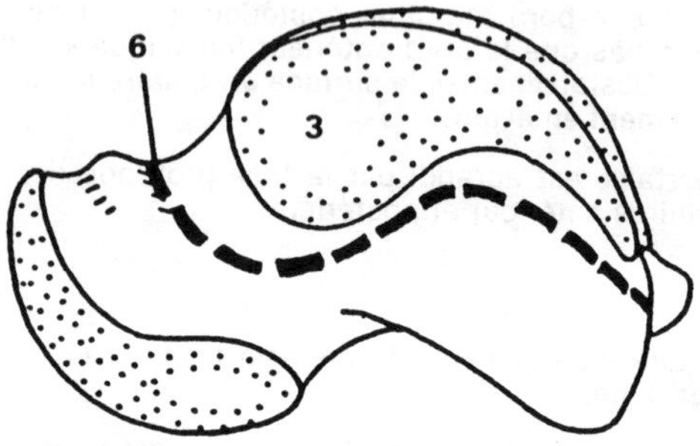

Fig. 57. — **Vue médiale du talus.**

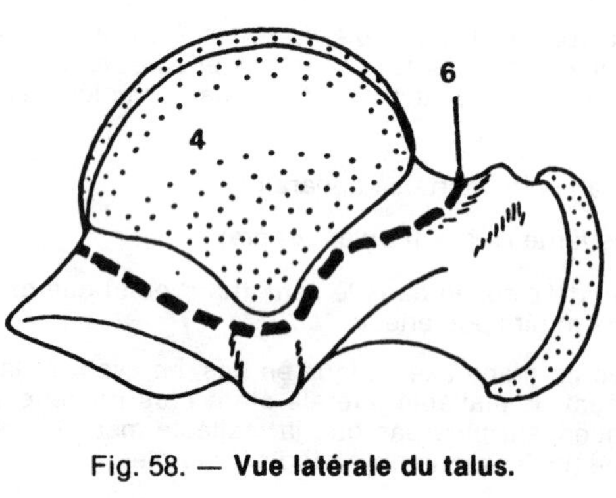

Fig. 58. — **Vue latérale du talus.**

B. Le tenon du talus (tenon astragalien) (T).

- Il s'encastre dans la mortaise (M).
- Il est constitué par les faces supérieure, médiale et latérale du talus *, toutes encroûtées de cartilage.

1. **La face supérieure (1).** C'est la trochlée du talus * (poulie astragalienne).
   - Elle est située en arrière du col (2). Elle apparaît quadrilatère, plus large en avant, à grand axe oblique en avant et latéralement, convexe d'avant en arrière.
   - Elle présente ainsi : une joue médiale, une joue latérale et une gorge oblique en avant et latéralement.
2. **La face médiale (3).** C'est une virgule à grosses extrémité antérieure. Son bord inférieur est sus-jacent à l'insertion du ligament tibio-fibulaire médial. Elle est plus antérieure que la partie latérale du tenon (comme la face latérale de la mortaise).
3. **La face latérale (4).** C'est un triangle à base supérieure situé à la face latérale du talus. Son sommet est fortement déjeté latéralement.

■ **Au total :**

- le tenon du talus a les mêmes axes que la mortaise tibio-fibulaire;
- il est encroûté de cartilage, plus épais sur la face supérieure que sur les faces médiale et latérale;
- tenon et mortaise s'emboîtent, mais la trochlée du talus déborde toujours la mortaise en avant et en arrière (une partie de la poulie, 1/3 environ, reste toujours découverte et répond à la capsule articulaire) (voir aussi fig. 54).

2. MOYENS D'UNION (fig. 56).

A. La capsule articulaire.

1. **Insertion :** sur les pourtours des surfaces articulaires, sauf en avant où elle remonte :
   - sur le tibia, à 5 ou 6 cm du cartilage (5);
   - sur le talus, à 7 ou 8 cm de la partie antérieure du col du talus (6) (sur le versant postérieur de bifurcation du collier du talus).
2. **Constitution.** Elle est solide latéralement, renforcée par les ligaments latéraux. Elle est très lâche en avant et en arrière, renforcée par des tractus fibreux que l'on a pu considérer comme ligaments antérieur et postérieur.

B. Les ligaments.

- Au nombre de 4, ce sont les minces ligaments antérieur et postérieur, et surtout les ligaments collatéraux.

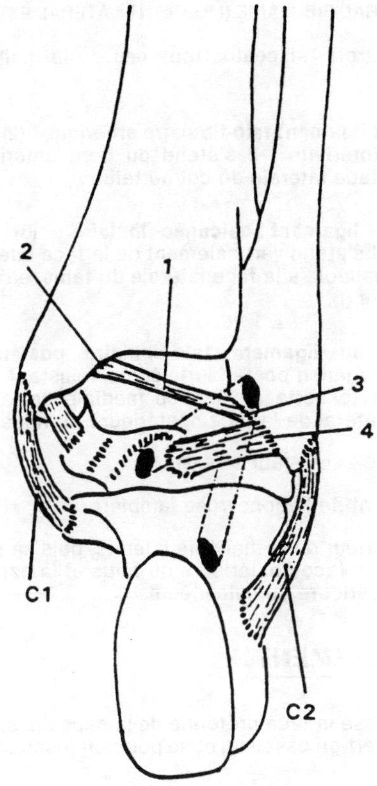

Fig. 59. — **Vue postérieure.**
C1 : ligament collatéral tibial.
C2 : ligament collatéral fibulaire.

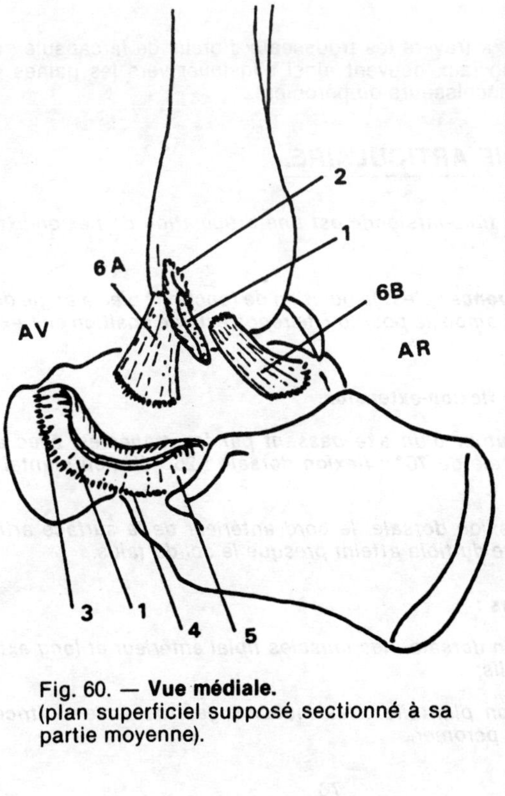

Fig. 60. — **Vue médiale.**
(plan superficiel supposé sectionné à sa partie moyenne).

a. LE LIGAMENT ANTÉRIEUR.

- Très peu résistant, il est constitué par des fibres obliques, tendues du bord antérieur du tibia à la face latérale du col du talus.

b. LE LIGAMENT POSTÉRIEUR.

- Peu résistant, il constitue le ligament inter-malléolaire postérieur (1) : trousseau fibreux tendu du tibia (2) à la fibula (3) et au ligament fibulo-talo-calcanéen (4).

c. LE LIGAMENT COLLATÉRAL TIBIAL (LIGAMENT LATÉRAL INTERNE) (C1).

- Très résistant, il est constitué par 2 plans fibreux :

1. **Un plan superficiel** (ligament deltoïdien) (1).

- Il naît du bord antérieur de la malléole tibiale (2).
- Il se porte en bas et en avant, s'élargissant en éventail.
- Il se termine sur :
  - — la face supérieure de l'os naviculaire (scaphoïde) (3);
  - — le bord médial du ligament calcanéo-naviculaire plantaire * (ligament calcanéo-scaphoïdien inférieur) (4);
  - — le bord libre du sustentaculum tali (calcanéus) (5).

2. **Un plan profond (6),** formé de deux faisceaux :

- faisceau antérieur (6A) (ligament tibio-talien antérieur), tendu du bord antérieur de la malléole tibiale à la partie postérieure du collier du talus;
- faisceau postérieur (6B) (ligament tibio-talien postérieur), tendu obliquement en arrière entre la partie inférieure de la malléole tibiale et la face médiale du talus (au niveau du tubercule médial de sa face postérieure et en arrière de lui).

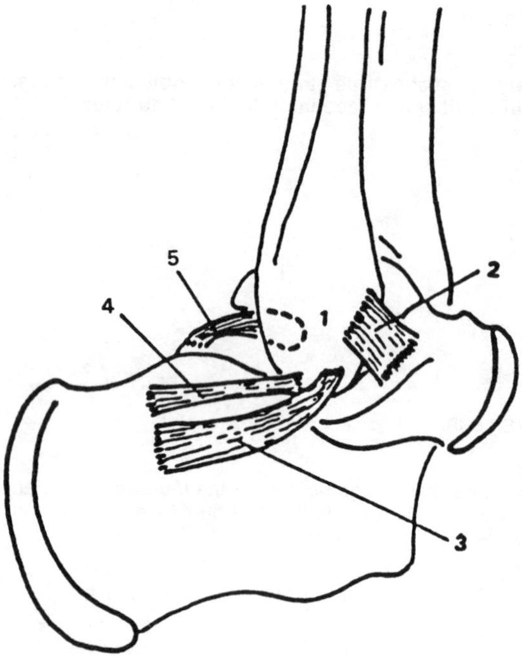

Fig. 61. — **Vue latérale.**

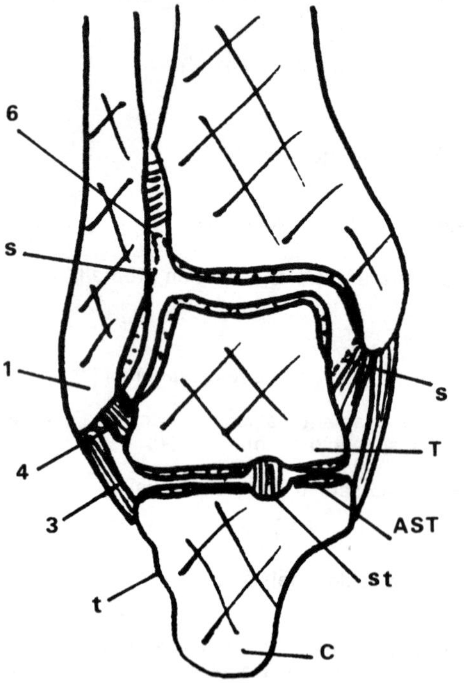

Fig. 61 bis. — **Coupe frontale des articulations de la cheville.**
T : talus - C : calcanéus.
AST : articulation sous-talienne.
st : sinus du tarse.

d. LE LIGAMENT COLLATÉRAL FIBULAIRE (LIGAMENT LATÉRAL EXTERNE).

- Il est constitué de trois faisceaux, tous nés de la malléole fibulaire (1).

1. **Faisceau antérieur, ou ligament talo-fibulaire antérieur** * (2) (ligament péronéo-astragalien antérieur) : il s'étend du bord antérieur de la malléole latérale à la face latérale du col du talus.

2. **Faisceau moyen ou ligament calcanéo-fibulaire** * (3) (ligament péronéo-calcanéen) : il s'étend verticalement de la face latérale et du bord antérieur de la malléole à la face latérale du talus, en arrière du tubercule des péroniers (t).

3. **Faisceau postérieur ou ligament talo-fibulaire postérieur** * (4) (ligament péronéo-astragalien postérieur) : épais, résistant, il s'étend horizontalement de la fossette de la face médiale de la malléole latérale au tubercule latéral de la face postérieure du talus.

e. LE LIGAMENT CALCANÉO-TALO-FIBULAIRE (5).

- C'est un renforcement de l'aponévrose jambière.
- Il naît du bord postérieur de la malléole latérale, puis se fixe sur le tubercule latéral de la face postérieure du talus et la partie postérieure de la face supérieure du calcanéum.

3. MOYENS DE GLISSEMENT.

- La synoviale (s) tapisse la face profonde de la capsule, se réfléchit en regard de son insertion osseuse, et se poursuit jusqu'aux limites du cartilage.
- Elle est tendue latéralement, mais lâche en avant et en arrière où elle émet des prolongements :
  - en avant, entre le col du talus et la partie antérieure du tibia;
  - en haut (6), dans la fente antéro-postérieure séparant tibia et fibula;
  - en arrière, à travers les trousseaux fibreux de la capsule : des replis synoviaux peuvent ainsi s'insinuer vers les gaines des muscles fléchisseurs ou péroniers.

4. PHYSIOLOGIE ARTICULAIRE.

- *L'articulation tibio-tarsienne est une articulation de flexion-extension.*

1. ***Position de référence :*** *c'est la position de fonction : pied à angle droit par rapport à la jambe (la position de repos est une position en flexion plantaire).*

2. ***Mouvements de flexion-extension.***

- *Ils se font autour d'un axe passant par les malléoles, avec une amplitude totale de 70° : flexion dorsale : 25°; flexion plantaire : 45°.*
- *Lors de la flexion dorsale, le bord antérieur de la surface articulaire inférieure du tibia atteint presque le col du talus.*

3. ***Muscles moteurs :***

- *pour la flexion dorsale : les muscles tibial antérieur et long extenseur des orteils;*
- *pour la flexion plantaire : les muscles gastrocnémien * (triceps sural) et long péronier.*

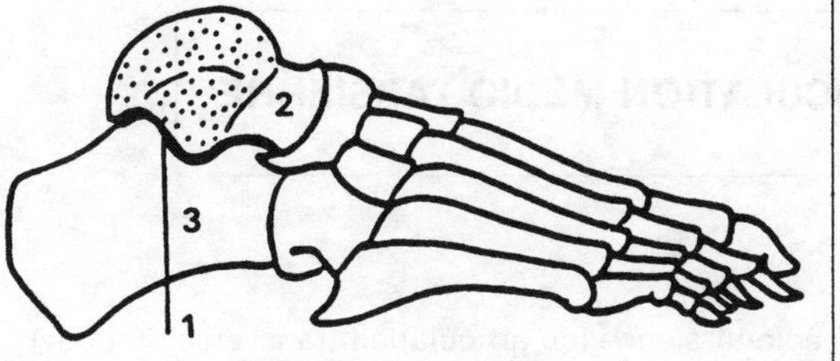

Fig. 62. — **Vue latérale.**

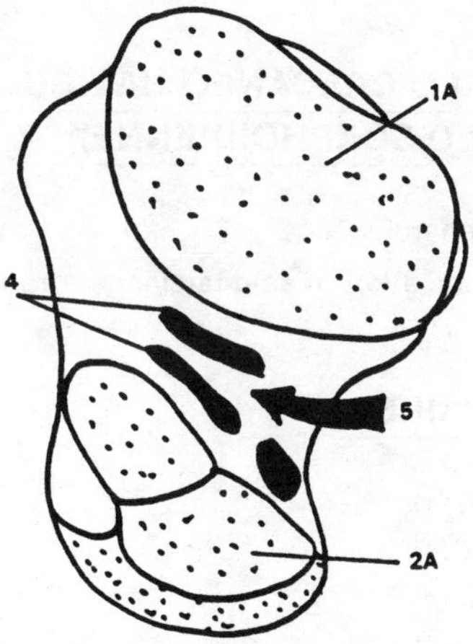

Fig. 63. — **Face inférieure du talus.**

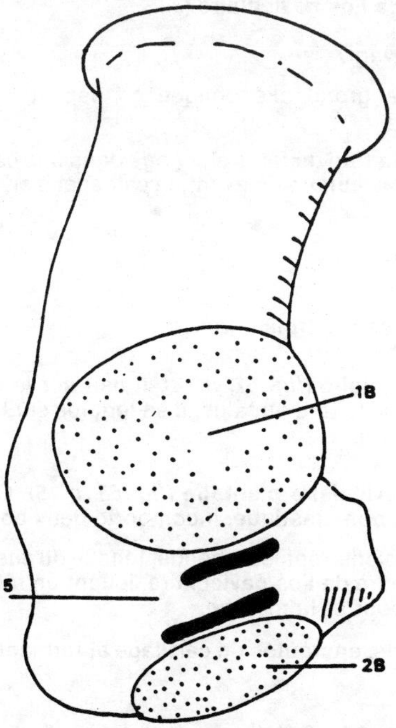

Fig. 64. — **Vue supérieure du calcanéus.**

6. ARTICULATION SOUS-TALIENNE (Articulation sous-astragalienne)

- C'est l'articulation située entre les 2 os du tarse postérieur (talus et calcanéus) (voir aussi fig. 61 bis).

1. SURFACES ARTICULAIRES.

- Encroûtées de cartilage, ce sont deux facettes articulaires, du talus (2) et du calcanéus (3), séparées par le sinus du tarse (tunnel oblique, étroit dans sa partie postérieure et large dans sa partie antéro-latérale).

1. **Surface articulaire calcanéenne postérieure (1).** Dans le sens sagittal, elle est plane. Dans le sens transversal, elle apparaît concave pour le talus (1A) et convexe pour le calcanéus (1B).
2. **Surface articulaire calcanéenne antérieure.** Elle a la forme d'une semelle. Elle apparaît convexe pour le talus (2A), concave pour le calcanéus * (2B).

2. MOYENS D'UNION.

- La capsule est renforcée par 3 ligaments : un ligament interosseux et deux ligaments périphériques.
- **Le ligament interosseux (4).**
  — Situé dans le sinus du tarse (5), il sépare les deux surfaces articulaires calcanéennes.
  — Il est constitué en deux plans :
  o un plan postérieur, mince, situé en avant de la surface articulaire calcanéenne postérieure;
  o un plan antérieur, épais, situé en arrière de la surface articulaire calcanéenne antérieure,
  ■ ces deux plans étant séparés par du tissu cellulo-graisseux (ils sont très proches dans leur partie médiale et s'éloignent dans leur partie latérale).
- **Les ligaments périphériques :**
  — ligament talo-calcanéen latéral, situé en avant du faisceau moyen du ligament collatéral fibulaire de la tibio-tarsienne;
  — ligament talo-calcanéen postérieur, court et mince, tendu du tubercule latéral de la face postérieure du talus au calcanéus* .

3. MOYENS DE GLISSEMENT.

- La synoviale est double et distincte pour chaque articulation plane.
- La synoviale de l'articulation antérieure est commune avec celle de l'articulation talo-naviculaire.

4. *PHYSIOLOGIE ARTICULAIRE.*

- *Seul un mouvement de glissement latéral du calcanéus (talus fixe) est possible : il entraîne des mouvements d'**abduction-adduction** du pied.*
- *Ce mouvement se combine avec les mouvements de rotation dans l'articulation médio-tarsienne, aboutissant à la **torsion du pied**.*

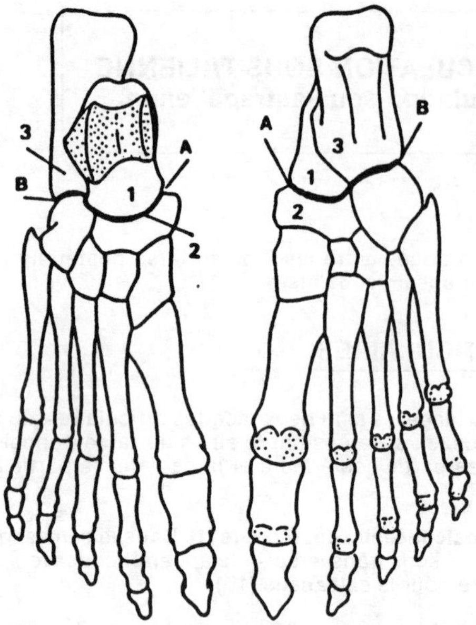

Fig. 65 (à gauche). — **Vue supérieure du pied.**
Fig. 66 (à droite). — **Vue inférieure du pied.**

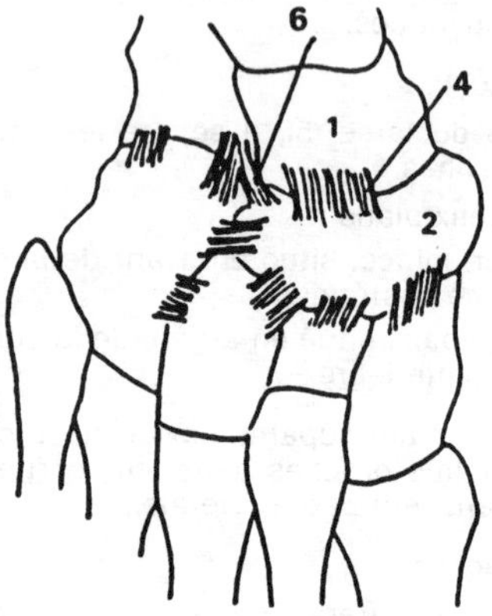

Fig. 67. — **Vue dorsale.**

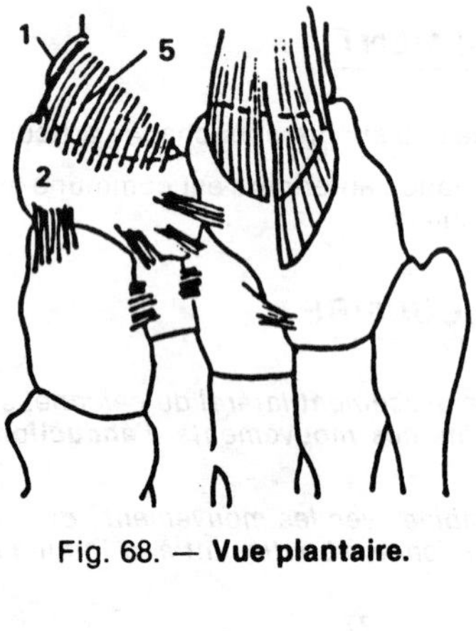

Fig. 68. — **Vue plantaire.**

7. ARTICULATION MÉDIO-TARSIENNE

- L'articulation médio-tarsienne (ou articulation transverse du tarse) sépare tarse postérieur (talus, calcanéus), d'une part, et tarse antérieur, d'autre part (c'est le classique interligne articulaire de Chopart).
- Elle comporte 2 articulations :
  — talo-calcanéo naviculaire * (A) (astragalo-scaphoïdienne);
  — calcanéo-cuboïdienne (B).

I. ARTICULATION TALO-CALCANÉO-NAVICULAIRE (ASTRAGALO-SCAPHOÏDIENNE)

- C'est une articulation sphéroïde.
- Elle appartient à l'articulation médio-tarsienne (transverse du tarse).

1. SURFACES ARTICULAIRES.

1. **La tête du talus (astragale)** (1).
   - Elle est située en arrière.
   - Elle comporte 3 parties :
     — antéro-supérieure, naviculaire, la plus grande;
     — intermédiaire : le ligament calcanéo-naviculaire plantaire (inférieur);
     — postéro-inférieure : calcanéenne.

2. **La cavité glénoïdale de l'os naviculaire** (2).
   - Elle est située en avant.
   - Elle est ovalaire, à grand axe oblique en bas et vers la ligne médiane.

■ Au total, la tête du talus s'engage dans une cavité formée par l'os naviculaire en avant, le calcanéus en dessous (3).

2. MOYENS D'UNION.

- La capsule, renforcée par trois ligaments.

1. **La ligament talo-naviculaire** *(fig. 67, n° 4)*. Il naît sur le col du talus (astragale). Il contourne la tête du talus. Il se termine sur la face supérieure de l'os naviculaire.

2. **Ligament calcanéo-naviculaire plantaire** *(fig. 68, n° 5)*. Constitué de tissus fibreux, dense, non élastique, il comporte deux couches :
   - une couche superficielle : épaisse, solide, tendue du sustentaculum tali à la face inférieure de l'os naviculaire, jouant un rôle important dans la station debout et la marche;
   - une couche profonde, encroûtée de cartilage et formant le ligament glénoïdien.

3. **Ligament bifurqué** *(fig. 67, n° 6)*. Il sera étudié avec l'articulation calcanéo-cuboïdienne à laquelle il appartient.

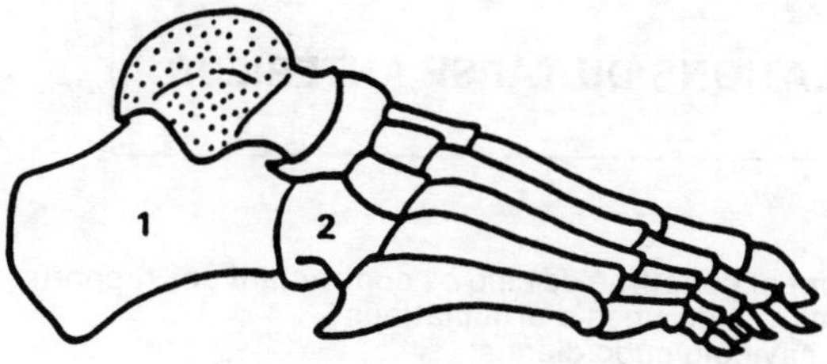

Fig. 69. — **Vue latérale du pied.**

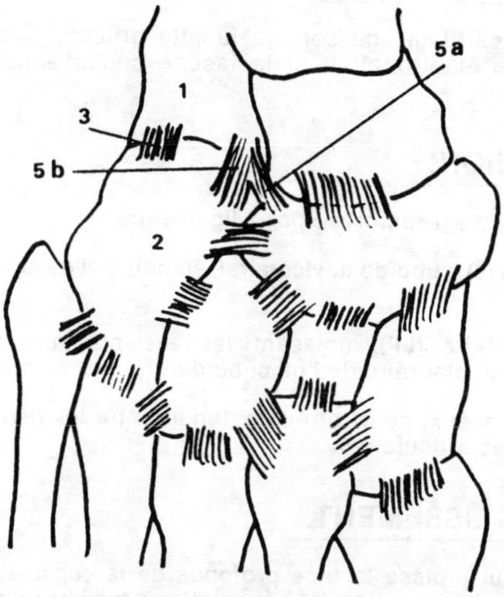

Fig. 70. — **Vue dorsale.**

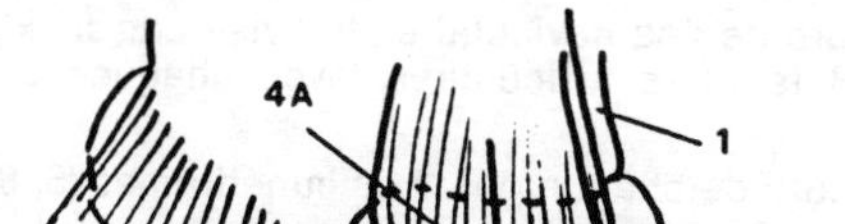

Fig. 71. — **Vue plantaire.**

3. MOYENS DE GLISSEMENT.

- La synoviale est commune avec celle de l'articulation talo-calcanéenne antérieure. Elle présente des replis entre les deux couches du ligament calcanéo-naviculaire plantaire.

4. PHYSIOLOGIE ARTICULAIRE.

- *Elle sera étudiée après l'articulation calcanéo-cuboïdienne (action synergique).*

II. ARTICULATION CALCANÉO-CUBOÏDIENNE

- C'est une articulation trochoïde.

1. SURFACES ARTICULAIRES.

- Face antérieure du calcanéus, en arrière (1). Face postérieure de l'os cuboïde, en avant (2).

2. MOYENS D'UNION.

- La capsule est renforcée par 3 ligaments :

1. **Le ligament calcanéo-cuboïdien dorsal** *(fig. 70, n° 3) :* aplati, mince, renforçant la partie supéro-latérale de la capsule.
2. **Le ligament calcanéo-cuboïdien plantaire** *(fig. 71) :* large et épais, tendu de la face inférieure du calcanéus à la face inférieure des 3 derniers métatarsiens, il présente deux parties distinctes :
   - **une partie profonde (4A) (ou court ligament de la plante du pied), naissant de la tubérosité antérieure du calcanéus et se terminant vers le versant postérieur de la tubérosité du cuboïde;**
   - une partie superficielle (4B) (ou grand ligament de la plante du pied), naissant de la surface intertubérositaire et se terminant sur la base des trois derniers métatarsiens.
3. **Le ligament bifurqué** *(fig. 70, 5 a et 5 b).* Il renforce à la fois l'articulation calcanéo-cuboïdienne et l'articulation calcanéo-naviculaire.
   - **Origine :** il naît sur le calcanéus, sur la partie antérieure de la face supérieure de la grande apophyse.
   - **Trajet :** il se divise en 2 faisceaux, médial et latéral, qui s'écartent l'un de l'autre comme les branches d'un Y.
   - **Terminaison :**
     — le faisceau médial (5a), ou ligament calcanéo-naviculaire, épais, formant une cloison sagittale, se termine sur l'extrémité latérale de l'os naviculaire;
     — le faisceau latéral (5b), ou ligament calcanéo-cuboïdien, d'orientation horizontale, se termine sur la face supérieure du cuboïde.

3. MOYENS DE GLISSEMENT.

- La synoviale émet un repli latéral.

4. PHYSIOLOGIE ARTICULAIRE.

- *Les articulations calcanéo-cuboïdienne et talo-calcanéo-naviculaire agissent en synergie et autorisent les mouvements complexes du pied.*

1. ***Rotation vers la ligne médiane :*** ***elle se combine avec l'adduction dans l'articulation sous-talienne, pour réaliser un mouvement de torsion vers la ligne médiane (facilité par l'extension de la cheville).***

2. ***Rotation latérale :*** ***elle se combine avec l'abduction dans l'articulation sous-talienne, pour réaliser un mouvement de torsion latérale (facilité par la flexion de la cheville).***

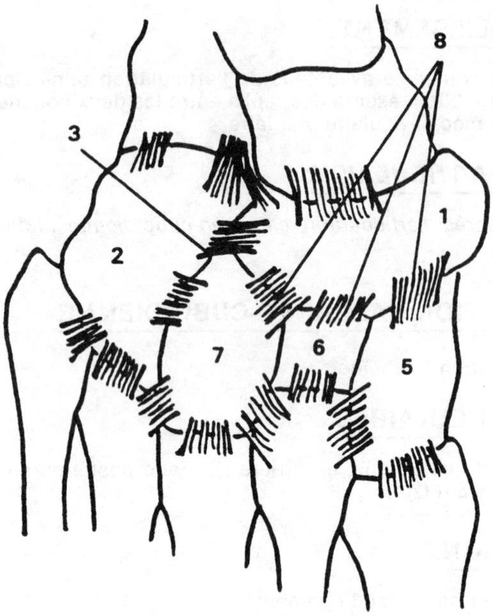

Fig. 72. — **Vue dorsale.**

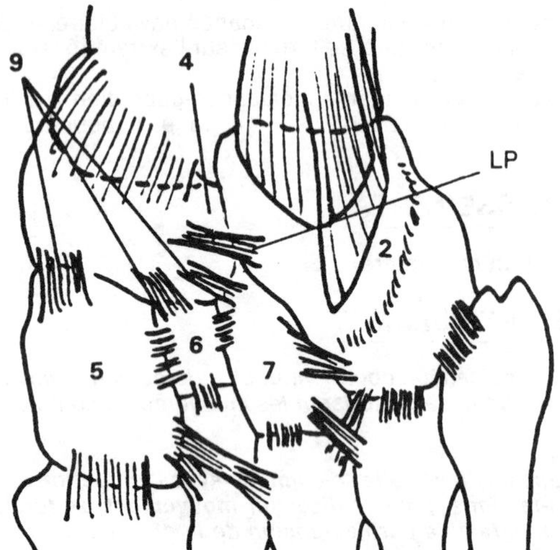

Fig. 73. — **Vue plantaire.**

8. ARTICULATIONS DU TARSE ANTÉRIEUR

- Le tarse antérieur est constitué de cinq os contractant des rapports entre eux et formant 4 groupes d'articulations :
  — l'articulation naviculo-cuboïdienne;
  — les 3 articulations cunéo-naviculaires;
  — les articulations intercunéennes;
  — l'articulation cunéo-cuboïdienne.

I. L'ARTICULATION NAVICULO-CUBOÏDIENNE

1. SURFACES ARTICULAIRES.

- Encroûtées de cartilage, ce sont la facette articulaire scaphoïdienne (verticale et étroite) (1) et la facette cuboïdienne (2) (de même forme).

2. MOYENS D'UNION.

- La capsule articulaire est renforcée par 3 ligaments.

1. **Le ligament dorsal (3) (cuboïdo-naviculaire),** étendu de l'os naviculaire à l'os cuboïde.
2. **Le ligament plantaire (LP),** unissant la face plantaire de l'os naviculaire à la face plantaire de l'os cuboïde.
3. **Le ligament interosseux,** court et épais, tendu entre les deux os en arrière des surfaces articulaires.

3. MOYENS DE GLISSEMENT.

- La synoviale (qui tapisse la face profonde de la capsule) est un prolongement de la synoviale des articulations cunéo-naviculaires.

II. LES TROIS ARTICULATIONS CUNÉO-NAVICULAIRES

1. SURFACES ARTICULAIRES.

- Encroûtées de cartilage, elles comprennent :
  — la face antérieure de l'os naviculaire (4) divisé par deux crêtes verticales en 3 facettes articulaires (avec chaque os cunéiforme);
  — la face postérieure de chacun des 3 os cunéiformes (5, 6, 7).

2. MOYENS D'UNION.

- La capsule articulaire est renforcée par 2 groupes de ligaments :
  — les ligaments dorsaux du tarse (8), représentés par 3 fines bandelettes qui vont de la face dorsale de l'os naviculaire à chaque os cunéiforme;
  — les ligaments plantaires (9), qui s'étendent du tubercule de l'os naviculaire à la face plantaire des os cunéiformes.

3. MOYENS DE GLISSEMENT.

- la synoviale est commune aux 3 articulations et envoie des replis qui constituent la synoviale des articulations intercunéennes, cunéo-cuboïdienne et naviculo-cuboïdienne.

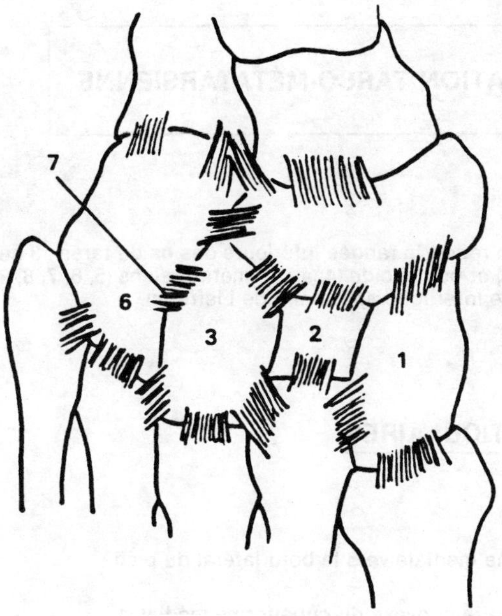

Fig. 74. — **Vue dorsale.**

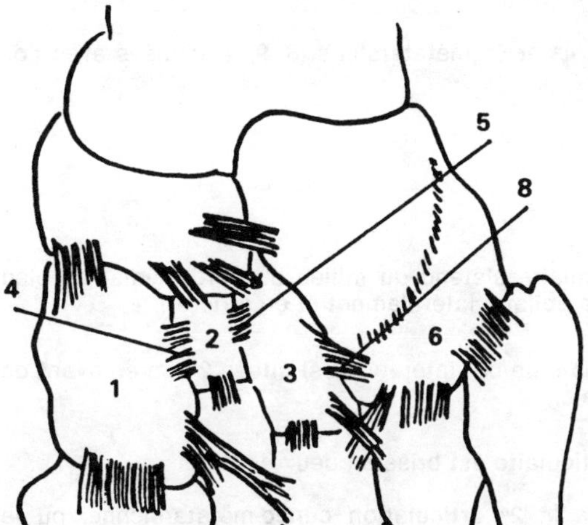

Fig. 75. — **Vue plantaire.**

III. LES ARTICULATIONS INTERCUNÉENNES

1. SURFACES ARTICULAIRES.

• Encroûtées de cartilage, elles correspondent :

— aux os cunéiformes, médial (1) et intermédiaire (2), articulaires par 2 facettes en forme d'équerre situées en bordure des faces postérieure et supérieure de l'os;

— aux os cunéiformes intermédiaire (2) et latéral (3), articulaires suivant des facettes verticales occupant la partie postérieure des os.

2. MOYENS D'UNION.

• La capsule est renforcée par :

— 2 ligaments dorsaux, s'étendant sur les os cunéiformes voisins;

— 2 ligaments plantaires (4 et 5) unissant les os cunéiformes contigus;

— les 2 ligaments interosseux, résistants, unissant les parties non articulaires des faces contiguës.

3. MOYENS DE GLISSEMENT.

• La synoviale est un prolongement antérieur de la synoviale des articulations cunéo-naviculaires.

IV. L'ARTICULATION CUNÉO-CUBOÏDIENNE

1. SURFACES ARTICULAIRES.

• Encroûtées de cartilage, elles concernent l'os cunéiforme latéral (3) et l'os cuboïde (6), qui s'articulent par 2 facettes :

— l'une sur la partie postérieure de la face latérale du cunéiforme latéral;

— l'autre sur la partie correspondante de la face médiale du cuboïde.

2. MOYENS D'UNION.

• Trois ligaments renforcent la capsule :

— un ligament dorsal (7);

— un ligament plantaire (8);

— un ligament interosseux.

3. MOYENS DE GLISSEMENT.

• La synoviale et un prolongement antérieur de celle des articulations cunéo-naviculaires.

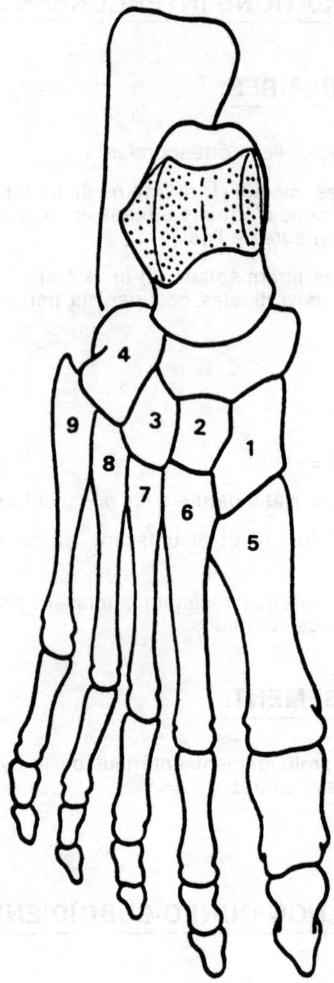

Fig. 76. — **Vue dorsale du pied.**

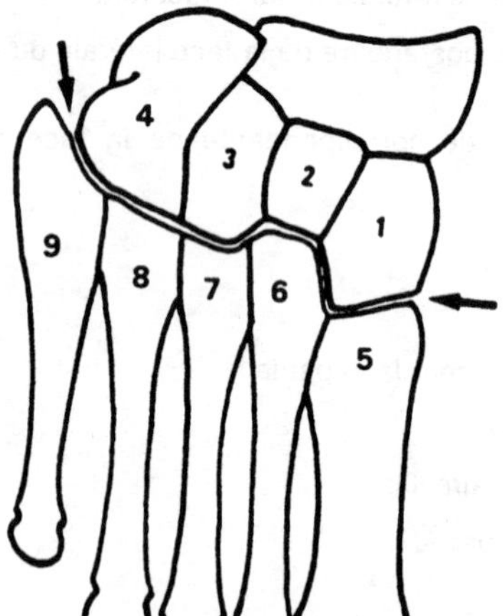

Fig. 77. — **Vue dorsale de l'articulation tarso-métatarsienne.**

9. ARTICULATION TARSO-MÉTATARSIENNE

- Cette articulation réunit la rangée inférieure des os du tarse : 3 cunéiformes (1, 2, 3) et os cuboïde (4) aux 5 métatarsiens (5, 6, 7, 8, 9) (c'est le classique interligne articulaire de Lisfranc).

1. SURFACES ARTICULAIRES.

1. **En arrière** de la ligne médiale vers le bord latéral du pied :

   - la surface articulaire convexe du cunéiforme médial (1);
   - les surfaces articulaires planes des cunéiformes intermédiaire (2) et latéral (3);
   - la surface articulaire de l'os cuboïde (4) divisée par une crête mousse verticale en 2 facettes.

2. **En avant,** la base des métatarsiens avec, de la partie médiale vers la partie latérale du pied :

   - la facette concave du 1er métatarsien (5);
   - les 3 facettes du 2e métatarsien (6) encastrés entre les cunéiformes médial (1) et latéral (3);
   - la facette plane du 3e métatarsien (7), articulée avec le cunéiforme latéral (3);
   - les facettes des 4e et 5e métatarsiens (8, 9), articulées avec l'os cuboïde (4).

3. **Au total :**

   - L'interligne articulaire s'étend du milieu du bord médial du pied suivant une ligne oblique latéralement et en arrière.
   - L'extrémité médiale de cet interligne est située 2 mm en avant de l'extrémité latérale.
   - Cet interligne articulaire est brisé en deux endroits :

     — au niveau de la 2e articulation cunéo-métatarsienne, où le 2e métatarsien (6) pénètre, de 8 mm en arrière, la face antérieure du 1er cunéiforme (1);

     — au niveau de la 3e articulation cunéo-métatarsienne, où le cunéiforme latéral (3) dépasse de 4 mm le cunéiforme intermédiaire (2).

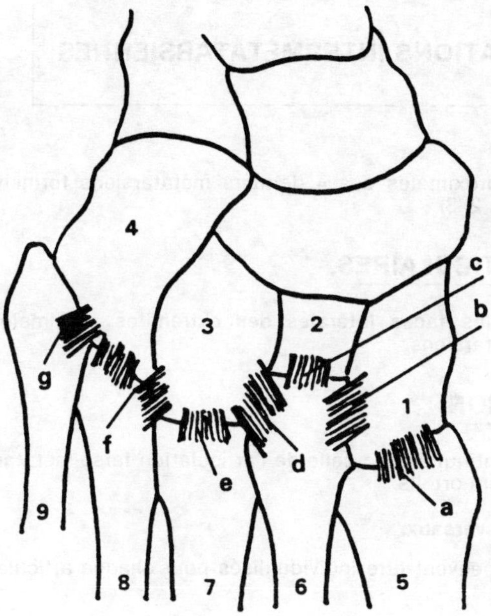

Fig. 78. — **Vue dorsale.**

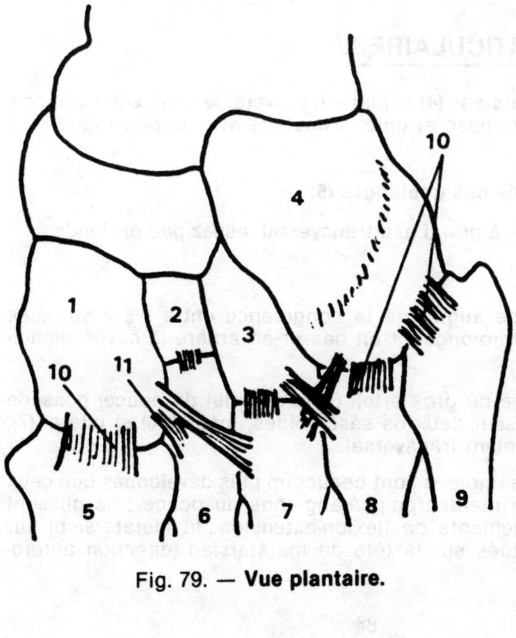

Fig. 79. — **Vue plantaire.**

2. MOYENS D'UNION.

- La capsule est renforcée par de nombreux ligaments :

1. **Les ligaments dorsaux,** au nombre de 7 :

- le premier (a) unit le cunéiforme médial (1) au premier métatarsien (5);
- les trois suivants (b, c, d) unissent le 2ᵉ métatarsien (6) aux 3 cunéiformes (1, 2, 3) suivant une disposition en éventail;
- les trois derniers (e, f, g) vont du cunéiforme latéral (3) et de l'os cuboïde (4) aux trois derniers métatarsiens (7, 8, 9).

2. **Les ligaments plantaires** (10), au nombre de 9, moins épais, présentent la même disposition.

3. **Les ligaments tarso-métatarsiens interosseux,** au nombre de 3 :

- ligament médial (11), faisceau fibreux court, tendu de la face latérale du cunéiforme médial (1) au 2ᵉ métatarsien (face médiale de la base);
- ligament moyen, avec 2 faisceaux antéro-postérieur et oblique;
- ligament latéral, unissant le cunéiforme latéral au 3ᵉ métatarsien.

3. MOYENS DE GLISSEMENT.

- Chacune des 3 formations articulaires possède une synoviale propre qui revêt la face profonde de la capsule articulaire correspondante :

— entre le cunéiforme médial et le 1ᵉʳ métatarsien;

— entre les cunéiformes intermédiaire et latéral et les 2ᵉ et 3ᵉ métatarsiens;

— entre l'os cuboïde et les 4ᵉ et 5ᵉ métatarsiens.

4. PHYSIOLOGIE ARTICULAIRE.

- ***Seuls des mouvements limités de flexion-extension et des mouvements passifs de latéralité sont possibles.***

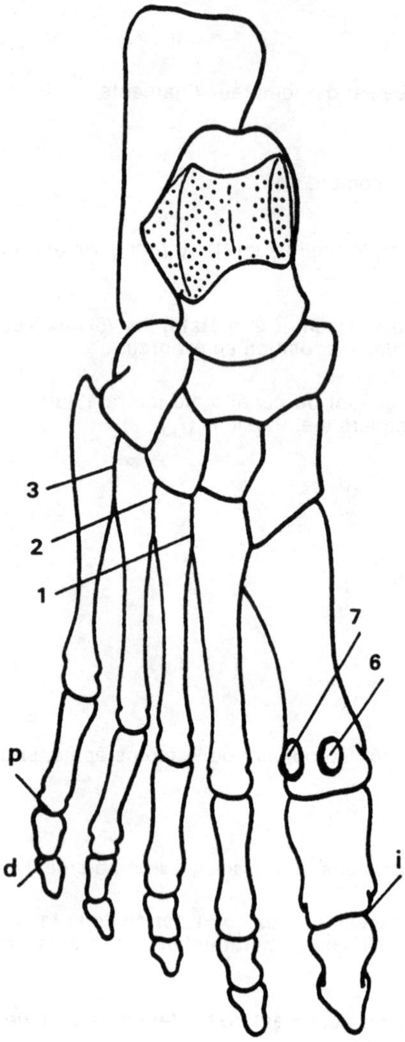

Fig. 80. — **Vue dorsale du pied.**

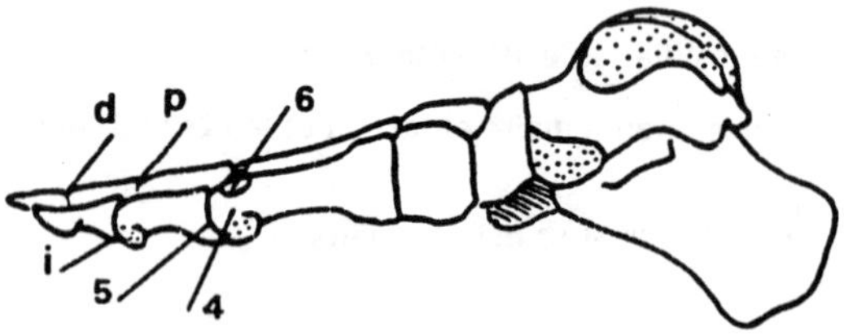

Fig. 81. — **Vue médiale du pied.**
d : articulation interphalangienne distale.
p : articulation interphalangienne proximale.
i : articulation interphalangienne du gros orteil.

10. ARTICULATIONS INTERMÉTATARSIENNES

- Les extrémités proximales des 4 derniers métatarsiens forment 3 articulations (1, 2, 3).

1. SURFACES ARTICULAIRES.

- Elles occupent les faces latérales des extrémités proximales (bases) des métatarsiens.

2. MOYENS D'UNION.

1. **La capsule :** en continuité avec celle de l'articulation tarso-métatarsienne des 4 derniers orteils.
2. **Les ligaments transversaux.**
   - Trois ligaments peuvent être individualisés pour chaque articulation :
     — dorsal;
     — plantaire;
     — interosseux.

3. MOYENS DE GLISSEMENT.

- Chaque articulation possède une synoviale.

11. ARTICULATIONS MÉTATARSO-PHALANGIENNES

- Analogues à celles des doigts, ce sont les articulations condyliennes.

1. SURFACES ARTICULAIRES.

1. **La tête des métatarsiens (4) :** aplatie transversalement, elle comporte une face articulaire lisse et unie, articulaire avec la phalange proximale.
2. **La cavité glénoïdale des phalanges (5).**
   - Elle est ovalaire, à grand axe transversal, assez peu profonde.
3. **Le fibro-cartilage.**
   - Un fibro-cartilage augmente la congruence entre les 2 surfaces articulaires, en prolongeant en bas et en arrière la cavité glénoïdale.
   - Le fibro-cartilage du gros orteil (comme celui du pouce) possède dans son épaisseur deux os sésamoïdes, médial (6) et latéral (7), unis par un ligament transversal.
   - Ces deux os sésamoïdes sont beaucoup plus développés que ceux de l'articulation métacarpo-phalangienne du pouce : ils glissent (dans les mouvements de flexion-extension du métatarsien) sur deux sillons situés sur la tête du métatarsien (direction antéro-postérieure).

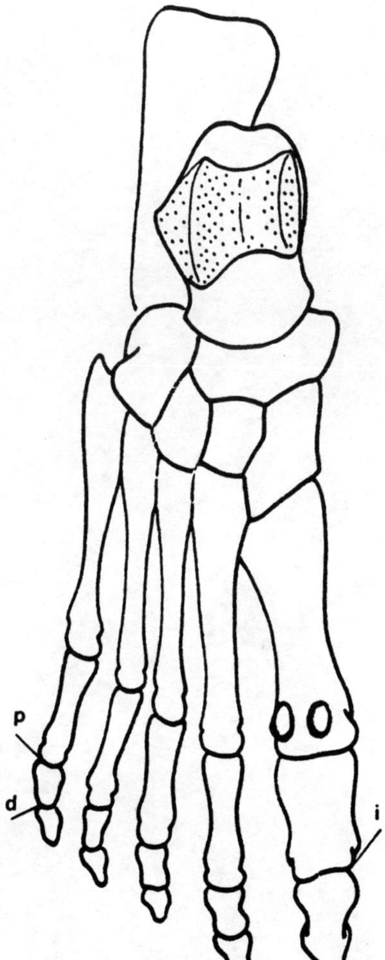

Fig. 82. — **Vue dorsale du pied.**

2. MOYENS D'UNION.

1. **La capsule :** elle est lâche.

2. **Les ligaments.**

- **Ligaments collatéraux :** en position médiale et latérale, ils sont tendus entre les tubercules des métatarsiens et les tubercules des phalanges (et les bords du fibro-cartilage).

- **Ligament métatarsien transverse profond.**

  — C'est une bande fibreuse tendue transversalement du 1er au 5e métatarsien, en passant au-dessus des articulations métatarso-phalangiennes.

  — Il se fusionne avec le bord postérieur du cartilage glénoïdal de chaque articulation et les deux ligaments latéraux correspondants.

12. ARTICULATIONS INTERPHALANGIENNES

- Chaque orteil (du 2e au 5e) possède 3 phalanges, donc 2 articulations interphalangiennes, proximale (p) et distale (d).

- Le gros orteil ne présente qu'une articulation interphalangienne (i).

1. SURFACES ARTICULAIRES.

1. **L'extrémité distale de la phalange** en forme de poulie (avec 2 joues).

2. **L'extrémité proximale de la phalange :** faite de 2 cavités glénoïdales séparées par une crête mousse antéro-postérieure (elles correspondent aux 2 joues de la poulie correspondante).

3. **Le fibro-cartilage glénoïdal :** il augmente la congruence entre les 2 surfaces articulaires (en agrandissant la cavité glénoïdale).

2. MOYENS D'UNION.

1. **La capsule :** lâche, elle adhère au fibro-cartilage.

2. **Les ligaments collatéraux :** ils stabilisent l'articulation de part et d'autre des surfaces articulaires.

4
MYOLOGIE

1. **Muscle ilio-psoas * (1).**
2. **Muscles de la région glutéale * (2) (région fessière) :**
   - **— muscles fessiers;**
   - **— muscles pelvi-trochantériens.**
3. **Muscles de la cuisse.**
4. **Muscles de la jambe.**
5. **Muscles du pied.**
6. **Gaines des tendons des muscles de la jambe et du pied.**

(1) Voir aussi dossier «Abdomen» pages 40-44.
(2) Voir aussi dossier «Petit bassin» pages 23-24.

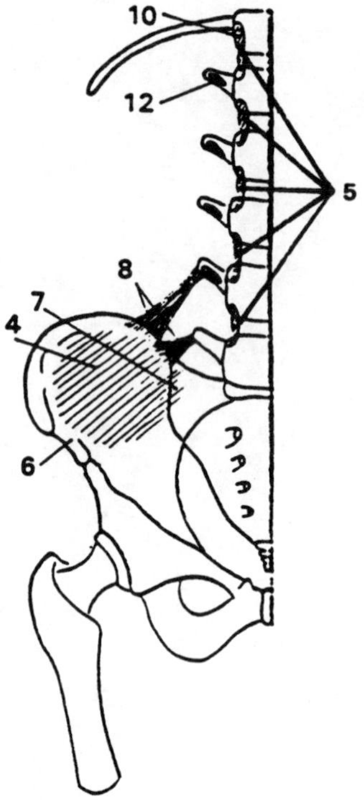

Fig. 1. — **Muscle ilio-psoas * : insertions.**

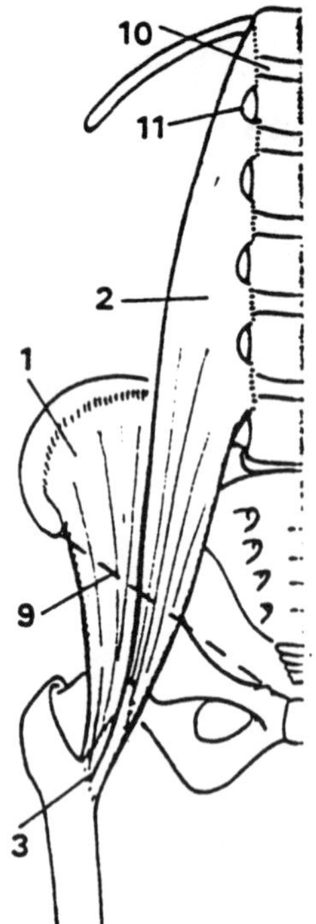

Fig. 2. — **Muscle ilio-psoas * : constitution.**

1. MUSCLE ILIO-PSOAS * (MUSCLE PSOAS-ILIAQUE)

1. CONSTITUTION.

- Il est constitué par 2 chefs principaux : iliaque (1) et grand psoas * (2), se terminant par un tendon commun sur le petit trochanter (3).

A. Le muscle iliaque (1).

- C'est un muscle large, en forme d'éventail, à base iliaque.

1. **Insertions :** par des fibres charnues :
   - sur la quasi-totalité de la fosse iliaque (excepté sa partie antéro-inférieure) et sur son pourtour :
     — lèvre médiale de la crête iliaque, en haut,
     — 1/3 postérieur de la ligne arquée *, en bas et en arrière,
     — épines iliaques antérieures et échancrure les séparant;
   - sur la moitié supérieure de l'articulation sacro-iliaque, sur la face supérieure de l'aile du sacrum * (7) et sur le ligament ilio-lombaire (8).

2. **Corps musculaire :** globalement oblique en bas, en avant et vers la ligne médiane, a la forme d'un éventail se rétrécissant progressivement, devenant épais et arrondi (en bas); passe en arrière de l'arcade inguinale * (9) et se termine par un tendon commun (3) avec le muscle grand psoas * (2).

B. Le muscle grand psoas * (2).

- C'est un muscle long et fusiforme, étendu de la colonne lombaire au grand trochanter.

1. **Insertions :** en haut, sur la portion latérale de la colonne vertébrale.
   - **Insertions antérieures (principales)** par :
     — 5 languettes tendineuses (5) sur les bords, supérieur et inférieur, des corps vertébraux (depuis le bord inférieur de D12 jusqu'au bord inférieur de L5) et sur les disques intervertébraux correspondants (10);
     — réunies par des arcades tendineuses (11), tendues du bord supérieur au bord inférieur de chaque corps vertébral, ménageant avec lui un interstice (par où s'engagent les vaisseaux lombaires et le rameau communiquant du sympathique).
   - **Insertions postérieures (accessoires)** par 5 faisceaux charnus sur les processus transverses lombaires (face antérieure et bord inférieur, près de leur base) (12).

2. **Corps musculaire.**
   - Allongé et fusiforme, il descend presque verticalement, parallèlement à la colonne lombaire.
   - Les fibres postérieures (2), nées des processus transverses, se terminent dans le plan antérieur, constituant avec lui des gouttières ouvertes en haut (où cheminent les branches du plexus lombaire) (PL) (voir fig. 3).
   - Le muscle se porte ensuite en bas et latéralement, passe en arrière de l'arcade inguinale * (9) et se termine par un tendon commun (3) avec le muscle iliaque (1).

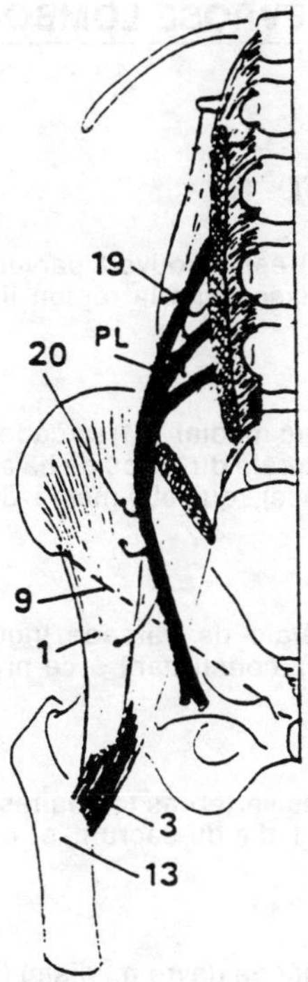

Fig. 3. — **Fibres antérieures du muscle grand psoas sectionnées** (pour visualiser les branches du plexus lombaire).

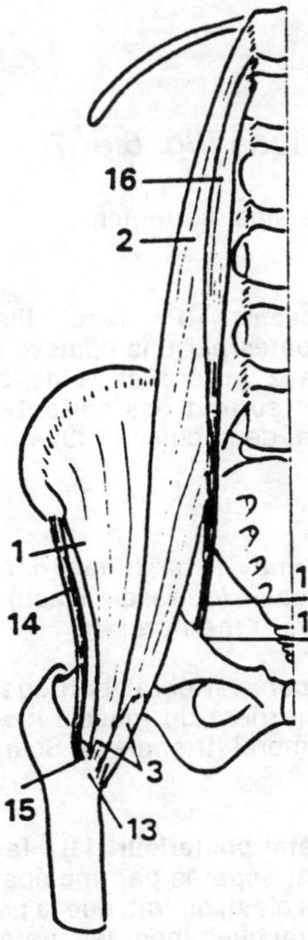

Fig. 4. — **Muscles accessoires.**

C. Le tendon commun de terminaison.

1. **Il est constitué** par les fibres tendineuses nées assez haut de la partie antéro-latérale du grand psoas * (2) : il reçoit les fibres tendineuses nées de l'iliaque (1).

2. **La portion inférieure du muscle** s'engage entre arcade inguinale * (9) (en avant), et bord antérieur de l'os coxal * (en arrière) dans la partie latérale de l'anneau fémoral *.

3. **Le tendon de terminaison** passe juste en avant de l'articulation coxo-fémorale (dont il est séparé par une bourse séreuse) et se termine sur la face médiale du petit trochanter (13) dont il est également séparé par une bourse séreuse.

4. Parfois, **les 2 tendons de terminaison** des 2 muscles sont simplement juxtaposés.

D. Deux muscles accessoires peuvent y être rattachés.

1. **Le muscle petit iliaque** (14) (latéral) :
   - né du bord antérieur de l'os coxal * (des 2 épines antérieures et de l'échancrure qui les sépare);
   - il descend parallèlement au bord latéral de l'iliaque (1);
   - et se termine dans une fossette (15) située au dessous et en avant du petit trochanter (3).

2. **Le muscle petit psoas** (16) (médial) :
   - né de la partie latérale du disque D12-L1, et de la partie attenante des corps vertébraux (sus et sous-jacents);
   - il descend sur la face antérieure du grand psoas * (2) quasiment vertical;
   - et se termine par un tendon long et grêle (17) sur la ligne arquée * de l'os coxal * (18), en arrière de l'éminence ilio-pubienne *.

2. INNERVATION, PHYSIOLOGIE.

1. **L'innervation** *(fig. 3)* est assurée par des branches du plexus lombaire (PL).
   - 3 à 4 filets (19) issus des racines supérieures du nerf fémoral * (ou du nerf fémoral * lui-même) pour le grand psoas *.
   - 3 à 4 filets (20) issus du nerf fémoral * pour l'iliaque.

2. **Physiologie.**
   - Si le point fixe est le bassin (et la colonne lombaire), le muscle psoas iliaque fléchit la cuisse sur le bassin, et lui imprime une rotation externe.
   - Si le point fixe est le fémur, il fléchit le tronc en avant, et imprime un mouvement de rotation du bassin du côté opposé.

■ En clinique, la mise en tension du grand psoas * exacerbe parfois des douleurs de la fosse iliaque (douleurs appendiculaires); le psoïtis est une attitude en flexion liée à sa contraction involontaire.

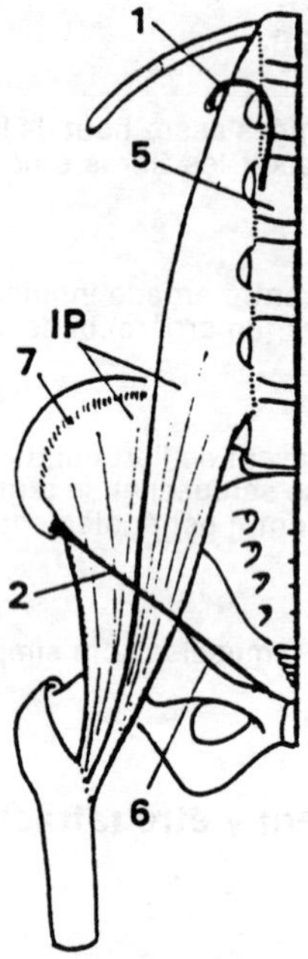

Fig. 5. — **Vue antérieure.**

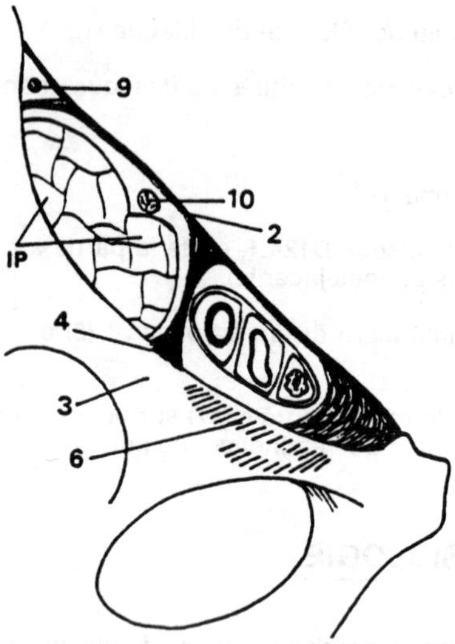

Fig. 6. — **Coupe du canal fémoral** * (schématique).

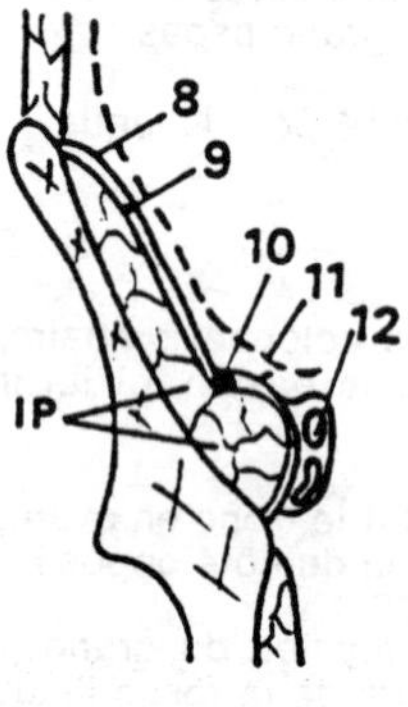

Fig. 7. — **Coupe frontale.**

3. FASCIA ILIACA (APONÉVROSE LOMBO-ILIAQUE).

A. Constitution *(fig. 5 et 6).*

- Le muscle ilio-psoas * (IP) est recouvert par une lame aponévrotique résistante (plus épaisse dans la région iliaque que dans la région lombaire) insérée :

1. **En haut :** sur le ligament arqué médial * (1) (arcade du psoas), arcade fibreuse tendue de la face latérale du corps de L2 au processus transverse de L1 (près de sa base), qui elle-même donne insertion au diaphragme.

2. **En bas :** sur la moitié latérale de l'arcade inguinale * (2) et sur l'éminence ilio-pubienne * (3), constituant à ce niveau la **bandelette ilio-pubienne * (4)** *(fig. 6).*

3. **Vers la ligne médiane :** sur les vertèbres lombaires (5) (et les arcades fibreuses du grand psoas *), l'aile du sacrum, et la ligne arquée * de l'os coxal * (6).

4. **Latéralement :** sur la crête iliaque (lèvre médiale) (7).

B. Importance topographique *(fig. 6 et 7).*

- La fascia iliaca (8) sépare ainsi nettement :

1. **En arrière : le muscle ilio-psoas *** (IP) : fascia iliaca et muscle ilio-psoas * sont cependant séparés par une épaisse couche celluleuse, où cheminent des vaisseaux (artère et veine circonflexe iliaque profonde et ilio-lombaire) et surtout des nerfs, branches du plexus lombaire : nerf cutané latéral de la cuisse * (9) et nerf fémoral * (10).

   ■ Ainsi :

   — un hématome se constituant dans la gaine du muscle ilio-psoas * (ou fascia iliaca) peut comprimer le nerf fémoral * (nerf crural);

   — un abcès para-vertébral (pottique par exemple) peut migrer en arrière du muscle ilio-psoas *, jusqu'au trigone fémoral (triangle de Scarpa).

2. **En avant : le péritoine pariétal postérieur** (11) : fascia iliaca et péritoine pariétal postérieur sont séparés par une épaisse couche celluleuse «sous-péritonéale» (qui n'est, en fait, que la portion inférieure de la région rétro-péritonéale), où cheminent les uretères, les vaisseaux iliaques (12) et les vaisseaux génitaux (testiculaires * ou ovariques *).

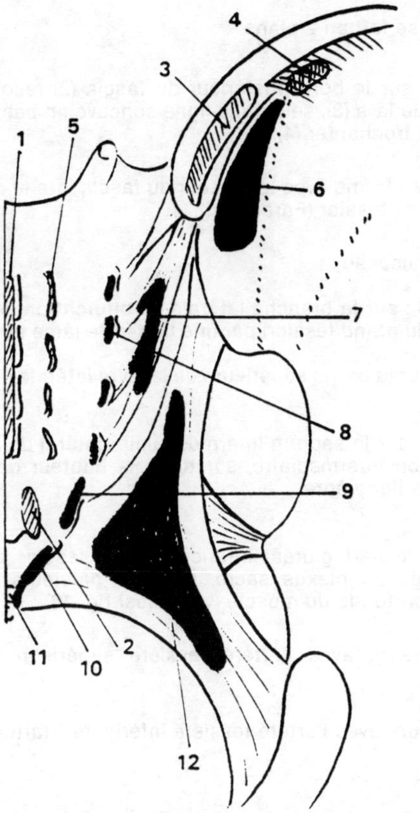

Fig. 8. — **Insertions du muscle grand fessier** (vue postérieure).

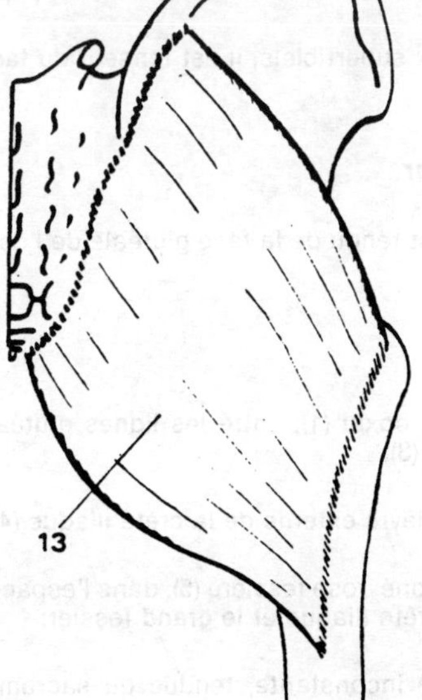

Fig. 9. — **Muscle grand fessier** (couche profonde), vue postérieure.

2. MUSCLES DE LA RÉGION GLUTÉALE *

- Ce sont des muscles extenseurs de la cuisse (fessiers) et/ou rotateurs externes de la cuisse.
- Tous (sauf le muscle obturateur externe) sont innervés par des collatérales du plexus sacré.
- Ces muscles se répartissent en 2 plans :
  — plan superficiel : **muscles fessiers** et **tenseur du fascia lata;**
  — plan profond : **muscles pelvi-trochantériens.**

1. MUSCLES FESSIERS.

- Il existe 3 muscles principaux. De la superficie à la profondeur : le grand fessier, le moyen fessier et le petit fessier.
- On y rattache le **muscle tenseur du fascia lata.**

A. Muscle grand fessier.

- Large, épais, quadrilatère, c'est le muscle le plus volumineux et le plus puissant des muscles de l'organisme.
- Constitué de gros vaisseaux juxtaposés et parallèles, il recouvre les autres muscles de la fesse.

1. Origines : en 2 couches (par des fibres charnues ou aponévrotiques) :

- **Couche superficielle** prenant naissance sur :
  — la crête sacrée (1) et les cornes du sacrum (2) (par le fascia lombo-sacré);
  — le 1/4 postérieur de la lèvre externe de la crête iliaque (3);
  — le fascia recouvrant le muscle moyen fessier (4);
  — la crête sacrale intermédiaire * (5) (tubercules sacrés postéro-internes).
- **Couche profonde** prenant naissance sur :
  — la face glutéale * de l'os coxal, en arrière de la ligne glutéale postérieure (6);
  — la face postérieure des 2e, 3e, 4e ligaments sacro-iliaques dorsaux * (ilio-sacrés postérieurs) (7);
  — la crête sacrale latérale * (tubercules sacrés postéro-externes) (8);
  — la partie inférieure du bord latéral du sacrum (9);
  — la partie postérieure des ligaments sacro-coccygiens latéraux (10);
  — la face postérieure du coccyx (11);
  — la face postérieure du ligament sacro-tubéral * (grand ligament sacro-sciatique) (12).

2. Trajet.

- La convergence des 2 faisceaux constitue un quadrilatère très épais, se portant en bas et latéralement (13).
- **Les fibres se regroupent en petits faisceaux, décrivant un mouvement de torsion sur elles-mêmes (les fibres inférieures sont plus obliques vers le haut).**

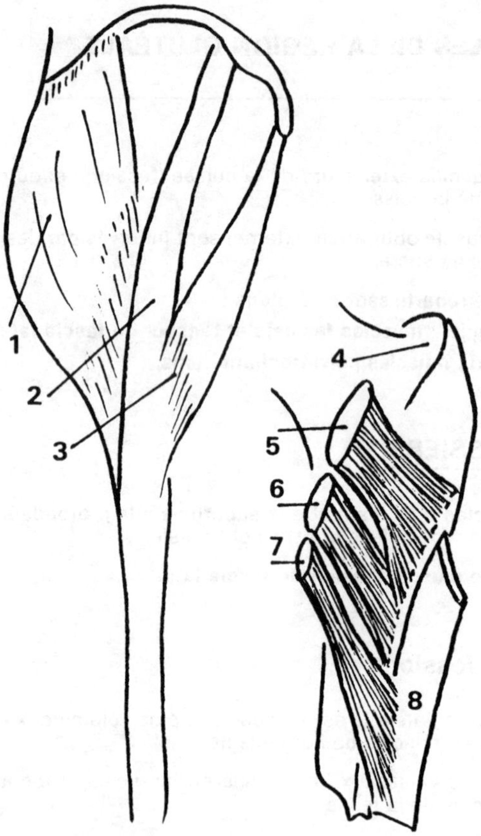

Fig. 10. — **Muscle grand fessier.**
A gauche : couche superficielle (vue latérale). A droite : couche profonde.

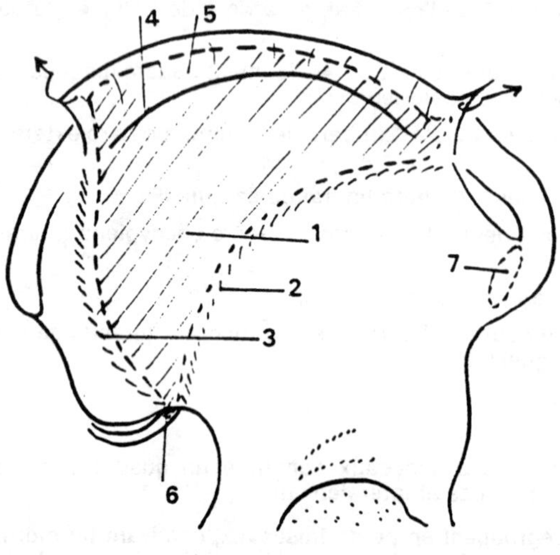

Fig. 11. — **Vue latérale de l'os coxal** (moitié supérieure).

3. **Terminaison.** Elle se fait en 2 plans.

- Superficiel (1) : sur le bord postérieur du fascia (2) recouvrant le tenseur du fascia lata (3), selon une ligne concave en bas, circonscrivant le grand trochanter (4).

  ■ Ce plan forme avec le tenseur du fascia lata le classique deltoïde fessier (Faraboeuf).

- Profond : en 3 faisceaux :

  — supérieur (5) : sur la branche latérale de bifurcation de la ligne âpre (crête du grand fessier) par une très forte lame tendineuse;

  — moyen (6) : sur la partie supérieure de la lèvre latérale de la ligne âpre;

  — inférieur (7) : sur le septum intermusculaire latéral de la cuisse (8) et, par son intermédiaire, sur toute la hauteur de la lèvre latérale de la ligne âpre.

4. **Innervation :** par le nerf glutéal inférieur * (nerf fessier inférieur), branche collatérale du plexus sacré, donnant plusieurs rameaux abordant la face profonde du muscle (voir aussi fig. 16) :

- rameaux supérieurs avec l'artère fessière supérieure * (artère fessière);

- rameaux inférieurs avec l'artère fessière inférieure * (artère ischiatique).

5. **Action.**

- Le point fixe étant le bassin. Il est extenseur et rotateur externe de la cuisse (de plus, ses faisceaux supérieurs sont abducteurs de la cuisse, ses faisceaux inférieurs sont adducteurs).

- Le point fixe étant le fémur, il redresse le bassin, et l'incline de son côté; il a un rôle fondamental dans la station debout (bipède).

- Enfin, par ses faisceaux superficiels, il est tenseur du fascia lata.

B. Muscle moyen fessier.

- Aplati, triangulaire, il est tendu de la face glutéale de l'os coxal au grand trochanter.

1. **Origine.** Il s'insère sur :

- la face glutéale de l'os coxal (1), entre les lignes glutéales antérieure (2) et postérieure (3);

- les 3/4 antérieurs de la lèvre externe de la crête iliaque (4);

- la face profonde de l'aponévrose fessière (5), dans l'espace triangulaire compris entre la crête iliaque et le grand fessier;

- une arcade fibreuse (6) inconstante, tendue du sacrum au bord supérieur de la grande ouverture ischiatique * (grande échancrure sciatique);

- un feuillet aponévrotique commun au tenseur du fascia lata et au muscle petit fessier (7) (faisceau détaché de l'épine iliaque antéro-supérieure).

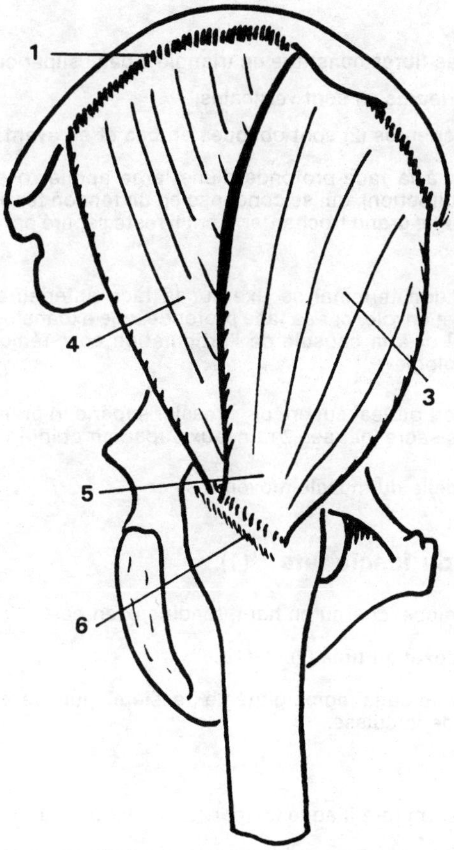

Fig. 12. — **Vue latérale du moyen fessier.**

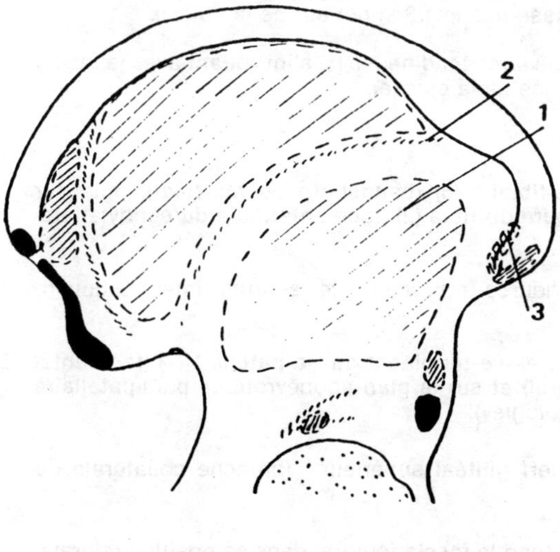

Fig. 13. — **Vue latérale de l'os coxal** (moitié supérieure).

2. Trajet.

- Il est triangulaire à base supérieure (1).
- Les fibres convergent vers le grand trochanter :
  - — les faisceaux antérieurs (3) suivent un trajet oblique en bas et en arrière;
  - — les faisceaux moyens restent verticaux;
  - — les faisceaux postérieurs (4) sont obliques en bas et en avant.
- Ces fibres se terminent en un court et fort tendon (5), large et aplati, qui se réfléchit sur le bord supérieur du grand trochanter (6) dont il reste séparé par une bourse séreuse.

3. Terminaison. Ce tendon (5) se termine sur la face latérale du grand trochanter, sur une large surface (voir chapitre «Ostéologie»).

4. Innervation. Par le nerf glutéal supérieur * (fessier supérieur) branche collatérale du plexus sacré, donnant 2 rameaux (supérieur et inférieur).

5. Action.

- Le point fixe étant le bassin, il est abducteur de la cuisse.
- Il est, de plus, rotateur (interne par ses faisceaux antérieurs, externe par ses faisceaux postérieurs).
- Le point fixe étant le fémur, il redresse le bassin (comme le grand fessier); s'il se contracte d'un côté seulement, il lui imprime en plus un mouvement de latéralité.
- Il a un rôle fondamental dans la station monopodale.

C. Muscle petit fessier.

- Le plus profond et le plus antérieur des muscles fessiers.
- Triangulaire et aplati, il est étendu de la face glutéale de l'os coxal au grand trochanter.

1. Origine.

- Par des fibres charnues sur la face glutéale * de l'os coxal (1), en avant de la ligne glutéale antérieure (2), débordant sur la partie antérieure de la crête de l'ilium *.
- Par un feuillet aponévrotique (3) (commun avec les muscles moyen fessier et tenseur du fascia lata), né de l'épine iliaque antéro-supérieure.

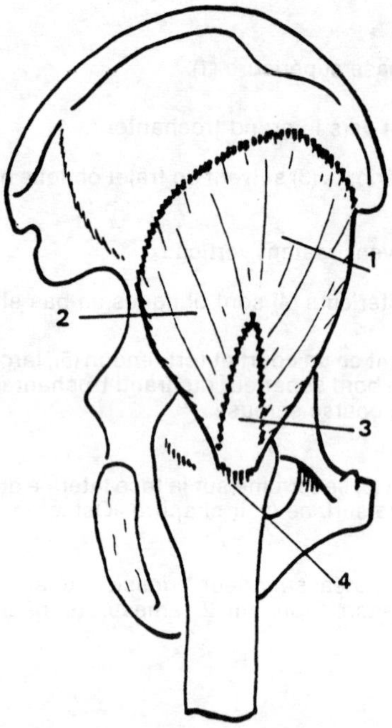

Fig. 14. — **Vue latérale du petit fessier.**

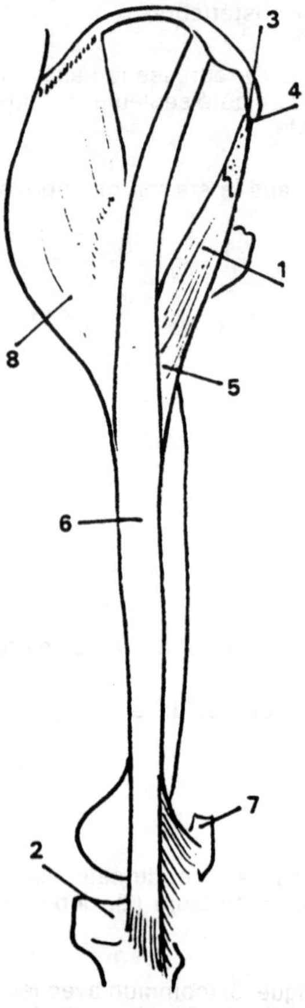

Fig. 15. — **Vue latérale.** 8 : muscle grand fessier (couche superficielle).

2. **Trajet.**

- La convergence des fibres constitue un triangle à base supérieure :
  — les fibres antérieures (1) sont verticales;
  — les fibres postérieures (2) sont obliques en bas et en avant.
- Elles se terminent à la face profonde d'une large aponévrose (3) (prolongeant leur direction), qui se condense en un tendon terminal se réfléchissant sur le grand trochanter, dont il reste séparé par une bourse séreuse.

3. **Terminaison.** Ce tendon terminal se fixe sur la face antérieure du grand trochanter (4) et envoie, par sa face profonde, une expansion au ligament ilio-fémoral et à la capsule de l'articulation coxo-fémorale (voir chapitre «Arthrologie»).

4. **Innervation.** Par le nerf glutéal supérieur * (fessier supérieur) branche collatérale du plexus sacré (par ses 2 rameaux supérieur et inférieur).

5. **Action.** Identique à celle du muscle moyen fessier.

D. Muscle tenseur du fascia lata * (1).

- Muscle aplati et mince, charnu en haut, tendineux en bas.
- Il s'étend de l'os coxal au tibia (2).
- Il est situé à la limite de la région glutéale (fessière), puis descend à la face latérale de la cuisse.

1. **Origine.** Il s'insère sur :

- la lèvre externe de la crête iliaque (3) (partie toute antérieure);
- l'épine iliaque antéro-supérieure (4) (face latérale, juste en arrière du muscle Sartorius *);
- l'échancrure sous-jacente (interépineuse);
- la face glutéale de l'os coxal, entre muscles petit fessier et Sartorius * (couturier) (lame commune avec le fascia d'insertion des muscles moyen et petit fessier).

2. **Trajet.**

- Aplati, oblique en bas et en arrière, presque vertical, le corps du muscle (1) ne dépasse pas le 1/3 supérieur de la cuisse.
- Il se prolonge en une lame tendineuse (5) s'intriquant avec le fascia fémoral * (aponévrose de la cuisse).

3. **Terminaison.**

- Sur le tractus ilio-tibial * (6) (bandelette de Maissiat), puis sur l'extrémité supérieure du tibia (2) (face antérieure du condyle latéral).
- Des fibres postérieures renforcent le septum intermusculaire latéral.
- Des fibres antérieures se terminent sur la patella * (7) (face antérieure et bord latéral) et sur le plan aponévrotique para-patellaire médial (voir «Arthrologie»).

4. **Innervation.** Par le nerf glutéal supérieur * (branche collatérale du plexus sacré).

5. **Action.** Avant tout, il tend le fascia fémoral dans sa position latérale. Accessoirement, il est extenseur de la jambe, et discrètement abducteur et rotateur interne de la cuisse.

Fig. 16. — **Schéma récapitulatif des muscles fessiers,** vue postérieure.

1. Muscle grand fessier (sectionné).
2. Muscle moyen fessier (partiellement sectionné).
3. Muscle petit fessier.
4. Artère glutéale supérieure * (artère fessière).
5. Nerf glutéal supérieur *.
6. Artère glutéale inférieure * (artère ischiatique).
7. Nerf glutéal inférieur *.
8. Nerf sciatique.

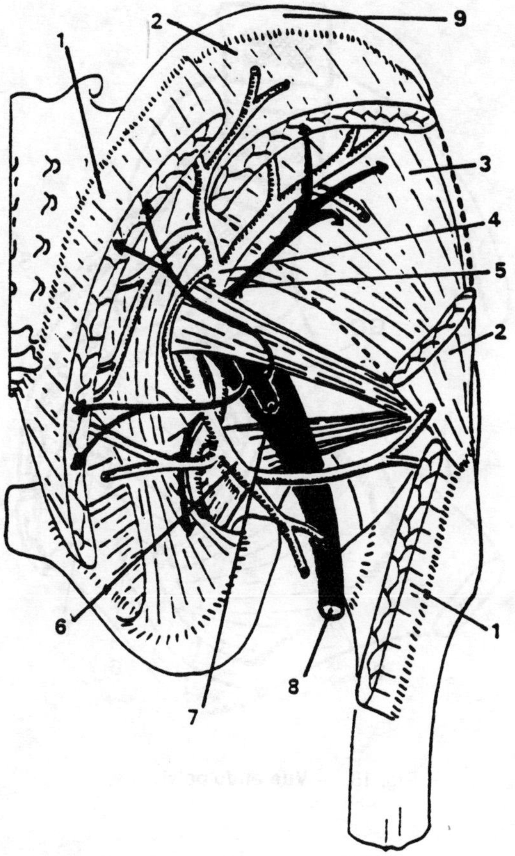

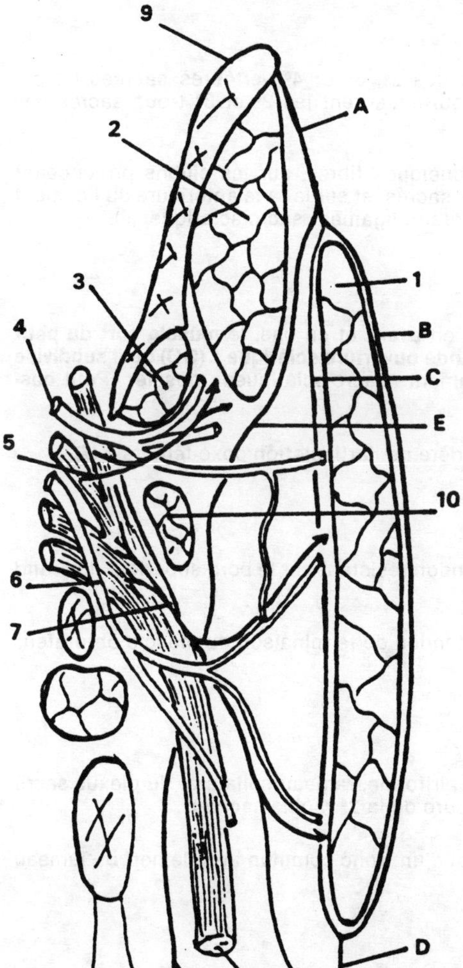

Fig. 17. — **Coupe verticale par les ouvertures sciatiques.**

E. Fascia fessier (aponévrose fessière).

- Ces masses musculaires sont recouvertes par le fascia fessier (A) (aponévrose fessière) qui s'insère :
  - — en haut, sur la crête iliaque (9);
  - — vers la ligne médiane, sur sacrum et coccyx.
- Ce fascia recouvre directement le muscle moyen fessier (2) et se divise, au niveau du bord supérieur du muscle grand fessier (1), en 2 feuillets :
  - — les feuillets superficiel (B) et moyen (C) engainent le muscle grand fessier (1) et se réunissent à son bord inférieur pour se continuer par le fascia fémoral (D);
  - — le feuillet profond (E), mince, tapisse la partie postérieure du moyen fessier (2), puis les muscles pelvi-trochantériens (10) et se continue en bas avec le fascia (F) qui tapisse le muscle grand adducteur.

■ **Au total, les muscles fessiers :**

- ont un rôle fondamental dans le **maintien de la station érigée;**
- sont tous innervés par des branches collatérales du **plexus sacré.**

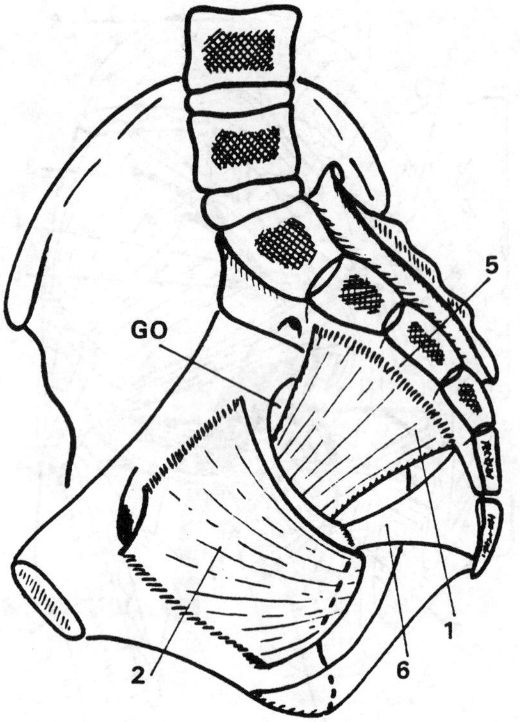

Fig. 18. — **Vue endo-pelvienne.**

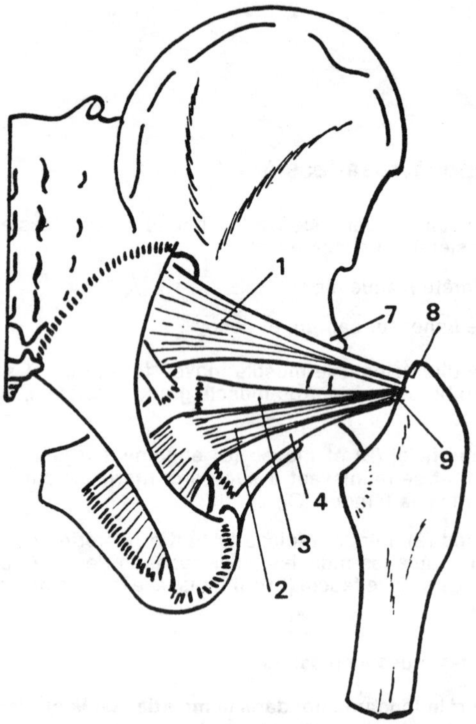

Fig. 19. — **Vue postérieure** (muscles fessiers non représentés).

2. MUSCLES PELVI-TROCHANTÉRIENS.

- Tendus de la ceinture pelvienne au grand trochanter, au nombre de 6, ce sont, de haut en bas, les muscles :
  - — **piriforme** * (pyramidal du bassin) (1);
  - — **obturateur interne** (2) et **jumeaux** (3, 4);
  - — **obturateur externe;**
  - — **carré fémoral** * (carré crural).
- Tous ces muscles sont rotateurs externes de la cuisse.

A. Muscle piriforme * (pyramidal du bassin) (1).

- C'est un muscle aplati, triangulaire à base médiale, tendu de la face pelvienne du sacrum au grand trochanter.
- Il passe au travers de la grande ouverture sciatique * qu'il subdivise (rôle topographique important).

1. Origine. Il s'insère :

- sur la face pelvienne des 2e, 3e et 4e vertèbres sacrées (5) par 3 faisceaux charnus qui encadrent les 2e et 3e trous sacrés pelviens;
- accessoirement, par quelques fibres, sur les sillons prolongeant latéralement ces trous sacrés, et sur la face antérieure du ligament sacro-tubérositaire * (grand ligament sacro-sciatique) (6).

2. Trajet.

- Oblique latéralement, en avant et en bas, **le muscle sort du petit bassin à travers la grande ouverture sciatique * (GO) qu'il subdivise en 2 régions** (voir ligaments sacro-sciatiques : dossier «Petit bassin», pages 19-20).
- Il passe ensuite en arrière de l'articulation coxo-fémorale (7).

3. Terminaison.

- Il se termine par un tendon résistant sur le bord supérieur du grand trochanter (8).
- Ce tendon adhère au tendon de terminaison du muscle obturateur interne (9).

4. Innervation.

- Par le nerf du muscle piriforme, rameau collatéral du plexus sacré (né de la face postérieure de la 2e racine sacrée).
- Ce nerf naît en général d'un tronc commun avec le nerf du jumeau supérieur.

5. Action.

- Prenant son point fixe sur le bassin, il est rotateur externe et abducteur de la cuisse.
- Quand le fémur est fléchi, il est abducteur du fémur.

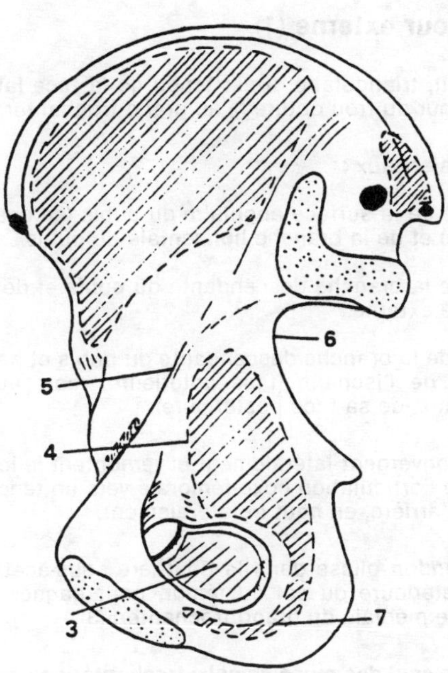

Fig. 20. — **Vue endo-pelvienne : insertions.**

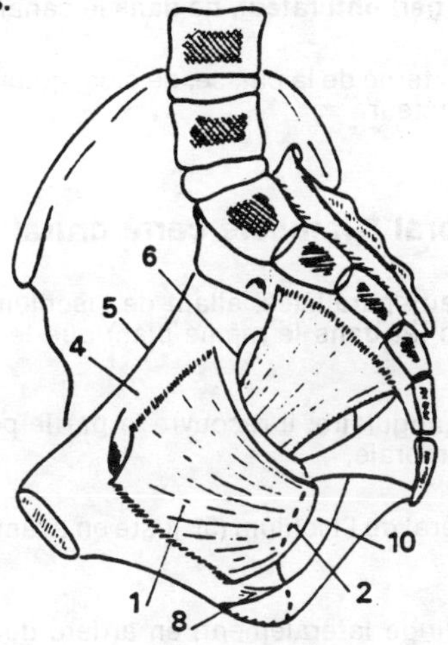

Fig. 21. — **Vue endo-pelvienne : muscles.**

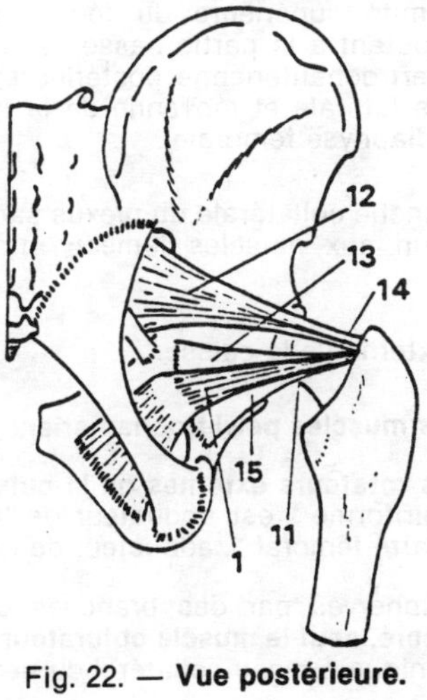

Fig. 22. — **Vue postérieure.**

B. Muscle obturateur interne (1).

- C'est un muscle aplati en éventail, particulier par sa réflexion autour du bord postérieur de l'os coxal * (2).

1. **Origine.** Il s'insère sur le bassin, sur une zone étendue : quasi totalité de la face médiale de la membrane obturatrice (3), les insertions débordant sur :
   - en haut : le corps du pubis * (4) jusqu'à la ligne arquée * (5) et la grande ouverture sciatique * (6);
   - en bas : la branche ischio-pubienne (7) et le processus falciforme du ligament sacro-tubérositaire * (8).

2. **Trajet.**
   - Dans leur trajet pelvien, les fibres convergent en éventail vers la petite ouverture sciatique * (10), selon une direction oblique en bas et en arrière.
   - En regard de la petite ouverture sciatique *, le muscle se réfléchit à angle droit; à ce niveau, la face profonde du muscle présente 4 à 5 languettes tendineuses qui sont séparées de l'os (lui-même tapissé par un tissu fibreux lisse) par une bourse séreuse...
   - Dans la région fessière, il se dirige ensuite latéralement (et un peu en haut), passant en arrière de l'articulation coxo-fémorale (11); il est séparé du muscle piriforme * (12) par le muscle jumeau supérieur (13).

3. **Terminaison.** Il se termine par un tendon résistant et arrondi à la face médiale du grand trochanter (14) (juste au-dessous du tendon de terminaison du muscle piriforme *, auquel il est étroitement uni).

4. **Innervation.** Par le nerf du muscle obturateur interne et du muscle jumeau supérieur, rameau collatéral du plexus sacré (né des troncs supérieurs : tronc lombo-sacré et S1).

5. **Action.** Il est rotateur externe de la cuisse.

C. Muscles jumeaux.

- Les 2 muscles jumeaux, supérieur (13) et inférieur (15), aplatis d'avant en arrière, sont situés aux bords supérieur et inférieur de la portion extra-pelvienne du muscle obturateur interne (1).
- Ils se portent transversalement du pourtour de la petite ouverture sciatique au grand trochanter (14).

1. **Origine** (voir aussi fig. 24) :
   - jumeau supérieur : sur la face latérale de l'épine sciatique;
   - jumeau inférieur : au-dessus de la tubérosité ischiatique et sur le bord inférieur de la petite ouverture sciatique.

2. **Trajet.** Ils se dirigent latéralement, longeant les deux bords, supérieur et inférieur, du muscle obturateur interne (1). Ils s'unissent souvent par leurs bords correspondants, formant une gouttière dans laquelle glisse le tendon du muscle obturateur interne.

3. **Terminaison.** Sur le tendon du muscle obturateur interne, gagnant avec lui la face médiale du grand trochanter (14).

4. **Innervation.** Ils sont innervés par des rameaux issus du plexus sacré : nerf de l'obturateur interne et du jumeau supérieur, nerf du jumeau inférieur et du carré fémoral *.

5. **Action.** Ils sont rotateurs externes de la cuisse (comme le muscle obturateur interne).

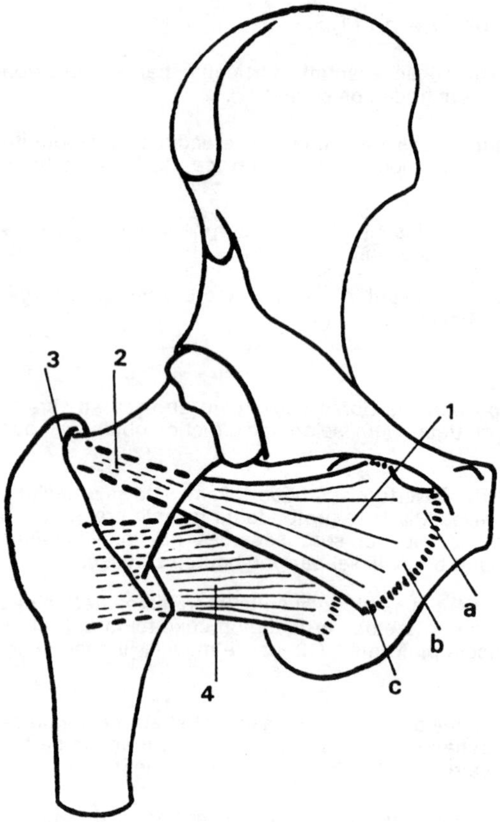

Fig. 23. — **Vue antérieure des muscles.**

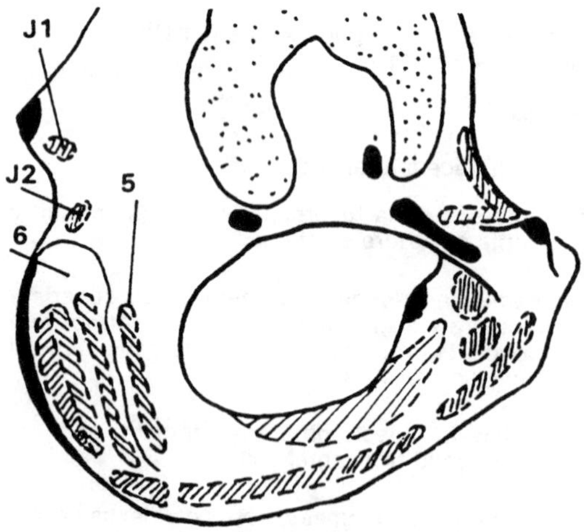

Fig. 24. — **Vue latérale de l'os coxal** (moitié inférieure). J1 : insertion du jumeau supérieur. J2 : insertion du jumeau inférieur.

D. Muscle obturateur externe (1).

- Exopelvien, aplati, triangulaire, il est tendu de la face latérale de l'os coxal (pourtour du trou obturé *) au grand trochanter.

1. **Origine.** Par trois faisceaux :

- Supérieur (a) : né de la surface angulaire du pubis (en dessous du tubercule pubien) et de la branche horizontale du pubis.
- Moyen (b) : né de la branche descendante du pubis et de la membrane obturatrice externe.
- Inférieur (c) : né de la branche descendante du pubis et de la branche ascendante de l'ischium (face antérieure, mais aussi, par quelques faisceaux, de sa face postérieure).

2. **Trajet.** Les fibres convergent latéralement et remontent le long de la face postérieure de l'articulation coxo-fémorale vers un tendon commun (2), oblique en arrière, en haut et latéralement.

3. **Terminaison.** Ce tendon glisse dans la gouttière sous-acétabulaire, puis à la face postérieure du col du fémur, pour gagner la fosse trochantérique (face médiale du grand trochanter) (3).

4. **Innervation.** C'est le **seul des muscles pelvi-trochantériens** qui ne soit pas innervé par une branche du plexus sacré, mais par la **seule branche collatérale du nerf obturateur,** né dans le canal sous-pubien.

5. **Action.** Il est rotateur externe de la cuisse; de plus, quand le fémur est fléchi, il a un rôle abducteur.

E. Muscle carré fémoral * (muscle carré crural) (4).

- Constitué de faisceaux parallèles, allant de l'ischium au fémur, il est situé au-dessous (et dans le même plan) que le muscle obturateur interne.
- Muscle aplati et rectangulaire, il recouvre la partie postérieure de l'articulation coxo-fémorale.

1. **Origine.** Sur le bord latéral de l'ischium (5), juste en avant de la tubérosité ischiatique (6).

2. **Trajet.** Le muscle se dirige latéralement, en arrière de l'articulation coxo-fémorale et du muscle obturateur externe *(fig. 23).*

3. **Terminaison.** A l'extrémité supérieure du fémur, sur une crête rugueuse verticale : débutant à la partie basse de la crête intertrochantérique * (ligne intertrochantérienne postérieure), puis descendant entre les branches latérale et moyenne de la ligne âpre (à la partie supérieure de la diaphyse fémorale).

4. **Innervation.** Par une branche collatérale du plexus sacré (en général, par un rameau commun aux muscles jumeau inférieur et carré crural *).

5. **Action.** Il est rotateur externe de la cuisse.

■ **Au total, les muscles pelvi-trochantériens :**

- **sont tous rotateurs externes de la cuisse;** de plus, le muscle piriforme * est abducteur de la cuisse, et le muscle carré fémoral *, adducteur de la cuisse;
- et sont innervés par des branches collatérales du **plexus sacré, sauf le muscle obturateur externe,** innervé par l'unique rameau collatéral du **nerf obturateur.**

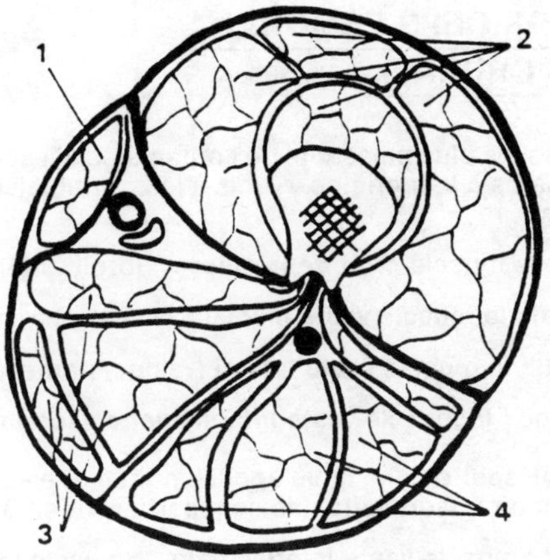

Fig. 25. — **Coupe horizontale haute de la cuisse** (union 1/3 supérieur, 1/3 moyen).

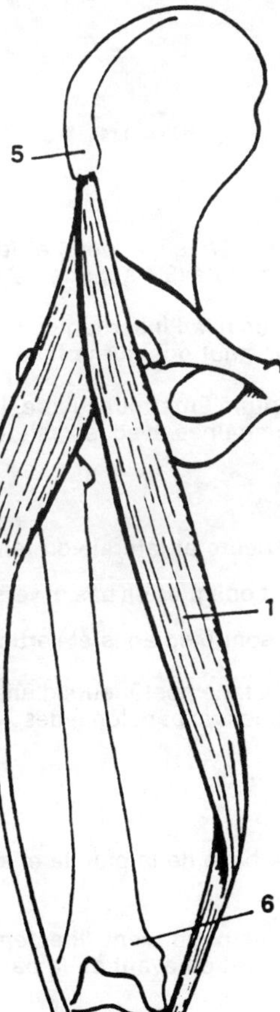

Fig. 26. — **Vue antérieure.**

3. MUSCLES DE LA CUISSE

- Ils se répartissent en trois groupes musculaires :
  - antérieur : muscles **Sartorius** * (1) et **quadriceps fémoral** * (2);
  - médial : muscles **adducteurs** (3) (grand adducteur, court adducteur et long adducteur), **pectiné** et **gracile** * (droit interne);
  - postérieur : muscles ***ischio-jambiers*** (4) (biceps fémoral *, semi-tendineux et semi-membraneux).

I. GROUPE MUSCULAIRE ANTÉRIEUR

- Deux muscles d'inégale importance sont disposés en 2 plans :
  - un muscle superficiel : le muscle Sartorius * (couturier), qui a un rôle topographique important (il est satellite de l'artère fémorale);
  - un muscle profond : le volumineux muscle quadriceps fémoral * qui a un rôle fonctionnel majeur (extension de la jambe sur la cuisse).
- Ces deux muscles sont innervés par le nerf fémoral (collatéral du plexus lombaire).

1. MUSCLE SARTORIUS * (MUSCLE COUTURIER) (1).

- C'est un ruban musculaire tendu obliquement de l'épine iliaque antéro-supérieure à l'extrémité supérieure du tibia (partie médiale).

1. Origine. Il s'insère sur l'épine iliaque antéro-supérieure (5) de l'os coxal et sur la partie la plus élevée de l'échancrure sus-jacente, inter-épineuse.

2. Trajet.

- Aplati, il se porte obliquement en bas, en arrière et vers la ligne médiale, croisant en écharpe la face antérieure de la cuisse.
- Il contourne ensuite par en arrière le condyle médial du fémur (6), puis il devient tendineux et s'élargit progressivement.

3. Terminaison.

- Sur l'extrémité supérieure de la face médiale du tibia (7), où il recouvre les tendons des muscles gracile * et semi-tendineux * (muscles de la «patte d'oie»).
- Il envoie des expansions aux fascias fémoral en haut, jambier en bas.

4. Innervation. Par des rameaux cutanés antérieurs du nerf cutané dorsal intermédiaire * (branche terminale du nerf fémoral *).

5. Rôle.

- Il fléchit la jambe sur la cuisse, et la cuisse sur le bassin.
- Il porte la cuisse en abduction et rotation externe, tandis qu'il porte le talon en rotation interne.
- En fait, son rôle est avant tout topographique :
  - il constitue une des limites (en haut) du trigone fémoral * (voir chapitre «Topographie»);
  - il est satellite de l'artère fémorale sur tout son trajet (voir chapitre «Angéiologie»).

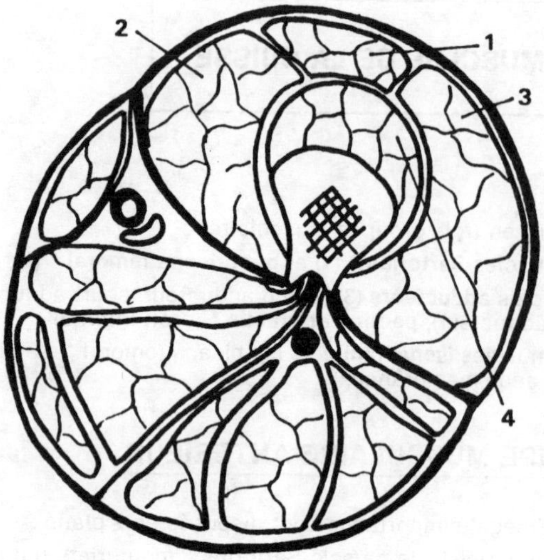

Fig. 27. — **Coupe horizontale haute de la cuisse.**

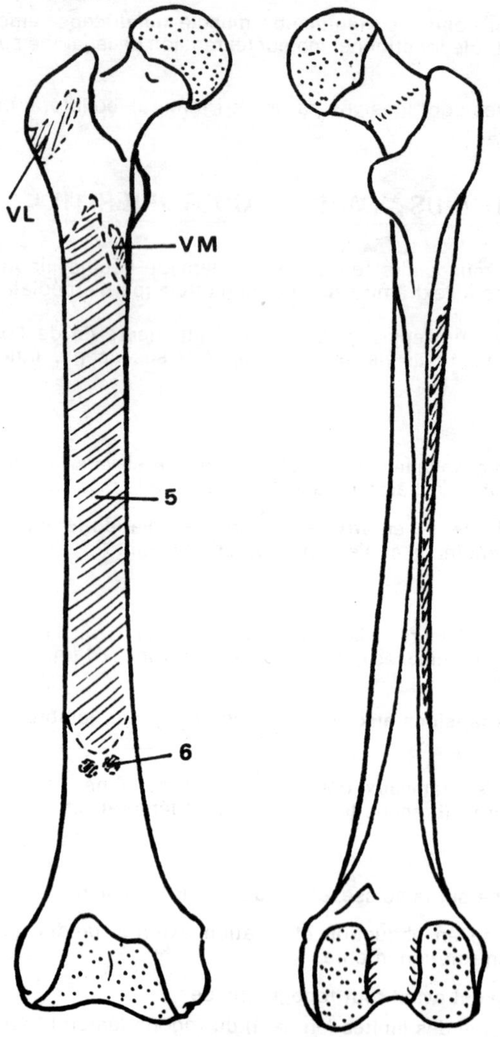

Fig. 28. — **Vue antérieure du fémur : insertions.** VL : insertions du vaste latéral. VM : insertions du vaste médial.

2. MUSCLE QUADRICEPS FÉMORAL * (QUADRICEPS CRURAL).

- L'un des muscles les plus puissants de l'organisme, il est constitué par 4 chefs, séparés à leur origine, réunis à leur terminaison par un tendon commun :
  - — 1 chef long : le muscle **droit de la cuisse *** (droit antérieur) (1);
  - — 1 chef médial : le muscle **vaste médial *** (vaste interne) (2);
  - — 1 chef latéral : le muscle **vaste latéral** (vaste externe) (3);
  - — 1 chef profond : le muscle **vaste intermédiaire *** (crural) (4).
- Les 4 chefs s'unissent en une lame aponévrotique et en un tendon commun : le tendon quadricipital; ils se répartissent en 3 plans :
  - — plan profond : muscle vaste intermédiaire * (muscle crural);
  - — plan intermédiaire : muscles vastes, médial et latéral;
  - — plan superficiel : muscle droit de la cuisse *.

A. Plan profond.

a. MUSCLE VASTE INTERMÉDIAIRE * (CRURAL) (4).

1. **Origine.** Sur :

- la face antérieure du fémur (3/4 supérieurs) et les bords (latéral et médial) de la diaphyse fémorale (3/4 supérieurs) (5);
- la face latérale du fémur jusqu'à l'insertion du muscle vaste latéral (l'insertion remonte moins haut que sur la face antérieure);
- la partie latérale du septum intermusculaire latéral avec, à ce niveau, des insertions communes avec le vaste latéral.

2. **Trajet** (voir fig. 29).

- Il recouvre les faces antérieure et latérale du fémur :
  - — les fibres latérales sont obliques en bas et vers la ligne médiane;
  - — les fibres antérieures sont médianes et verticales.
- Ces fibres s'insèrent sur la face postérieure d'une large lame tendineuse, constituant avec les expansions des vastes un tendon commun de terminaison.

3. **Terminaison** (voir fig. 30).

- Ce tendon se termine à la base de la patella et sur ses bords latéraux.
- Quelques faisceaux tendineux gagnent directement la tubérosité tibiale (7), en passant en pont en avant de la patella *.

b. MUSCLE ARTICULAIRE DU GENOU * (MUSCLE SOUS-CRURAL).

- On annexe au muscle vaste intermédiaire *, le muscle articulaire du genou (voir fig. 42, page 70) :
  - — constitué par des faisceaux charnus (en règle 2) situés à la face profonde du muscle vaste intermédiaire *;
  - — nés à la face antérieure du fémur (6), juste au-dessous du muscle vaste intermédiaire * (5), il se termine sur la bourse séreuse sous-quadricipitale;
  - — il a un rôle dans le maintien en tension de la synoviale du genou.

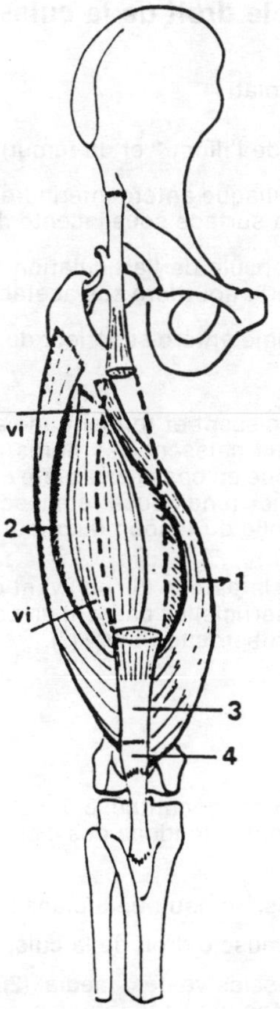

Fig. 29. — **Vue antérieure.** VI : vaste intermédiaire (vastes médial (1) et latéral (2) supposés réclinés).

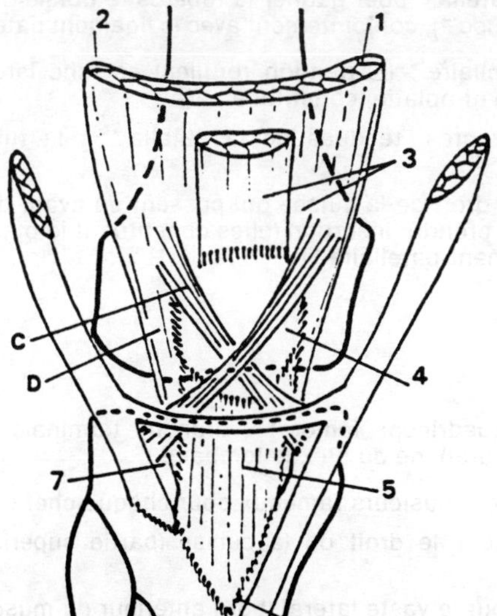

Fig. 30. — **Tendon de terminaison des muscles vastes.**

B. Plan moyen : muscles vastes, médial (1) et latéral (2).

a. MUSCLE VASTE LATÉRAL * (VASTE EXTERNE) (2).

- Muscle épais, enroulé à la face latérale du fémur, il recouvre la partie latérale du muscle vaste intermédiaire * (v.i.).

1. **Origine.** Par une lame aponévrotique épaisse sur (voir aussi fig. 28) :
   - une crête verticale qui forme la limite inférieure et médiale du grand trochanter (insertion médiale par rapport à celle du muscle petit fessier);
   - une crête sagittale qui limite en bas la face latérale du grand trochanter (où s'insère le muscle moyen fessier);
   - le versant latéral de la branche latérale de trifurcation supérieure de la ligne âpre (latéralement par rapport à l'insertion du muscle grand fessier);
   - toute la hauteur de la lèvre latérale de la ligne âpre;
   - la face antérieure du septum intermusculaire latéral;
   - par des fibres musculaires, sur les faces latérale et antérieure de la partie juxta-trochantérienne du fémur.
2. **Trajet.** Les fibres musculaires se portent en bas et en avant, s'enroulant autour de la face latérale du fémur, et s'insèrent sur la face antérieure de la lame aponévrotique terminale (le corps musculaire est étroitement uni, en bas, au vaste intermédiaire *).
3. **Terminaison** (fig. 30). Par le tendon commun aux 4 chefs (3), se fixant sur la base de la patella * (4) par des fibres :
   - directes (D) : se fixant sur le bord latéral de la patella *, sur le ligament patellaire * (5) (ligament rotulien), sur l'extrémité supérieure du tibia (6);
   - croisées (C) : croisant la ligne médiane en avant de la patella * et du ligament patellaire et se terminant sur le condyle latéral du tibia (7).

b. MUSCLE VASTE MÉDIAL * (VASTE INTERNE) (1).

- Muscle épais, enroulé à la face médiale du fémur, il recouvre la partie médiale du muscle vaste intermédiaire * (v.i.).

1. **Origine.** Par une lame aponévrotique sur (voir aussi fig. 28) :
   - la lèvre médiale de trifurcation de la ligne âpre;
   - la partie moyenne et inférieure de la lèvre médiale de la ligne âpre (insertion médiane par rapport aux adducteurs);
   - la partie supérieure de la branche médiale de bifurcation de la ligne âpre (au-dessus de l'empreinte des vaisseaux poplités);
   - le septum intermusculaire médial (quelques fibres).

   ■ Il est à noter que le muscle ne s'insère pas sur la face médiale du fémur, libre de toute insertion musculaire.
2. **Trajet.** Les fibres musculaires se portent en bas et en avant, enroulant la face médiale du fémur, et s'insèrent sur les 2 faces de la lame aponévrotique terminale.
3. **Terminaison.** Symétrique de celle du vaste médial, par un tendon commun aux 4 chefs, se fixant sur la base de la patella *, par des fibres directes et croisées (voir vaste latéral *).

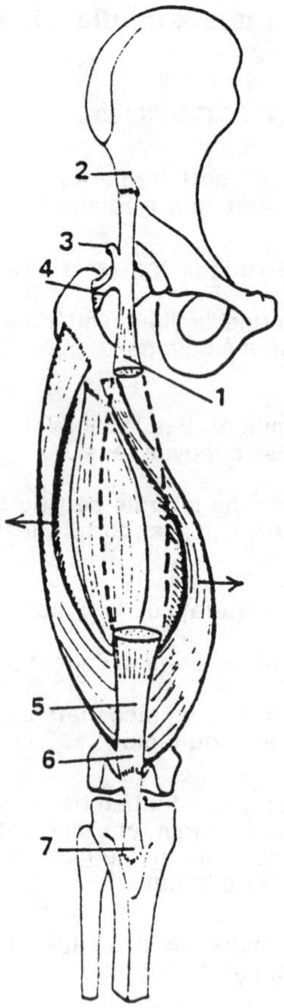

Fig. 31. — **Vue antérieure.**

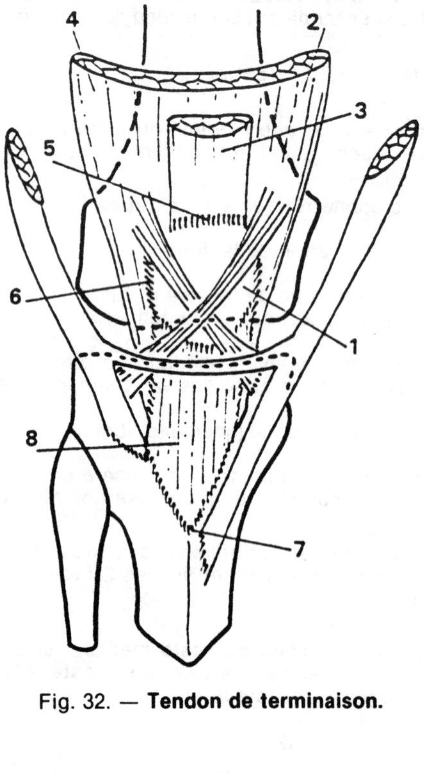

Fig. 32. — **Tendon de terminaison.**

C. Plan superficiel : muscle droit de la cuisse (1).

- C'est un muscle long et aplati.

1. **Origine.** Par 3 tendons (nés de l'ilium * et du fémur) :

- tendon direct : sur l'épine iliaque antéro-inférieure (5) (au-dessus du ligament ilio-fémoral) et la surface sous-jacente de l'os crural;
- tendon réfléchi : sur la capsule de l'articulation coxo-fémorale (3) et la partie postérieure de la gouttière sus-acétabulaire;
- tendon récurrent : sur l'angle antéro-supérieur du grand trochanter (4).

2. **Trajet.** Les 3 tendons se réunissent et forment une aponévrose, de la partie postérieure de laquelle naissent des fibres musculaires. Ces fibres ont une direction oblique en bas et en arrière et s'insèrent sur la face antérieure d'une lame tendineuse épaisse et étroite, qui constitue la partie superficielle du tendon du quadriceps fémoral (5).

3. **Terminaison.** Sur la base de la patella (6), en avant du vaste intermédiaire *. Certaines fibres superficielles passent en pont en avant de la patella * et se fixent sur la tubérosité tibiale (7).

D. Tendon quadricipital.

- Ce tendon de terminaison est constitué, 3 à 4 cm au-dessus de la patella * (1), par la réunion des tendons des 4 chefs du quadriceps fémoral *.
- Les tendons sont disposés, en haut, en 3 plans :
  - — superficiel : fibres du muscle droit de la cuisse (3);
  - — moyen : fibres des muscles vastes, médial (2) et latéral (4), qui se réunissent sur la ligne médiane (fibres croisées);
  - — profond : fibres du muscle vaste intermédiaire *.
- Les fibres se terminent sur la base de la patella * (5) et sur les bords latéraux (expansions des vastes); certaines passent en pont en avant de la patella * pour gagner la tubérosité tibiale (7) (fibres du droit de la cuisse *), conjointement avec le ligament patellaire *.
- Le ligament patellaire * (8) (tendon rotulien) est une large lame fibreuse, épaisse et aplatie, constituée par :
  - — des fibres propres, tendues de la patella * à la tubérosité tibiale;
  - — des fibres du droit de la cuisse qui passent en avant de la patella * sans y prendre insertion (elles constituent le plan superficiel du ligament patellaire *).

E. Innervation.

- Par le nerf du quadriceps fémoral *, branche terminale du nerf fémoral * (nerf crural), né du plexus lombaire.
- Ce nerf donne 1 ou plusieurs rameaux pour chaque chef :
  - — un rameau pour le droit de la cuisse (partie supérieure du muscle);
  - — un rameau pour le vaste latéral (bord antérieur du muscle);
  - — un rameau pour le vaste médial (qui descend très bas);
  - — 3 rameaux pour le vaste intermédiaire * (un rameau supérieur direct et 2 rameaux inférieurs accessoires, nés des rameaux des vastes, médial et latéral);
  - — un rameau pour le muscle articulaire du genou, né du rameau du vaste latéral).

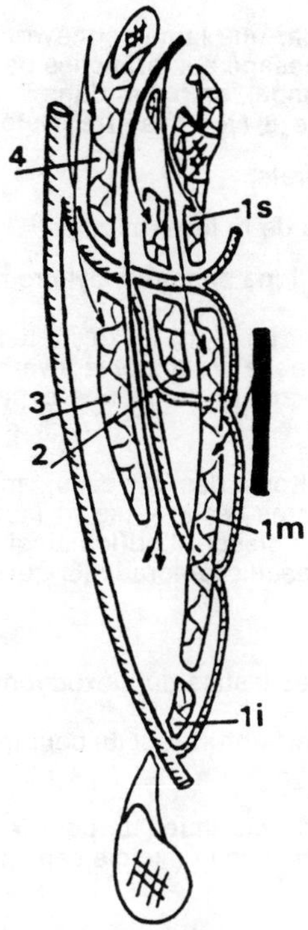

Fig. 33. — **Coupe sagittale de la cuisse,** dite coupe des cavaliers de Farabeuf (fausse coupe, vaisseaux et nerfs n'étant pas dans le même plan).

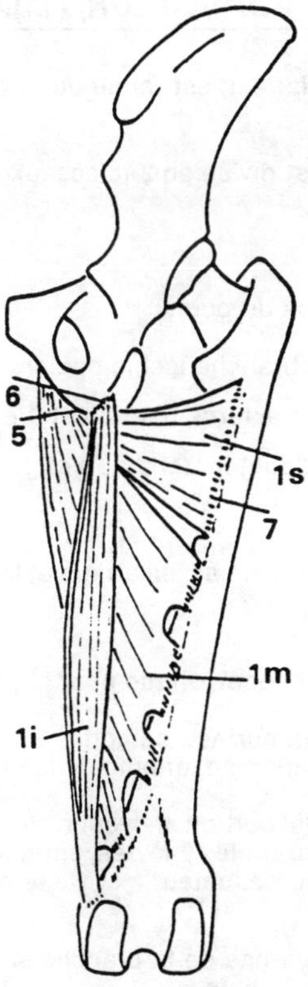

Fig. 34. — **Vue postérieure du muscle grand adducteur.**

F. Rôle.

- Le muscle quadriceps fémoral * est extenseur de la jambe sur la cuisse.
- Le muscle droit de la cuisse est en outre fléchisseur de la cuisse sur le bassin, ou du bassin sur la cuisse suivant le levier osseux qui lui sert de point fixe.
- Le muscle articulaire du genou attire en haut la bourse séreuse sous-quadricipitale quand le muscle se contracte : il empêche le pincement de la bourse dans l'extension brusque de la jambe sur la cuisse.

II. GROUPE MUSCULAIRE MÉDIAL

- Il comporte 3 muscles adducteurs, disposés de la profondeur à la superficie :
  — le muscle **grand adducteur** (1 s, 1 m, 1 i);
  — le muscle **court adducteur** * (muscle petit adducteur) (2);
  — le muscle **long adducteur** * (muscle moyen adducteur) (3).
- Deux muscles ayant une fonction identique y sont rattachés :
  — le muscle **pectiné** (4), situé dans le plan superficiel, au-dessus du muscle long adducteur * (3);
  — le muscle **gracile** * (droit interne), en situation médiale, tendu du pubis au tibia.

1. PLAN PROFOND : MUSCLE GRAND ADDUCTEUR (1).

- Large, triangulaire, à sommet tronqué (branche ischio-pubienne), à base fémorale, il est constitué de 3 faisceaux superposés de haut en bas et imbriqués d'avant en arrière.

1. Origine.

- Les faisceaux supérieur (1,s) et moyen (1,m) sont insérés en continuité sur la branche ischio-pubienne (5) (2/3 postérieurs de sa face latérale), entre :
  — le muscle gracile * (plus médial);
  — le muscle obturateur externe (plus haut et latéral);
  — le muscle court adducteur (supérieur et antérieur).
- Le faisceau inférieur (1,i) s'insère sur la face postérieure de la tubérosité de l'ischium * (6) (au-dessous et en avant des muscles ischio-jambiers).

2. Trajet. Les fibres se portent obliquement en bas et latéralement.

- Cependant, le faisceau inférieur (1,i) est quasiment vertical et passe en arrière des faisceaux supérieur et moyen.
- Les fibres constituant les faisceaux moyen (1,m) et supérieur (1,s) subissent une torsion.
  - On assiste ainsi à un véritable enroulement du muscle, qui dessine un hémi-tronc de cône ouvert en arrière et latéralement.

3. Terminaison.

- Faisceau supérieur : par une lame aponévrotique fixée sur la ligne âpre (7) : 1/4 supérieur de la lèvre latérale, versant supérieur de la branche latérale de trifurcation (insertion médiale par rapport au grand fessier).

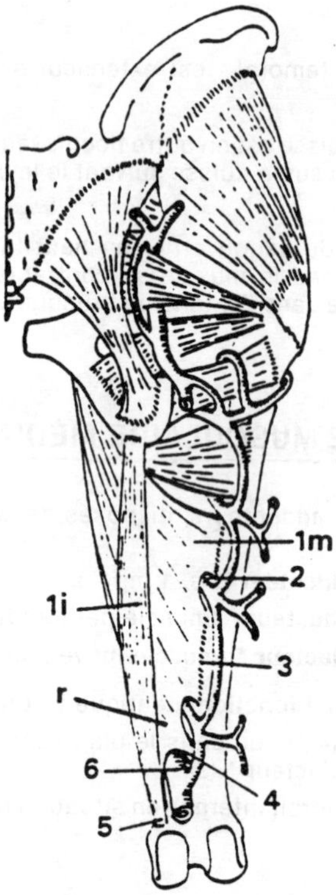

Fig. 35. — **Vue postérieure avec les vaisseaux** (voir aussi fig. 34).

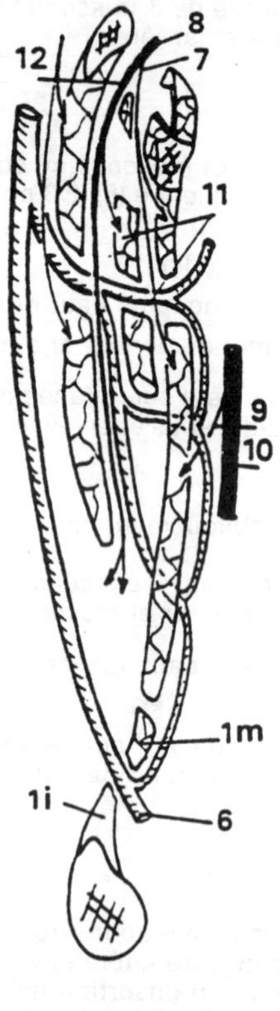

Fig. 36. — **Coupe sagittale de la cuisse** (coupe des cavaliers).

- faisceaux moyen (1,m) : par une lame aponévrotique creusée d'arcades fibreuses livrant passage aux branches perforantes (2) (nées de l'artère fémorale profonde), se fixant dans l'interstice séparant les 2 lèvres de la ligne âpre (3) (voir chapitre «Ostéologie», page 25) :
  - — le long de la lèvre latérale;
  - — se rapprochant en bas de la lèvre médiale;
  - — puis débordant sur la ligne supra-condylaire médiale (4).
- Faisceau inférieur (1,i) : par un tendon fixé sur le tubercule du muscle adducteur (5), situé dans le prolongement vers le bas de la ligne supra-condylaire, et recevant en outre une expansion du muscle long adducteur *.

  ■ Entre les insertions des faisceaux moyen et inférieur existent des fibres récurrentes (r) (supérieures et inférieures) qui arrondissent l'orifice ainsi ménagé, laissant passer les vaisseaux fémoraux (6) qui gagnent l'espace poplité.

4. **Innervation.** Par des branches issues du plexus lombaire *(fig. 36) :*

- branche profonde (7) du nerf obturateur (8) pour les chefs supérieur et moyen;
- branche tibiale (9) du nerf sciatique (10) pour les chefs moyen et inférieur (rameau commun avec le muscle semi-membraneux).

5. **Rôle.** Il est adducteur et rotateur externe de la cuisse.

2. PLAN INTERMÉDIAIRE : MUSCLE COURT ADDUCTEUR * (PETIT ADDUCTEUR) (11).

- Plus petit, aplati, triangulaire, il est tendu du pubis à la ligne âpre (voir aussi fig. 37).
- Simple à son origine, il est divisé en 2 faisceaux à sa terminaison.

1. **Origine.** Il s'insère sur :

- la face antérieure du corps du pubis;
- la partie supérieure de la branche ischio-pubienne, entre :
  - — les muscles obturateur externe (latéral) et gracile * (médial);
  - — et les muscles long adducteur (en haut) et grand adducteur (en bas).

2. **Trajet.** Il se porte obliquement en bas, en arrière et latéralement, en se divisant en 2 faisceaux.

3. **Terminaison.** Par une lame aponévrotique pour chaque faisceau :

- faisceau supérieur : sur la surface comprise entre les lignes pectinéale et latérale (trifurcation supérieure de la ligne âpre);
- faisceau inférieur : sur la portion moyenne de la ligne âpre, au niveau de l'interstice séparant les 2 lèvres, entre les muscles grand adducteur (latéral), et long adducteur * et vaste médial (médiaux).

4. **Innervation.** Par des rameaux nés de la branche superficielle (12) du nerf obturateur (8) pour ses 2 chefs.

5. **Rôle.** Il est adducteur et rotateur externe de la cuisse.

3. PLAN SUPERFICIEL : MUSCLE LONG ADDUCTEUR * (1) ET MUSCLE PECTINÉ (P).

A. Muscle long adducteur * (muscle moyen adducteur) (1).

- Triangulaire, à base fémorale, il est tendu du pubis (2) au fémur (ligne âpre).

1. **Origine.** Par un tendon, descendant assez bas le long du bord médial du muscle, né :
   - de la surface fémorale du corps du pubis, sous la crête;
   - et de la face inférieure du tubercule pubien * (épine pubienne).
     - ■ Le tendon échange des fibres avec les muscles droit de l'abdomen (en haut) et long adducteur du côté opposé.
2. **Trajet.** Aplati, triangulaire, il est oblique en bas, en arrière et latéralement. Ses fibres s'insèrent sur une lame aponévrotique étroitement unie à celle du muscle vaste médial.
3. **Terminaison.** Sur la partie moyenne de la ligne âpre (3), dans l'interstice entre les 2 lèvres, le long de la lèvre médiale. Du bord inférieur du muscle part une expansion qui rejoint le faisceau inférieur du muscle grand adducteur (4).
4. **Innervation.** Elle est double, assurée par :
   - le rameau antérieur du nerf obturateur (5);
   - le nerf cutané médial (6), provenant du nerf fémoral *.
5. **Rôle.** Il est adducteur et rotateur externe de la cuisse.

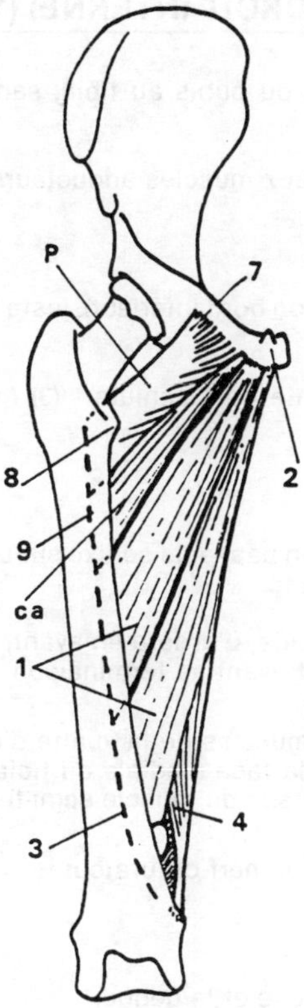

Fig. 37. — **Vue antérieure.** ca : muscle court adducteur.

B. Muscle pectiné (P).

- Aplati, quadrilatère, il est tendu de l'os coxal au fémur.

1. **Origine.** Par des fibres charnues disposées en 2 plans :
   - superficiel : issu du pecten du pubis * (7) depuis l'éminence ilio-pubienne jusqu'au tubercule pubien, de la surface pectinéale adjacente, et du ligament pectiné (ligament de Cooper);
   - profond : né sur la crête obturatrice * (lèvre antérieure de la gouttière sous-pubienne).
     - ■ Ces 2 plans forment un C inversé ouvert latéralement, à sommet médial, en regard du pecten du pubis * (voir «Ostéologie»).
2. **Trajet.** Il se dirige en bas, latéralement et en arrière du petit trochanter (8), subissant un mouvement de torsion; sa face antérieure devenant antéro-latérale.
3. **Terminaison.** Par un tendon aplati, sur la ligne moyenne de trifurcation de la ligne âpre (ligne pectinéale) (9).
4. **Innervation.** Par 3 rameaux :
   - nerf du pectiné (10), provenant du nerf fémoral *;
   - nerf cutané médial (6), provenant aussi du nerf fémoral *;
   - inconstamment, un rameau du nerf obturateur.
5. **Rôle.**
   - Il est avant tout adducteur de la cuisse.
   - Il est aussi rotateur externe.
   - Il est accessoirement fléchisseur de la cuisse.

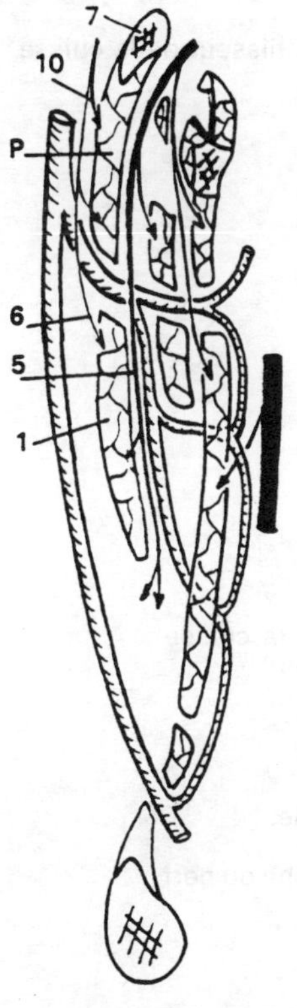

Fig. 38. — **Coupe sagittale** (coupe des cavaliers de Farabeuf).

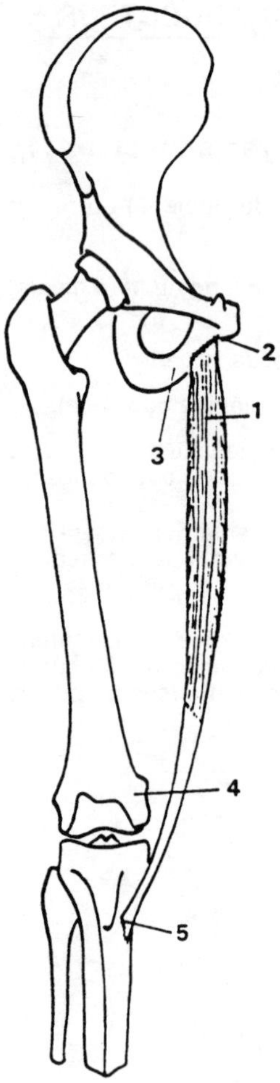

Fig. 39. — **Vue antérieure.**

4. MUSCLE GRACILE * (DROIT INTERNE) (1).

- Mince, rubané, il s'étend du pubis au tibia, sans s'insérer sur le fémur.
- Il est médial par rapport aux muscles adducteurs.

1. **Origine.** Il naît :
   - du corps du pubis (2) (de son bord inférieur), juste latéral par rapport à la symphyse;
   - de la branche descendante de l'ischium * (3) (par son bord inférieur).
2. **Trajet.**
   - Il se porte verticalement en bas, puis se fixe sur un tendon terminal grêle, au milieu de la cuisse.
   - Ce tendon contourne ensuite, d'arrière en avant, le condyle médial du fémur (4), s'élargissant avant sa terminaison.
3. **Terminaison.** C'est un des muscles de la «patte d'oie»; il se termine sur la partie supérieure de la face médiale du tibia (5), en arrière du muscle Sartorius * et au-dessus du muscle semi-tendineux.
4. **Innervation.** Par un rameau du nerf obturateur.
5. **Rôle.**
   - Il agit à la fois sur la hanche et le genou.
   - Il est essentiellement adducteur et rotateur interne de la cuisse, au contraire des autres muscles adducteurs qui sont rotateurs externes.
   - Il est accessoirement fléchisseur de la cuisse.

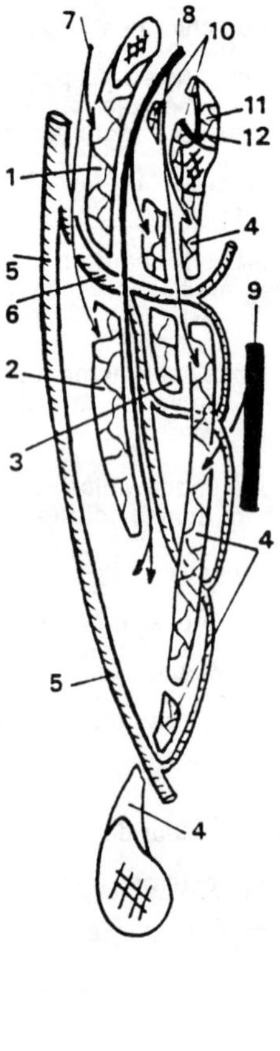

Fig. 40. — **Coupe sagittale de la cuisse** (coupe des cavaliers de Farabeuf).
1. Muscle pectiné.
2. Muscle long adducteur *.
3. Muscle court adducteur *.
4. Muscle grand adducteur *.
5. Artère fémorale superficielle.
6. Artère fémorale profonde.
7. Nerf cutané médial * (branche du nerf fémoral *).
8. Nerf obturateur.
9. Nerf sciatique.
10. Muscle obturateur externe.
11. Muscle obturateur interne.
12. Membrane obturatrice.

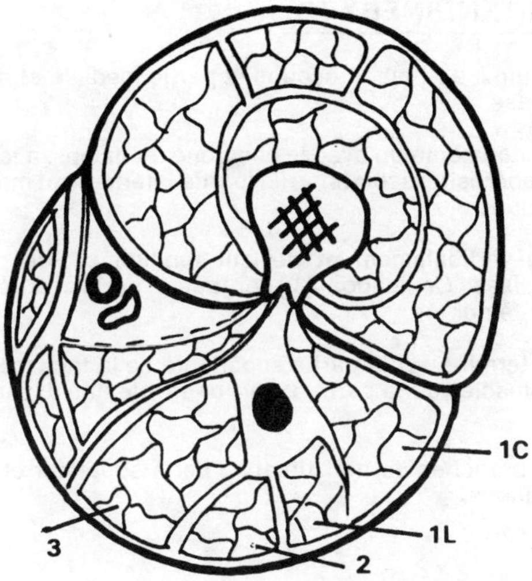

Fig. 41. — **Coupe horizontale basse de la cuisse** (union 1/3 moyen, 1/3 inférieur).

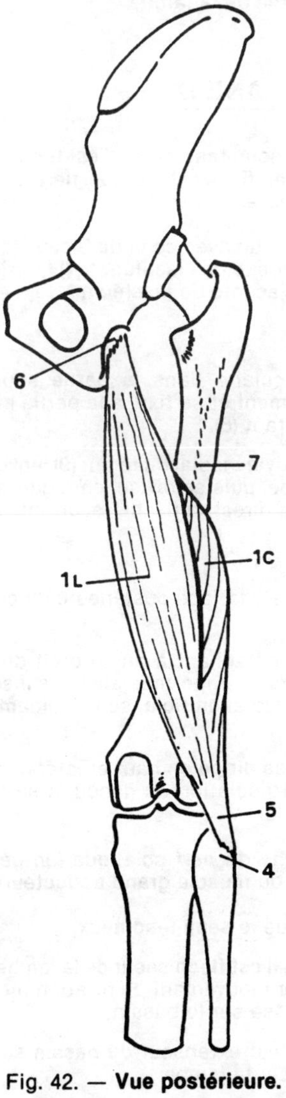

Fig. 42. — **Vue postérieure.**

III. GROUPE MUSCULAIRE POSTÉRIEUR

- Il est constitué par les 3 muscles ischio-jambiers :
  - — **biceps fémoral** (1L, 1C);
  - — **semi-tendineux** (2);
  - — **semi-membraneux** (3).
- Tendus entre l'ischium * (tubérosité ischiatique) et l'extrémité supérieure des os de la jambe, ces muscles sont tous fléchisseurs de la jambe sur la cuisse.

1. MUSCLE BICEPS FÉMORAL.

- Il est formé par 2 chefs :
  - — le chef long (1L) d'origine ischiatique;
  - — le chef court (1C) d'origine fémorale.
- Ceux-ci se réunissent en bas, pour se terminer sur la fibula * (4) par un tendon commun (5).

1. Origine.

- Chef long (1L) : par un tendon commun avec le muscle semi-tendineux (2) :
  - — sur la face postérieure de la tubérosité ischiatique (6), à sa partie la plus latérale et la plus élevée;
  - — certaines fibres se prolongeant avec celles du ligament sacro-tubéral *.
- Chef court (1C) : par de courtes fibres tendineuses :
  - — sur le septum intermusculaire latéral;
  - — sur la partie moyenne de la lèvre latérale de la ligne âpre (7) du fémur et la partie supérieure de sa branche de trifurcation latérale.

2. Trajet.

- Chef long (1L) : les fibres musculaires se portent obliquement en bas et latéralement et se fixent sur la face antérieure d'une lame aponévrotique terminale, apparue à mi-cuisse.
- Chef court (1C) : les fibres musculaires se portent obliquement en bas, en arrière et latéralement, et se fixent sur la face antérieure et le bord latéral du tendon terminal.

3. Terminaison. Par un tendon commun (5) aux 2 chefs :

- qui passe en arrière du condyle latéral et se fixe à la face supérieure de l'apex de la tête de la fibula * (4) (sur une surface en croissant, occupant son versant externe, dans la concavité de laquelle se fixe le ligament collatéral latéral du genou);
- quelques fibres tendineuses se détachent de ce tendon pour se fixer sur la tubérosité latérale du tibia, en avant de la facette fibulaire, et sur le fascia jambier.

4. Innervation. Par 2 branches du nerf sciatique : nerf du chef court (né du nerf péronier commun) et nerf du chef long (issu de la branche supérieure du nerf sciatique).

5. Rôle. Il fléchit la jambe sur la cuisse et accessoirement (par son chef long), il étend la cuisse sur le bassin. Lorsque la jambe est fléchie, il est rotateur externe de la jambe.

2. MUSCLE SEMI-TENDINEUX (1).

• Tendu de l'ischium * au tibia, il occupe la partie médiale et superficielle de la cuisse.

1. **Origine.** Par un tendon commun avec le chef long du biceps, à la face postérieure de la tubérosité ischiatique (2) (partie inférieure et médiale de la zone d'insertion).

2. **Trajet.** Il descend verticalement et devient tendineux à la partie moyenne de la cuisse. Ce tendon (3) contourne par en arrière le condyle médial du fémur (4).

3. **Terminaison.** Il se termine sur la partie supérieure de la face médiale du tibia (5) (voir «Muscles de la patte d'oie») et envoie une expansion au fascia jambier.

4. **Innervation.** Par 2 branches du nerf tibial * : nerfs supérieur et inférieur du semi-tendineux.

5. **Rôle.**

• Il est fléchisseur de la jambe sur la cuisse.

• Lorsque la jambe est fléchie, il étend la cuisse sur le bassin.

• Enfin, il est rotateur interne de la jambe.

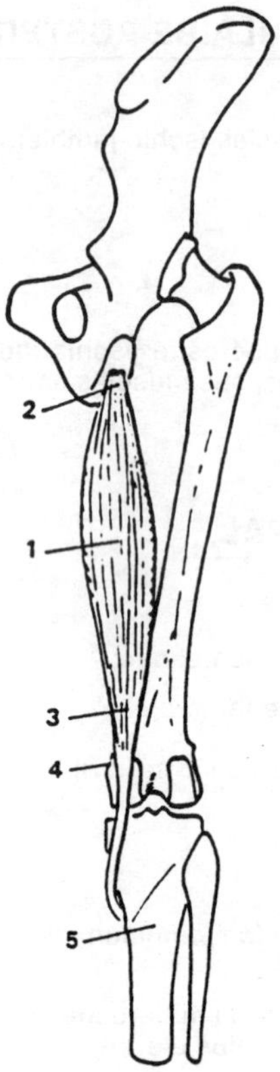

Fig. 43. — **Vue postérieure.**

3. MUSCLE SEMI-MEMBRANEUX (6).

• Situé en avant du muscle semi-tendineux, il est tendu de l'ischium * au tibia. Mince, aplati, tendineux dans son tiers supérieur, il est charnu à sa partie inférieure.

1. **Origine.** Par un tendon commun avec celui du biceps (chef long), à la face postérieure de la tubérosité de l'ischium * (7) (partie inférieure et médiale) et sur la partie adjacente de l'ischium *.

2. **Trajet.**

• Ce tendon devient musculaire dans la partie supérieure de la cuisse. Il se porte verticalement et se fixe, à la partie inférieure de la cuisse, sur un tendon résistant (8).

• Il glisse en arrière du condyle médial du fémur (9), envoie une expansion au fascia de la jambe, puis se divise, en regard de l'interligne articulaire, en 3 tendons : direct, réfléchi, récurrent.

3. **Terminaison.**

• Tendon direct (10) : se fixe à la face postérieure du condyle médial du tibia.

• Tendon réfléchi (11) : se détachant à angle droit du précédent, il se dirige en avant et vers la ligne médiane; il s'insère dans une gouttière sur le condyle médial du tibia, sous le ligament collatéral tibial.

• Tendon récurrent (12) : il se dirige en haut et latéralement et forme le ligament poplité de l'articulation du genou et se termine sur la coque condylienne latérale.

4. **Innervation.** Par une branche du nerf sciatique (en général, par un tronc commun avec le nerf du muscle grand adducteur).

5. **Rôle.** Il a la même action que le semi-tendineux.

• Si le point est l'ischium *, il est fléchisseur de la jambe sur la cuisse (en lui imprimant un léger mouvement de rotation médiale); secondairement, il étend la cuisse sur le bassin.

• Si le point est le tibia, il est extenseur du bassin sur la cuisse et fléchisseur de la cuisse sur la jambe.

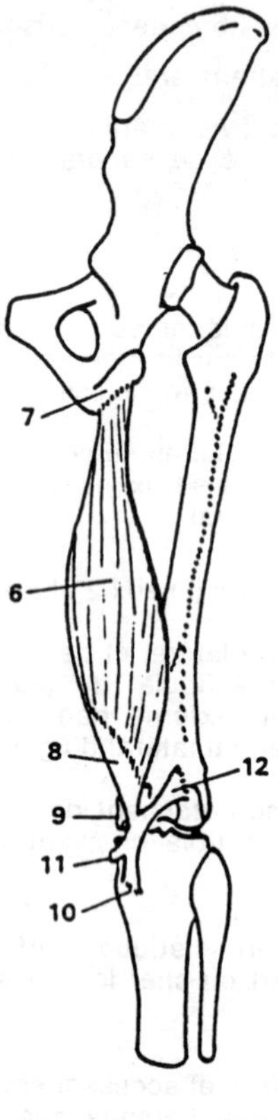

Fig. 44. — **Vue postérieure.**

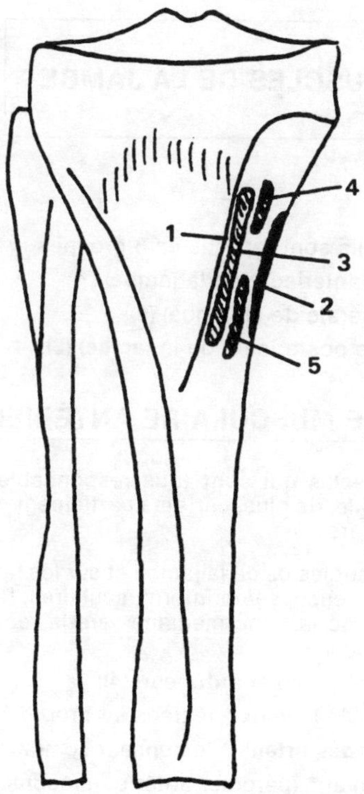

Fig. 45. — **Vue antérieure du tibia.**

IV. MUSCLES DE LA «PATTE D'OIE»

- Trois muscles : Sartorius * (couturier), gracile * (droit interne) et semi-tendineux, sont regroupés sous le vocable de «muscles de la patte d'oie» parce que leur point commun est leur insertion de terminaison :

— à la partie toute supérieure de la face médiale du tibia, sur une surface haute de 4 cm :

o juste en arrière du bord antérieur (1),

o en avant de l'insertion du ligament collatéral médial (2);

— où ils se disposent en 2 plans :

o antérieur, avec la terminaison du muscle Sartorius * (3),

o postérieur, avec 2 zones d'insertion pour : en haut, le muscle gracile * (4); en bas, le muscle semi-tendineux (5);

— entre ces 2 plans, existe en général une bourse séreuse; une autre bourse séreuse sépare ces 3 muscles du ligament collatéral médial (bourse ansérine *).

- Ces muscles sont, cependant, bien différents par toutes leurs autres caractéristiques, comme le précise le tableau ci-dessous :

Tableau récapitulatif.

	Sartorius * (couturier)	**Gracile *** (droit interne)	**Semi-membraneux** (semi-tendineux)
Origine (os coxal)	Epine iliaque antéro-supérieure	Pubis	Tubérosité de l'ischium
Trajet (cuisse)	Face antérieure (écharpe antérieure)	Loge médiale	Loge postérieure
Terminaison		Tendons de la patte d'oie	
Innervation (nerfs de la cuisse)	Fémoral * (rameau musculo-cutané latéral)	Obturateur	Sciatique
Rôle	Fléchisseur : — bassin-cuisse — cuisse-jambe Rôle topographique	Adducteur et rotateur interne de la cuisse	Fléchisseur de la jambe sur la cuisse

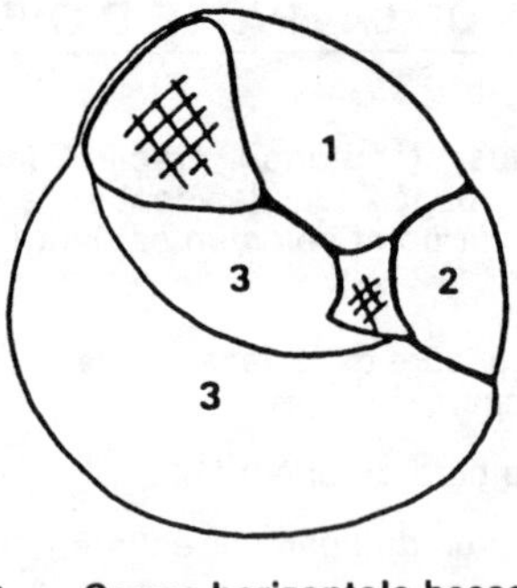

Fig. 46. — **Coupe horizontale basse de la jambe** (union 1/3 moyen, 1/3 inférieur) **sans les muscles.**

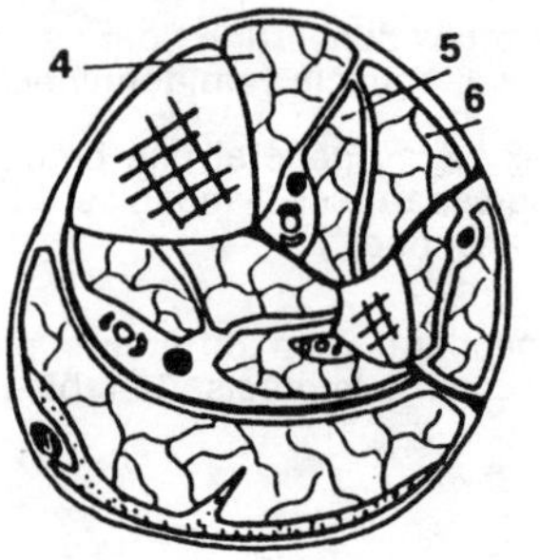

Fig. 47. — **Coupe horizontale basse de la jambe** (union 1/3 moyen, 1/3 inférieur) **avec les muscles.**

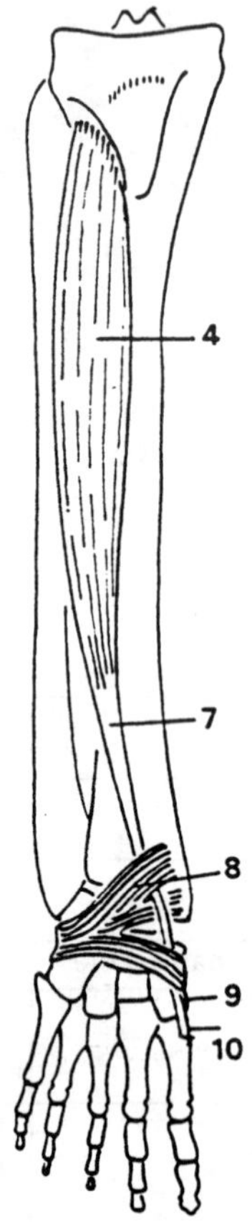

Fig. 48. — **Vue antérieure.**

4. MUSCLES DE LA JAMBE

- Au nombre de 12, ils sont répartis en 3 groupes :
  — antérieur (loge antérieure de la jambe) (1);
  — latéral (loge latérale de la jambe) (2);
  — postérieur (loge postérieure de la jambe) (3).

I. GROUPE MUSCULAIRE ANTÉRIEUR

- Il comporte 4 muscles qui sont tous responsables de la flexion dorsale de la cheville; de plus, certains participent soit à l'inversion du pied, soit à l'éversion.
- Prenant insertion sur les os de la jambe et sur les fascias adjacents (membrane interosseuse, septa intermusculaires, fascias de recouvrement), ce sont, de la ligne médiane vers la région latérale, les muscles :
  — **tibial antérieur** * (jambier antérieur) (4);
  — **long extenseur de l'hallux** * (extenseur propre du I) (5);
  — **long extenseur des orteils** * (extenseur commun des orteils) (6);
  — **troisième péronier** * (péronier antérieur) inconstant.

1. MUSCLE TIBIAL ANTÉRIEUR * (MUSCLE JAMBIER ANTÉRIEUR) (4).

- Le plus médial : long, épais, triangulaire, il s'étend du tibia au premier métatarsien.

1. **Origine** (voir «Ostéologie»). Sur :
   - les 2/3 supérieurs de la face latérale du tibia (excavée);
   - le bord latéral de la tubérosité tibiale;
   - la face latérale du condyle latéral;
   - la partie supéro-médiale de la membrane interosseuse;
   - la face profonde du fascia jambier (1/2 supérieur);
   - un septum fibreux qui le sépare latéralement du muscle long extenseur des orteils.
2. **Trajet.** Les fibres musculaires descendent verticalement (4), appliquées contre la face latérale du tibia, puis se fixent au 1/3 inférieur de la jambe, sur un fort tendon (7) qui passe dans un dédoublement du rétinaculum inférieur des muscles extenseurs * (8) (ligament annulaire antérieur du tarse), enfin se porte en avant et vers le bord médial du pied.
3. **Terminaison.** Sur la face médiale du cunéiforme médial (9) (angle antéro-inférieur), avec une expansion à la base du 1er métatarsien (10) (partie inféro-médiale).
4. **Innervation.**
   - Pour sa partie supérieure, par deux branches du nerf péronier commun * (avant sa terminaison).
   - Pour sa partie inférieure, par deux branches du nerf péronier profond *, branche terminale du nerf péronier commun *.
5. **Action.** Flexion dorsale du pied et inversion du pied (adduction et rotation interne).

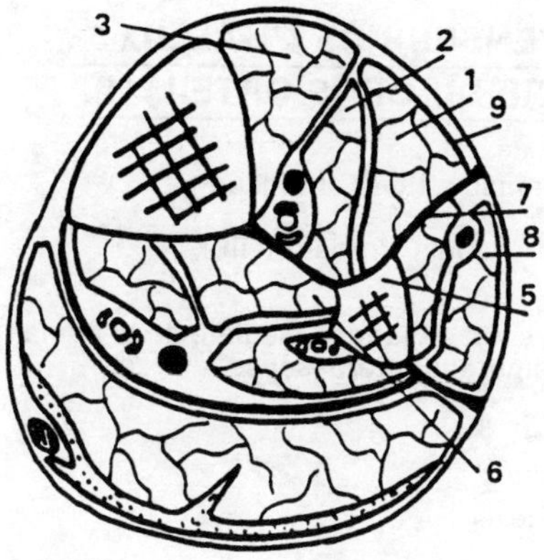

Fig. 49. — **Coupe horizontale basse.**

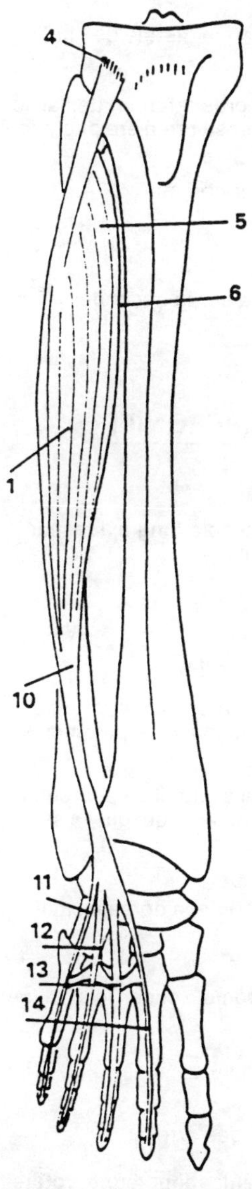

Fig. 50. — **Vue antérieure.**

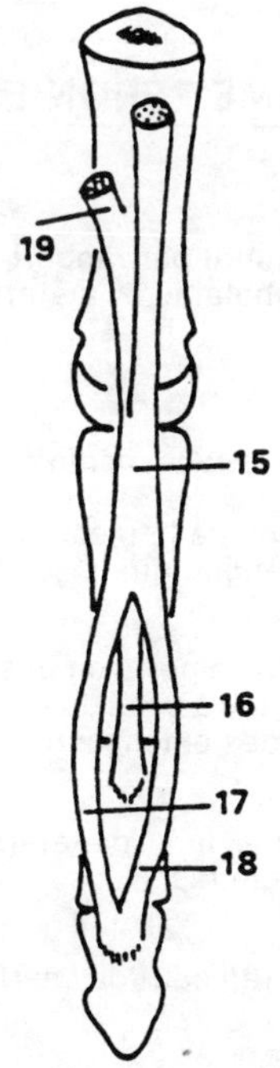

Fig. 51. — **Terminaison.**

2. MUSCLE LONG EXTENSEUR DES ORTEILS * (EXTENSEUR COMMUN DES ORTEILS) (1).

- Recouvrant en partie le muscle long extenseur de l'hallux * (2), il est situé latéralement par rapport au muscle tibial antérieur * (3).
- Il s'étend des 2 os de la jambe aux 4 derniers orteils.

1. **Origine.** Sur :

- le condyle latéral du tibia (4);
- les 3/4 supérieurs de la face antérieure médiale du corps de la fibula (5);
- la membrane interosseuse correspondante (6);
- la partie supérieure du septum intermusculaire (7) qui le sépare des muscles péroniers (8);
- le septum fibreux qui le sépare du muscle tibial antérieur (3) (supérieur et médial);
- la face profonde du fascia de la jambe à sa partie supérieure (9).

2. **Trajet.**

- Les fibres verticales recouvrent le muscle long extenseur de l'hallux * (2).
- Elles se fixent à mi-jambe sur un fort tendon (10) qui apparaît sur le bord antérieur du muscle.
- Ce tendon glisse au-dessous du rétinaculum inférieur des muscles extenseurs, puis se divise à la face dorsale du pied en 4 tendons qui divergent vers les 4 derniers orteils.

3. **Terminaison.**

- Sur les 4 orteils latéraux (11, 12, 13, 14), près de l'articulation interphalangienne proximale.
- Chaque tendon (15) se divise en 3 languettes :
  - 1 languette centrale (16), qui se poursuit jusqu'à la base de la phalange moyenne;
  - 2 languettes latérales (17, 18), qui fusionnent en regard de la tête de la phalange moyenne, puis se fixent à la base de la phalange distale.
- Chaque tendon a reçu le tendon homologue du muscle court extenseur * (19) (pédieux) et l'expansion dorsale des muscles lombricaux et interosseux.

4. **Innervation :** par une branche du nerf péronier profond * (et inconstamment une branche du nerf péronier commun *).

5. **Action.**

- Il est extenseur des orteils : il agit fortement sur les articulations métatarso-phalangiennes, mais pas sur les articulations interphalangiennes.
- Il participe à la dorsiflexion du pied et à son éversion (abduction et rotation externe).

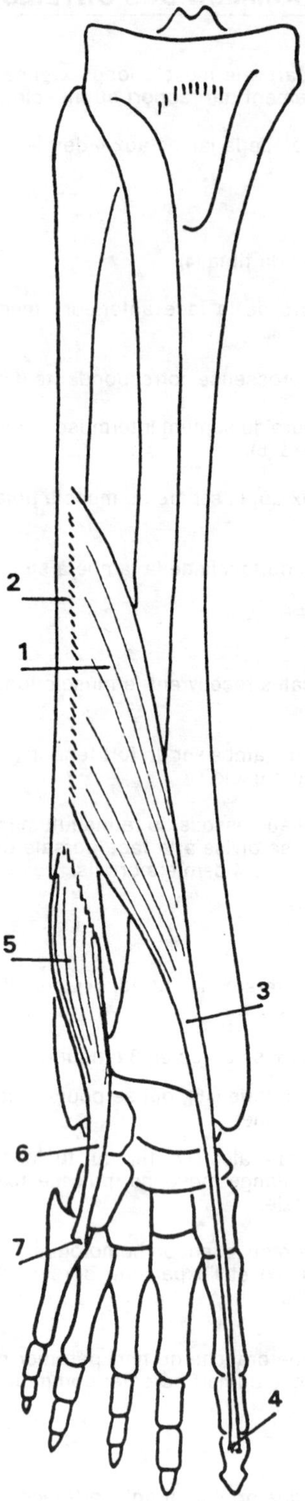

Fig. 52. — **Vue antérieure.**

3. MUSCLE LONG EXTENSEUR DE L'HALLUX * (EXTENSEUR PROPRE DU GROS ORTEIL) (1).

- Latéral par rapport au muscle tibial antérieur.
- Il s'étend de la fibula à l'hallux * (gros orteil).

1. **Origine.** Sur la partie moyenne de la face médiale de la fibula (2) et la partie adjacente de la membrane interosseuse.

2. **Trajet.**

- Il est mince, aplati, grêle.
- Les fibres musculaires se fixent «à la manière des barbes d'une plume» sur un tendon (3) qui passe sous le rétinaculum inférieur des muscles extenseurs *, puis chemine à la face dorsale du pied.

3. **Terminaison.**

- Sur la partie dorsale de la base de la phalange distale de l'hallux * (4).
- Envoyant 2 expansions latérales (sur les bords latéraux de l'articulation métatarso-phalangienne de l'hallux et sa première phalange).

4. **Innervation.** Par une branche du nerf péronier commun *.

5. **Rôle.**

- Extension de l'hallux (surtout 1re phalange sur la seconde).
- Dorsiflexion du pied.

4. MUSCLE TROISIÈME PÉRONIER * (PÉRONIER ANTÉRIEUR) (5).

- Inconstant, grêle, latéral par rapport au muscle long extenseur (1), il est étendu de la fibula au 5e métatarsien.

1. **Origine.** Sur :

- le quart inférieur de la face médiale de la fibula;
- les parties adjacentes de la membrane interosseuse et du septum intermusculaire antérieur (qui le sépare des muscles péroniers).

2. **Trajet.** Grêle, allongé, il se porte en bas et en avant, il se poursuit par un tendon (6), souvent uni à celui du long extenseur, qui glisse sous le rétinaculum inférieur des extenseurs.

3. **Terminaison.** Sur la base du Ve métatarsien (7) (face dorsale), mais en fait plus souvent dans le fascia.

4. **Innervation.** Par un rameau du nerf péronier superficiel * (nerf musculo-cutané).

5. **Rôle.**

- Il est auxiliaire du muscle long extenseur des orteils.
- Il est fléchisseur du pied et, accessoirement, abducteur et rotateur externe.

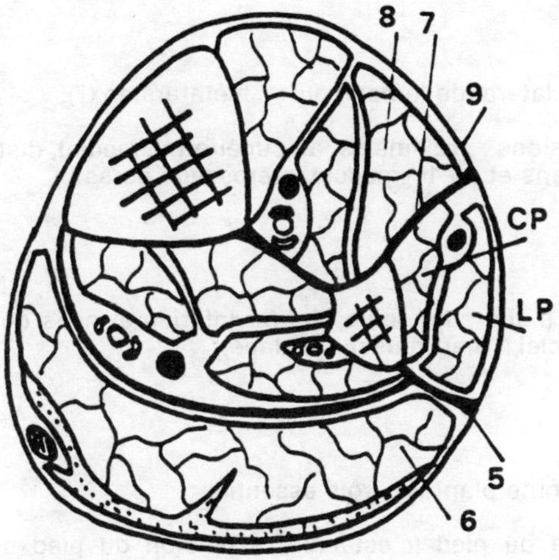

Fig. 53. — **Coupe horizontale basse de la jambe** (union 1/3 moyen, 1/3 inférieur).

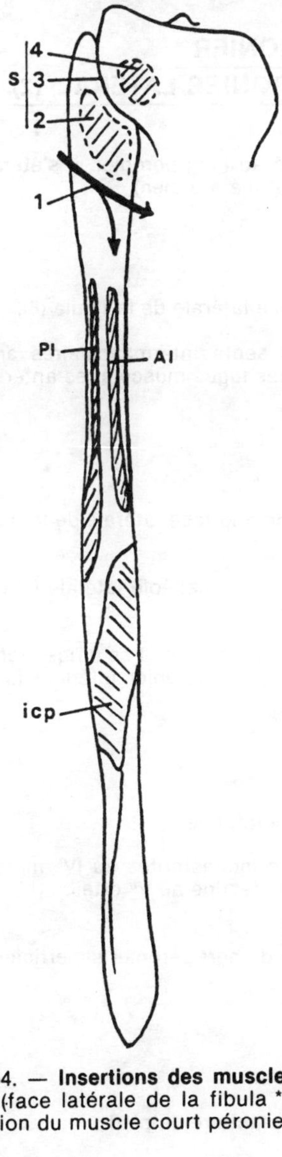

Fig. 54. — **Insertions des muscles péroniers** (face latérale de la fibula *). ICP : insertion du muscle court péronier *.

II. GROUPE MUSCULAIRE LATÉRAL

- Il comporte 2 muscles insérés sur la fibula :
  — long péronier * (long péronier latéral) (LP);
  — court péronier * (court péronier latéral) (CP).

1. MUSCLE LONG PÉRONIER * (MUSCLE LONG PÉRONIER LATÉRAL) (LP).

- Le plus superficiel et le plus long, il s'étend de la fibula au 1er métatarsien.

1. **Origine.** En 3 faisceaux qui entourent la terminaison du nerf péronier commun * (1) délimitant avec la face latérale de la fibula un canal ostéo-musculaire en T.

- Faisceau supérieur (S) (épiphysaire), né sur :
  — la partie latérale et antérieure de la tête de la fibula (2);
  — le ligament antérieur de l'articulation tibio-fibulaire proximale (3);
  — le condyle latéral du tibia (4);
  — le septum intermusculaire latéral (5) (qui le sépare du muscle soléaire) (6);
  — le septum intermusculaire antérieur (7) (qui le sépare du muscle long extenseur) (8);
  — le fascia profond de la jambe (partie supérieure) (9).
- Faisceau antéro-inférieur (AI) (diaphysaire), né sur :
  — le bord antérieur et la partie antérieure de la face latérale de la fibula, dans son 1/3 supérieur;
  — la partie adjacente du septum intermusculaire antérieur.
- Faisceau postéro-inférieur (PI) (diaphysaire), inséré sur :
  — la partie postérieure de la face latérale du corps de la fibula, dans sa moitié supérieure, et le bord latéral adjacent;
  — la partie adjacente du septum intermusculaire latéral.

2. **Trajet** *(fig. 55, p. 114).*

- Les fibres musculaires (1) se portent verticalement en bas, un peu obliques latéralement.
- Le muscle descend ensuite en arrière de la malléole latérale, avec le muscle court péronier (2), dans une gaine synoviale commune.
- Il fait place à un tendon (3) qui se coude sur le sommet de la malléole (4), pour se diriger en bas et en avant, en passant sous le rétinaculum péronier inférieur, fixant les tendons péroniers contre la face verticale du calcanéum.
- Il traverse ensuite une échancrure sur le bord latéral du cuboïde (5) (échancrure recouverte par le plan superficiel du ligament calcanéo-cuboïdien plantaire qui la transforme en canal ostéo-fibreux).
- Le tendon croise alors obliquement la plante du pied (6), cheminant dans la gouttière de la face inférieure du cuboïde (à ce niveau, existe un épaississement fibro-cartilagineux du tendon, un os sésamoïde).

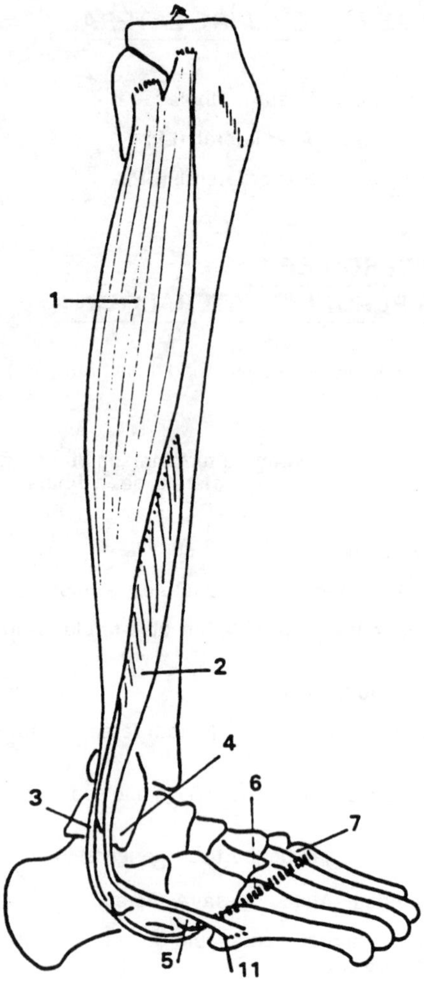

Fig. 55. — **Vue latérale des muscles péroniers.**
3 : tendon du muscle long péronier.

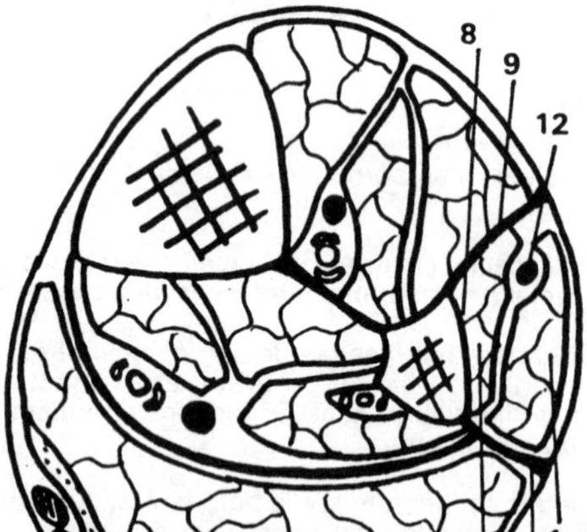

Fig. 56. — **Coupe horizontale basse de la jambe** (union 1/3 moyen, 1/3 inférieur).

3. **Terminaison.**

- Sur le tubercule latéral de la base du 1er métatarsien (7).
- Avec des expansions : proximales, au cunéiforme médial, distales, aux 2 métatarsiens et au 1er muscle interosseux dorsal.

4. **Innervation.**

- Par 2 branches (l'une supérieure, l'autre inférieure) nées du nerf péronier superficiel * (nerf musculo-cutané).

5. **Rôle : triple :**

- maintien de la voûte plantaire, rôle essentiel;
- flexion plantaire du pied (c'est-à-dire extension du pied sur la jambe);
- éversion du pied (abduction et rotation externe).

2. MUSCLE COURT PÉRONIER * (MUSCLE COURT PÉRONIER LATÉRAL) (2).

- Court, aplati, sous-jacent au long péronier, il s'étend de la fibula au bord latéral du pied (5e métatarsien).

1. **Origine,** sur :

- les 2/3 inférieurs de la face latérale de la fibula (8);
- la partie adjacente des septa intermusculaires antérieur (9) et latéral (10) (le séparant des loges musculaires antérieure et postérieure).

2. **Trajet.**

- Oblique en bas, il descend à la face latérale de la fibula, recouvert par le long péronier * (1).
- Puis, il glisse en arrière de la malléole latérale (4) dans le rétinaculum péronier supérieur.
- Il se réfléchit à l'apex de la malléole et se dirige alors vers l'avant, et passe sous le rétinaculum péronier inférieur (situé à la face latérale du calcanéus).

3. **Terminaison.**

- Sur la tubérosité du Ve métatarsien (11).
- Envoyant des expansions inconstantes au IVe métatarsien et au tendon du long extenseur destiné au Ve orteil.

4. **Innervation.** Par un rameau du nerf péronier superficiel * (12).

5. **Rôle.**

- Eversion du pied avant tout.
- Accessoirement, flexion plantaire du pied.

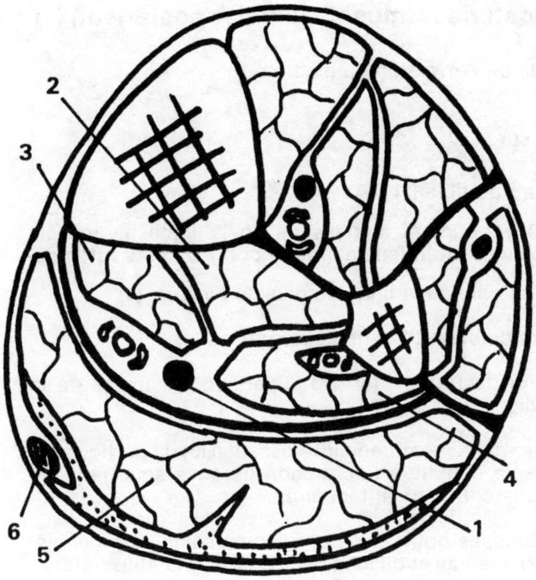

Fig. 57. — **Coupe horizontale basse de la jambe** (union 1/3 moyen, 1/3 inférieur).

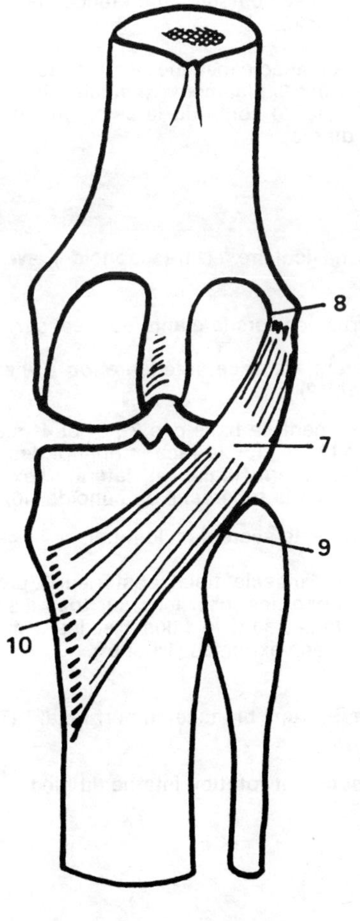

Fig. 58. — **Vue postérieure.**

III. GROUPE MUSCULAIRE POSTÉRIEUR

- Il comporte 6 muscles, innervés tous par le nerf tibial * (1), qui se répartissent en 2 plans :

— plan profond, muscles :

o **poplité** (7),

o **tibial postérieur** * (jambier postérieur) (2),

o **long fléchisseur des orteils** * (3) (long fléchisseur commun des orteils),

o **long fléchisseur de l'hallux** * (4) (long fléchisseur propre du I);

— plan superficiel, muscles :

o **triceps sural** (5),

o **plantaire** (6).

1. PLAN PROFOND.

A. Muscle poplité (7).

- Muscle court, aplati, triangulaire, situé à la partie postéro-latérale du genou, il est tendu du condyle latéral à la face postéro-supérieure du tibia.
- Il n'appartient à la loge postérieure de la jambe qu'à sa partie toute supérieure.

1. **Origine.** Par un tendon arrondi et solide provenant de 2 faisceaux :
   - faisceau fémoral, inséré sur :
     — la face latérale du condyle latéral (8), dans une fossette située au-dessous de l'épicondyle latéral (fossette du muscle poplité),
     — la coque condylienne, latérale,
     — il est rejoint par des expansions provenant de la tête de la fibula (9);
   - faisceau méniscal : issu de la partie postérieure du ménisque.

2. **Trajet.**
   - Aplati, oblique en bas vers la ligne médiane, il s'élargit en éventail.
   - Il passe entre la capsule et la synoviale de l'articulation du genou, sous le ligament poplité arqué (voir chapitre «Arthrologie»).

3. **Terminaison.** Sur une surface triangulaire de la face postérieure du tibia (10), au-dessus de la ligne du muscle soléaire.

4. **Innervation.** Par une branche du nerf tibial * (nerf sciatique poplité interne).

5. **Action.**
   - Flexion de la jambe sur la cuisse.
   - Accessoirement, rotation interne.

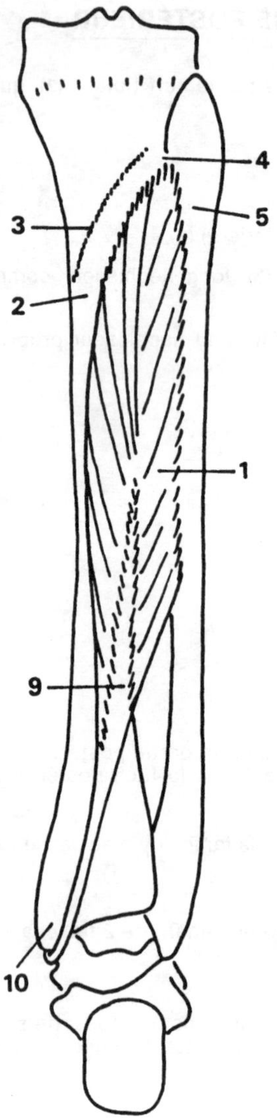

Fig. 59. — **Vue postérieure.**

B. Muscle tibial postérieur (muscle jambier postérieur) (1).

- Il est responsable de l'inversion du pied.

1. **Origine.** Il s'insère sur :

- la face postérieure du tibia (2) :
  — dans ses 2/3 supérieurs, au-dessous de la ligne du muscle soléaire (3), oblique latéralement par rapport à la crête verticale,
  — sur la partie latérale de la ligne du muscle soléaire (4);
- la capsule de l'articulation tibio-fibulaire proximale;
- la face médiale de la fibula * (5) (2/3 supérieur, en arrière de la crête interosseuse);
- la face postérieure de la membrane interosseuse (6) (la partie supérieure de ce muscle constitue une arcade fibreuse sous laquelle passent les vaisseaux tibiaux antérieurs);
- deux cloisons fibreuses qui le séparent des muscles long fléchisseur des orteils (7) (médial) et du long fléchisseur de l'hallux (latéral) (8).

2. **Trajet.**

- D'aspect bipenné, ses fibres se fixent sur les faces latérales d'une lame tendineuse sagittale qui se poursuit par un tendon (9) (apparu à la face postérieure du muscle).
- Ce tendon glisse derrière la malléole médiale (10), maintenue par le rétinaculum des fléchisseurs * (ligament annulaire interne du tarse), croise la face médiale du corps du talus *, puis atteint le bord médial de la plante du pied.

3. **Terminaison** *(fig. 61) :*

- sur la tubérosité de l'os naviculaire * (11) (scaphoïde), avec à ce niveau un os sésamoïde;
- et, par des expansions irradiées vers la plante du pied, sur :
  — en avant, la face inférieure du cunéiforme médial (12),
  — latéralement, la base des 2e, 3e et 4e métatarsiens (13, 14, 15), la face inférieure des cunéiformes, intermédiaire et latéral, l'extrémité médiale de la tubérosité du cuboïde (16),
  — en arrière, le sustentaculum tali.

■ Le muscle tibial postérieur * présente donc des insertions sur tous les os du tarse, sauf le talus * et les 3 métatarsiens extrêmes (1er et 5e).

4. **Innervation.** Par une branche du nerf tibial * (T).

5. **Rôle :** adduction et rotation interne du pied.

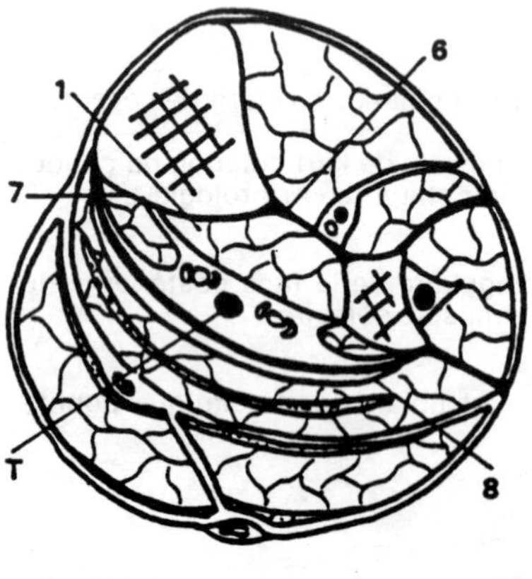

Fig. 60. — **Coupe horizontale haute de la jambe** (union 1/3 supérieur, 1/3 moyen).

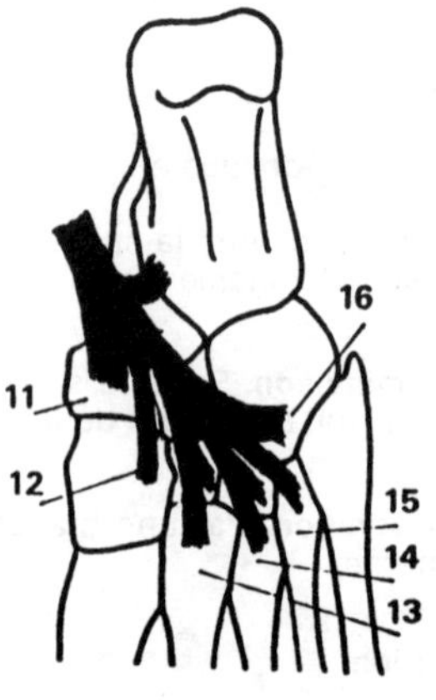

Fig. 61. — **Plante du pied,** vue inférieure.

C. Muscle long fléchisseur des orteils * (1) (long fléchisseur commun des orteils).

- Le plus profond, il s'étend du tibia (partie moyenne) aux 4 derniers orteils (face plantaire).

1. Origine. Sur :

- la face postérieure du tibia (2) :

  — 1/3 moyen, au-dessous de la ligne du muscle soléaire * (ligne oblique) (médial par rapport à la crête verticale qui le sépare du muscle tibial postérieur),

  — partie latérale de la lèvre inférieure de la ligne du muscle soléaire (3);

- le septum fibreux qui le sépare du muscle tibial postérieur (4); ce septum se prolonge par une arcade fibreuse tendue de l'extrémité supérieure du tibia à la tête de la fibula * (sous cette arcade, passe le muscle tibial postérieur *).

2. Trajet.

- Les fibres charnues se portent verticalement vers le bas et se réunissent en un tendon (5), au niveau du 1/3 moyen de la jambe.

- Ce tendon :

  — descend derrière la malléole médiale (6) où il est maintenu par le rétinaculum des fléchisseurs;

  — traverse le canal du calcanéus, en passant en dessous du sustentaculum tali (7);

  — croise la face inférieure du tendon du muscle long fléchisseur de l'hallux (8);

  — puis passe en dessous de lui et se divise en 4 tendons terminaux.

- Avant de se diviser, il envoie une expansion au long fléchisseur de l'hallux et reçoit, par son bord latéral, le muscle carré plantaire * (chair carrée de Sylvius) (voir muscles du pied).

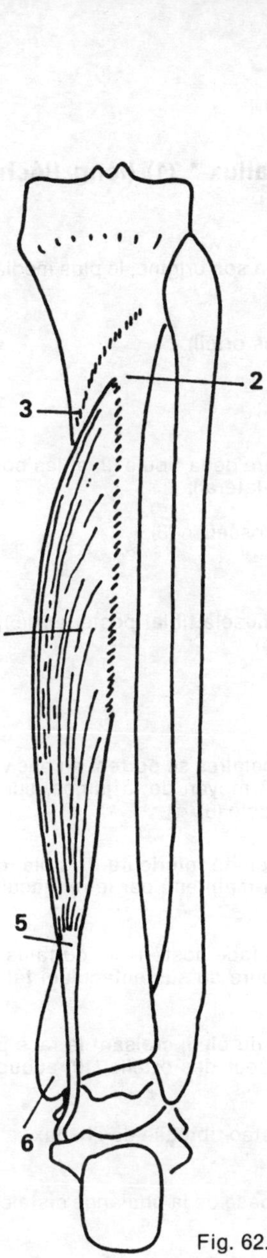

Fig. 62. — **Vue postérieure.**

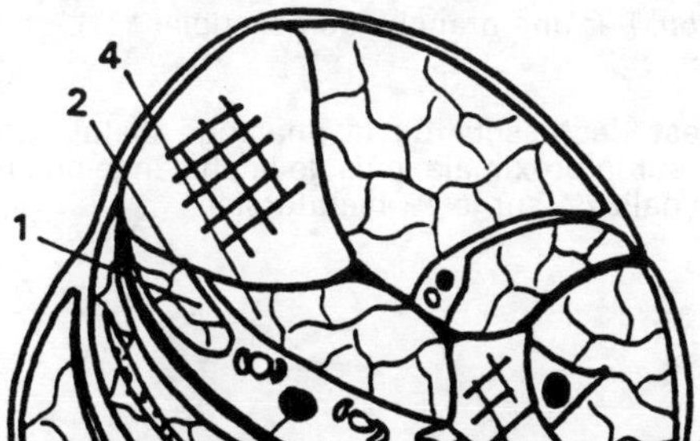

Fig. 63. — **Coupe horizontale haute de la jambe** (union 1/3 supérieur, 1/3 moyen).

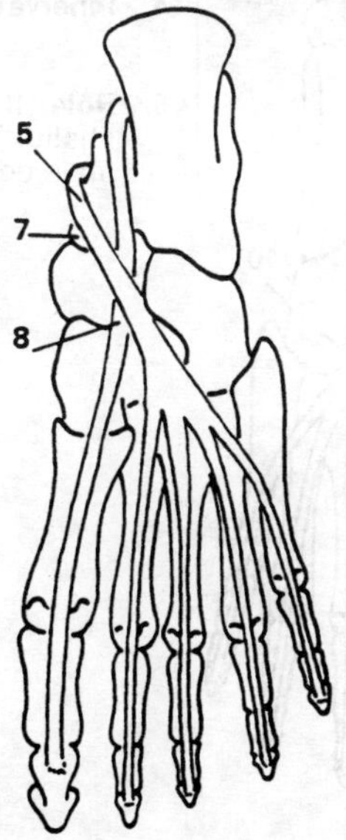

Fig. 64. — **Plante du pied.**

3. Terminaison. Identique pour chacun des tendons : sur la base de la phalange distale des 4 derniers orteils, après avoir perforé le tendon du court fléchisseur qui l'accompagne.

- La disposition de ces 2 tendons est identique à celle des fléchisseurs des doigts (voir dossier «Membre supérieur») :

  — le long fléchisseur est «perforant»;

  — le court fléchisseur est «perforé».

- Les muscles lombricaux sont annexés aux tendons de terminaison (voir chapitre «Muscles du pied»).

4. Innervation. Par une branche du nerf tibial * (T).

5. Rôle. Flexion des 4 derniers orteils sur le pied, puis extension du pied sur la jambe.

D. Muscle long fléchisseur de l'hallux * (1) (long fléchisseur propre du I).

- Le plus latéral des muscles profonds à son origine, le plus médial à sa terminaison.

- Il s'étend de la fibula à l'hallux * (gros orteil).

1. **Origine.** Sur :

- les 2/3 inférieurs de la face postérieure de la fibula (2) et les bords adjacents (postéro-médial et postéro-latéral);

- la partie inférieure de la cloison interosseuse (3);

- le septum intermusculaire latéral (4);

- le septum fibreux qui le sépare du muscle tibial postérieur (5) (et sur la partie supérieure de son fascia).

2. **Trajet.**

- Il a un trajet bipenné : les fibres musculaires se portent en bas vers la ligne médiane et se fixent, au 1/3 moyen de la jambe, sur un tendon situé dans l'épaisseur du muscle (6).

- Ce tendon glisse en arrière de l'extrémité inférieure du tibia, derrière la malléole médiale (7), où il est maintenu par le rétinaculum des fléchisseurs,

  — puis il traverse une gouttière à la face postérieure du talus (8), ensuite un canal à la face inférieure du sustentaculum tali (9) (canal calcanéen *);

  — il parcourt obliquement la plante du pied, croisant la face profonde du tendon du long fléchisseur des orteils (10) auquel il envoie une expansion;

  — il s'engage enfin dans la gaine ostéo-fibreuse de l'hallux.

3. **Terminaison.** A la face inférieure de la base de la phalange distale de l'hallux * (11).

4. **Innervation.** Par une branche du nerf tibial * (T).

5. **Rôle.** Il est fléchisseur de la phalange distale de l'hallux * sur la proximale, puis de la phalange proximale de l'hallux * sur le 1er métatarsien.

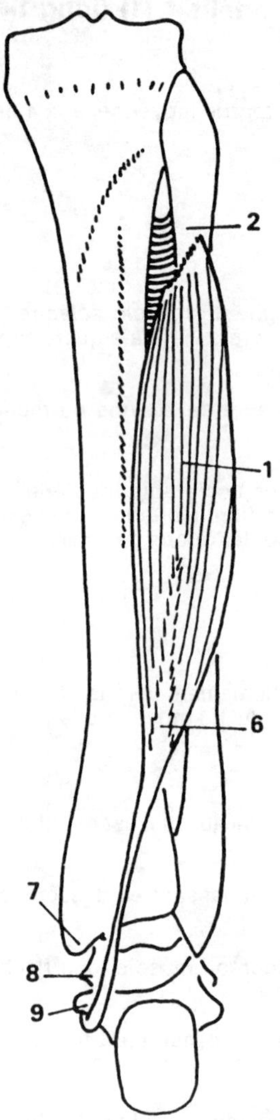

Fig. 65. — **Vue postérieure.**

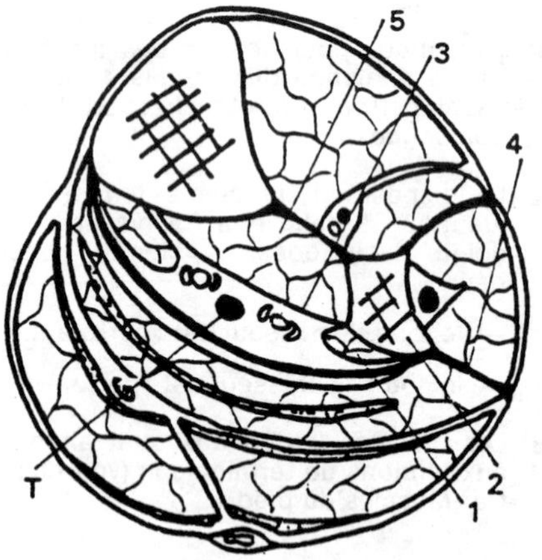

Fig. 66. — **Coupe horizontale haute de la jambe** (union 1/3 supérieur, 1/3 moyen).

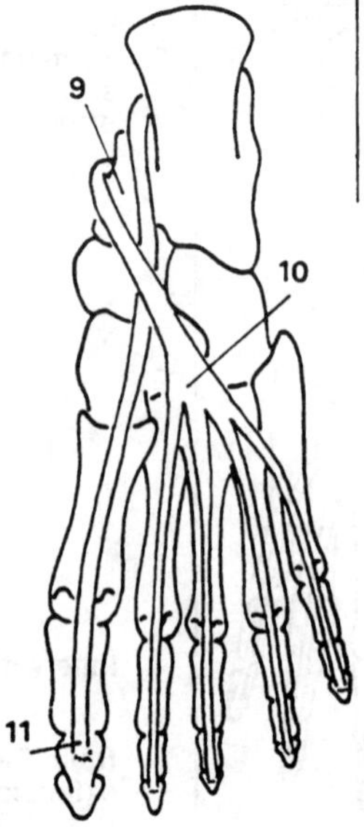

Fig. 67. — **Vue plantaire.**

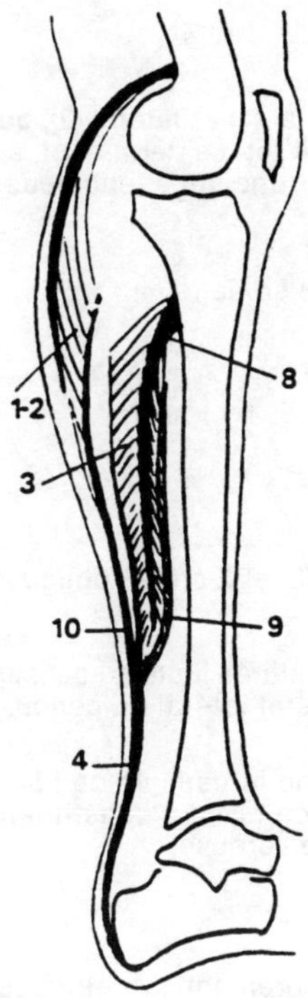

Fig. 68. — **Schéma d'ensemble (coupe sagittale).**

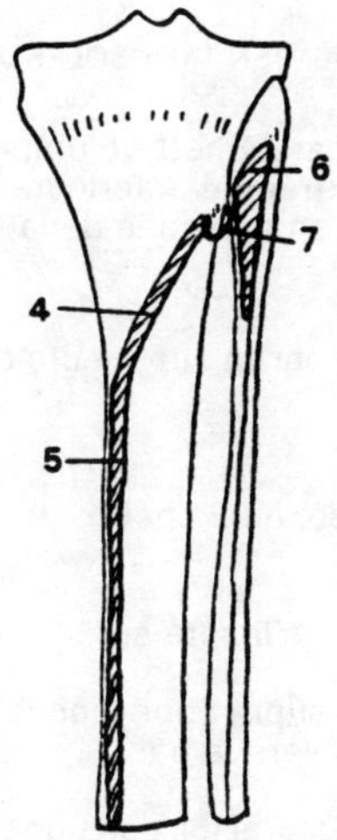

Fig. 69. — **Insertion du muscle soléaire, vue postérieure.**

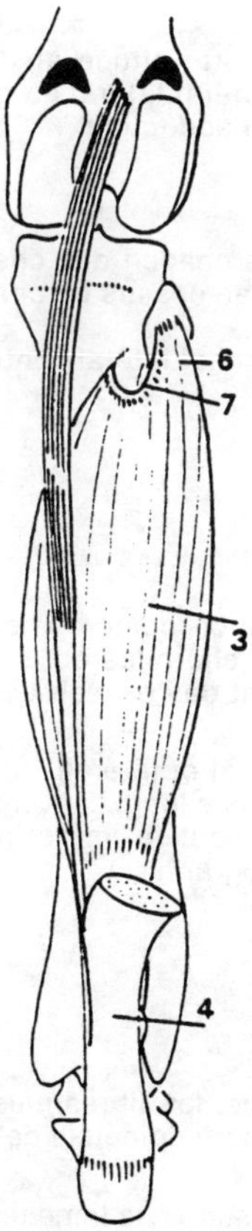

Fig. 70. — **Muscle soléaire, vue postérieure.**

2. PLAN SUPERFICIEL : MUSCLES TRICEPS SURAL ET PLANTAIRE *.

A. Muscle triceps sural.

- Il est constitué par deux plans musculaires *(fig. 68)* :
  - un plan superficiel : muscle gastrocnémien * (muscles jumeaux) (1, 2);
  - un plan profond : muscle soléaire (3).
- Ces deux muscles se fixent sur un tendon commun de terminaison : le tendon calcanéen * (tendon d'Achille) (4).

a. MUSCLE SOLÉAIRE (3).

- Il constitue le plan profond du muscle triceps sural.
- Epais et plat, il est étendu des 2 os de la jambe au tendon calcanéen *.

1. **Origine.** Par 2 chefs réunis par une arcade fibreuse *(fig. 69)*.

- Chef tibial : il naît sur :
  - la ligne oblique (4) (4/5 médiaux de sa lèvre inférieure), située à la face postérieure du tibia : ligne du muscle soléaire;
  - le 1/3 moyen du bord médial du tibia (5).
- Chef fibulaire : il naît sur (6) :
  - la face postérieure de la tête de la fibula;
  - le 1/4 supérieur de la face postérieure de la fibula;
  - le 1/3 supérieur du bord latéral de la fibula;
  - le septum intermusculaire latéral.
- Arcade tendineuse (7) :
  - elle est située entre un tubercule du col de la fibula et la ligne soléaire du tibia, recouvrant les 2 chefs;
  - sous cette arcade, passent l'artère poplitée et le nerf tibial * (nerf sciatique poplité interne).

2. **Trajet** *(fig. 68 et 70)*.

- De ces différentes insertions, naissent des fibres tendineuses qui se réunissent pour former une lame tendineuse **intra-musculaire** (8); la plus grande partie des fibres musculaires naissent de la face postérieure de cette lame, quelques-unes de sa face antérieure.
- Les fibres musculaires ont une direction oblique en bas et se terminent sur une **lame terminale** (9), s'étalant à la face postérieure du muscle (tendon de terminaison du muscle soléaire).

3. **Terminaison.** Ce tendon du muscle soléaire fusionne avec la lame tendineuse du muscle gastrocnémien * (10) pour former le tendon calcanéen * (4).

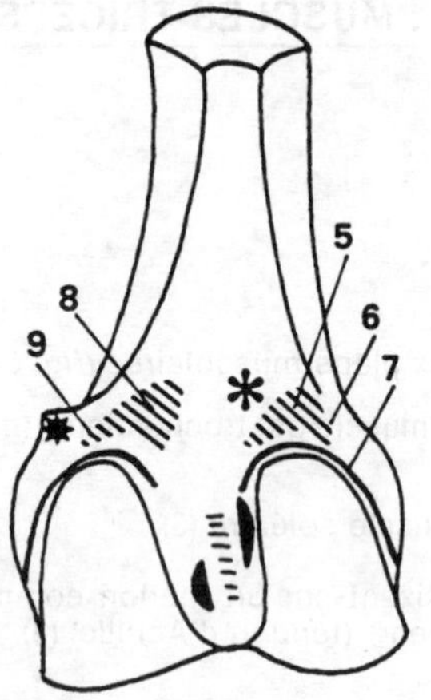

Fig. 71. — **Insertion d'origine : vue postérieure du fémur.**

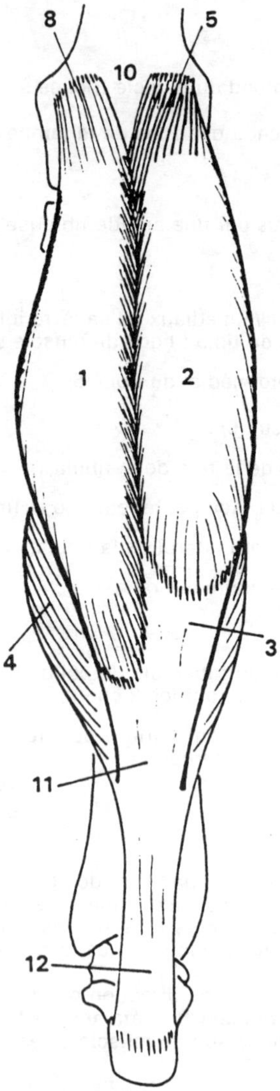

Fig. 72. — **Vue postérieure du muscle gastrocnémien *.**

b. MUSCLE GASTROCNÉMIEN * (MUSCLES JUMEAUX).

- Il est constitué par 2 chefs volumineux, médial (1) et latéral (2), qui naissent de l'extrémité inférieure du fémur et se terminent au niveau de la région moyenne de la jambe par une lame tendineuse commune (3).

- Ils recouvrent la partie supérieure du muscle soléaire (4).

1. **Origine** : tendineuse, en 2 chefs :

- chef latéral (2) : il s'insère sur :

  — la tubérosité supra-condylienne latérale (5) et 2 crêtes obliques qui divergent vers le bas;

  — l'épicondyle latéral (6), dans une fossette située juste au-dessus de la zone d'insertion du ligament collatéral latéral du génou,

    ■ la zone d'insertion reste séparée de la capsule de l'articulation du genou (7) (épaissie à ce niveau, constituant la coupe condylaire) par sa bourse séreuse,

  — la coque condylaire latérale;

- chef médial (1) : ses insertions sont grossièrement symétriques, sur :

  — la tubérosité supra-condylaire médial (8) et 2 crêtes obliques qui divergent vers le bas,

  — l'épicondyle médial (9) (fossette située au-dessus de la zone d'insertion du ligament collatéral latéral du genou, au-dessous et en avant du tubercule de l'adducteur),

  — la coque condylaire médiale,

    ■ la zone d'insertion de chacun des chefs décrit ainsi un accent circonflexe (ˆ) au-dessus de chaque condyle;

    ■ le tendon d'origine du chef latéral contient souvent un os sésamoïde.

2. **Trajet.**

- Les tendons d'origine (en situation postéro-latérale) donnent, par leur face antérieure, des fibres charnues qui se joignent à celles (plus médiales) nées directement de l'os (voir aussi fig. 68).

- Les 2 ventres musculaires (médial et latéral), de forme ovalaire (le chef médial étant plus épais et plus long) convergent en bas vers la ligne médiane (constituant en haut la limite inférieure du creux poplité (10) : voir chapitre «Topographie»).

3. **Terminaison.**

- A la partie moyenne de la jambe, les fibres musculaires se fixent sur la face antérieure d'une lame tendineuse de terminaison (11).

- Cette lame tendineuse s'unit ensuite à la lame terminale du muscle soléaire pour constituer le tendon calcanéen * (tendon d'Achille) (12).

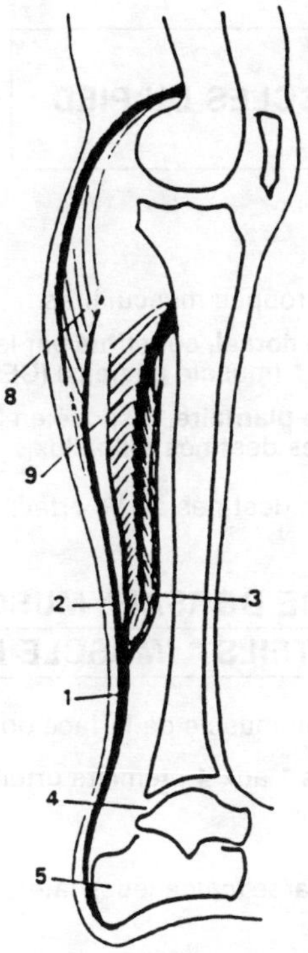

Fig. 73. — **Coupe sagittale.**

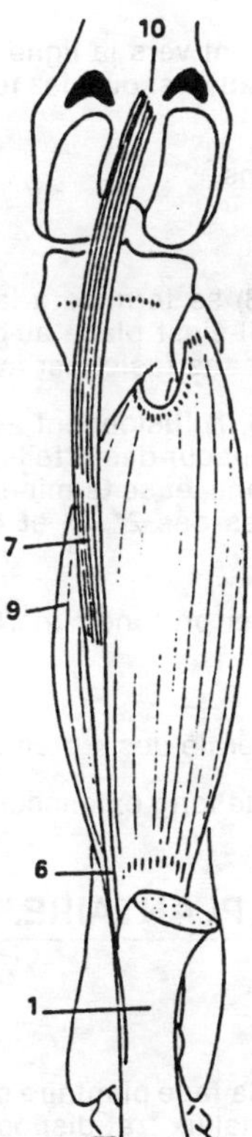

Fig. 74. — **Vue postérieure** (muscle gastrocnémien non représenté).

c. TENDON CALCANÉEN * (TENDON D'ACHILLE) (1).

- C'est le tendon terminal du muscle triceps sural.

1. **Origine.** Il est constitué par la réunion des lames terminales du muscle gastrocnémien * (2), et du muscle soléaire (3).

2. **Trajet :**

- très volumineux et résistant, il continue la direction (verticalement descendante) du muscle;
- il se rétrécit en passant en arrière de l'articulation talo-crurale * (tibio-tarsienne) (4);
- puis s'élargit de nouveau avant de se terminer sur le calcanéus * (5).

3. **Terminaison.**

- Il s'insère sur la face postérieure du calcanéus * (5) sur quasiment toute la hauteur de cette face, séparé cependant de sa partie toute supérieure par une bourse séreuse.
- Sur son bord médial, se fixe parfois le tendon de terminaison du muscle plantaire * (6).

d. INNERVATION.

- Par des rameaux du nerf tibial * (nerf sciatique poplité interne) :
  - — un rameau né très haut, pour chaque chef du muscle gastrocnémien *;
  - — deux rameaux, postérieur et antérieur, pour le muscle soléaire.

e. RÔLE.

- Le triceps sural est le muscle essentiel de la **marche** et du **saut** :
  - — il étend le pied sur la jambe;
  - — il soulève le talon, lorsque le pied repose sur le sol, et par la suite la jambe et le corps entier.
- Accessoirement, il fléchit la jambe sur la cuisse, quand le pied est en extension, et il est responsable de l'inversion du pied.

B. Muscle plantaire * (plantaire grêle) (7).

- Situé entre le muscle gastrocnémien (8) et le muscle soléaire (9), c'est un muscle aplati, triangulaire et grêle.

1. **Origine.** Il naît sur le condyle latéral (10) (médial et supérieur par rapport à la tubérosité supra-condylienne latérale).
2. **Trajet.** Son tendon, mince et membraneux, chemine entre le muscle soléaire (9) et gastrocnémien (8), obliquement en bas vers la ligne médiane.
3. **Terminaison.** Soit sur la face postérieure du calcanéus, soit sur le tendon calcanéen * (1).
4. **Innervation.** Par un rameau issu du nerf tibial.
5. **Rôle.**

- Il est accessoire : c'est un auxiliaire des muscles soléaire et gastrocnémien.
- Il est utilité en chirurgie lors des ruptures du tendon calcanéen *.

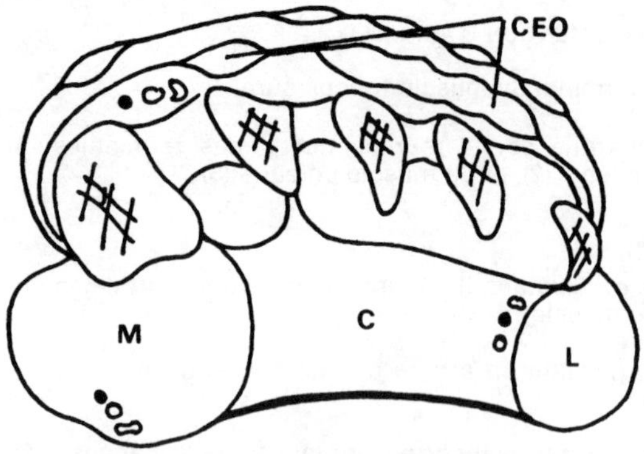

Fig. 75. — **Coupe transversale du pied passant au niveau des métatarsiens.**

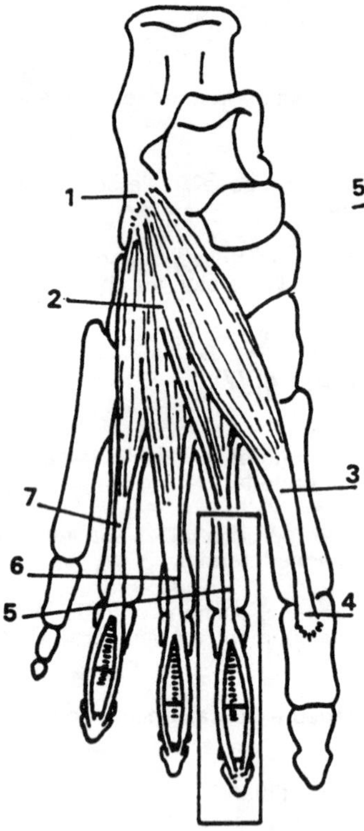

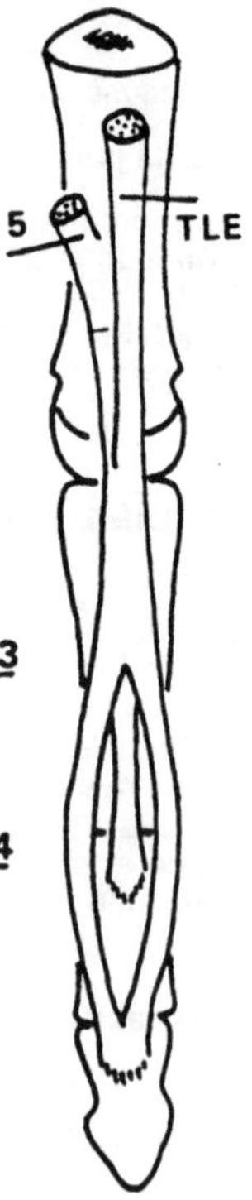

Fig. 76 (à gauche). — **Vue dorsale.**

Fig. 77 (à droite). — **Schéma de la terminaison** (voir aussi muscle long extenseur. TLE : tendon du long extenseur).

5. MUSCLES DU PIED

- Ils se répartissent en 2 groupes musculaires :
  - un **groupe musculaire dorsal,** constitué par le seul muscle court extenseur des orteils * (muscle pédieux) (CEO);
  - un **groupe musculaire plantaire,** disposé en 3 sous-groupes :
    o médial (M) : muscles destinés à l'hallux,
    o central (C),
    o latéral (L) : muscles destinés au Ve orteil.

1. GROUPE MUSCULAIRE DORSAL : MUSCLE COURT EXTENSEUR DES ORTEILS * (MUSCLE PÉDIEUX).

- Mince, aplati, c'est le seul muscle de la face dorsale du pied.
- Il est tendu du calcanéus * aux 4 premiers orteils.

1. **Origine.** Il s'insère sur (1) :
   - le plancher du sinus du tarse (calcanéus), latéralement par rapport au ligament bifurqué;
   - les deux racines du rétinaculum des extenseurs.
2. **Trajet.**
   - Les fibres se dirigent en avant vers la ligne médiane (2), plaquées contre le squelette du pied (au-dessous des tendons du muscle long extenseur).
   - Puis se divisent en 4 tendons.
3. **Terminaison.**
   - Le tendon le plus médial (3) se termine à la base de la phalange proximale de l'hallux * (4) (il s'est placé au-dessous du tendon du long extenseur de l'hallux, sans fusionner avec lui).
   - Les 3 tendons latéraux (5, 6, 7) fusionnent avec les tendons homologues du muscle long extenseur des orteils, au niveau de l'articulation métatarso-phalangienne, et se terminent sur la base des phalanges moyennes et distales des 2e, 3e et 4e orteils (voir muscle long extenseur des orteils *).
4. **Innervation.** Par le nerf péronier profond * (nerf tibial antérieur).
5. **Rôle.**
   - Extension et inclinaison latérale des 4 premiers orteils.
   - C'est un auxiliaire du muscle long extenseur des orteils.

2. GROUPE MUSCULAIRE PLANTAIRE.

A. Sous-groupe médial.

- Longeant le bord médial de la face plantaire du pied, il est constitué par 3 muscles destinés à l'hallux * et disposés en 2 plans :
  - plan profond, avec :
    o le muscle adducteur de l'hallux,
    o le muscle court fléchisseur de l'hallux *;
  - plan superficiel, avec le muscle abducteur de l'hallux *.

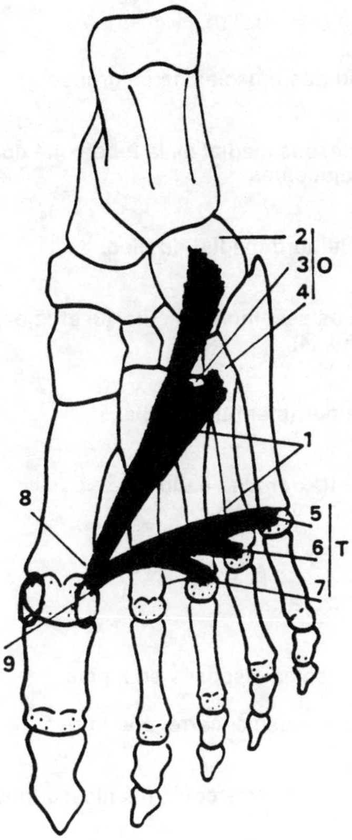

Fig. 78. — **Vue plantaire.**

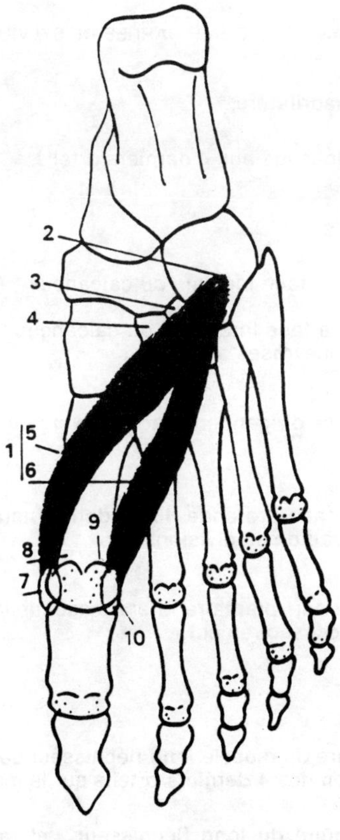

Fig. 79. — **Vue plantaire.**

a. MUSCLE ADDUCTEUR DE L'HALLUX.

1. **Origine.** Par deux chefs :

   - chef oblique (O), né :

     — de la gaine du muscle long péronier,

     — de la tubérosité du cuboïde (2), et de la base des 3e (3) et 4e (4) métatarsiens;

   - chef transverse (T), né par 3 ou 4 petites languettes issues de la face inférieure des 3 dernières articulations métatarso-phalangiennes (5, 6, 7).

2. **Trajet.** Les deux faisceaux convergent (1) vers la base de l'hallux *.

3. **Terminaison.** Sur la base de la phalange proximale (8), et sur l'os sésamoïde latéral de l'hallux * (9).

4. **Innervation.** Par le nerf plantaire latéral.

5. **Rôle.** Adduction et flexion de l'hallux *.

b. MUSCLE COURT FLÉCHISSEUR DE L'HALLUX *.

1. **Origine.** Sur la face inférieure du cuboïde (2) et des cunéiformes latéral (3) et intermédiaire (4).

2. **Trajet :** oblique en avant vers la ligne médiane (1), il se divise en 2 faisceaux médial (5) et latéral (6).

3. **Terminaison.**

   - Faisceau médial (5) : sur l'os sésamoïde médial (7) et la base de la phalange proximale de l'hallux * (8).

   - Faisceau latéral (6) : sur l'os sésamoïde latéral (10) et la base de la phalange proximale de l'hallux * (9).

4. **Innervation.**

   - Faisceau médial : par le nerf plantaire médial.

   - Faisceau latéral : par le nerf plantaire latéral et par une anastomose entre ces 2 nerfs.

5. **Rôle :** flexion de l'hallux.

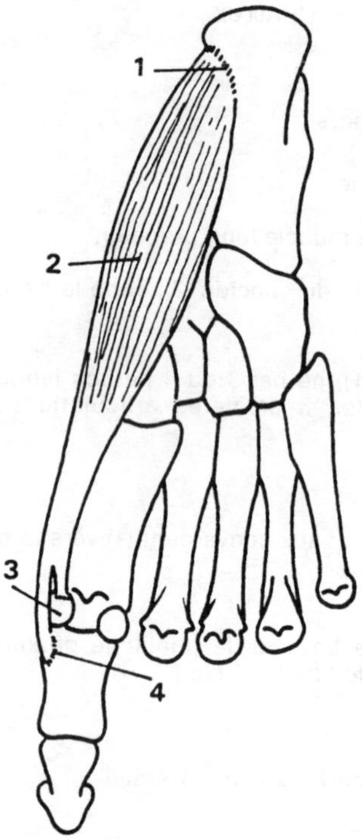

Fig. 80. — **Vue plantaire.**

c. MUSCLE ABDUCTEUR DE L'HALLUX.

- C'est le plus long des muscles de ce groupe.

1. **Origine :** sur le processus médial de la tubérosité du calcanéus * (1) et les aponévroses adjacentes.

2. **Trajet** (2) : il longe le bord médial du pied.

3. **Terminaison :** sur l'os sésamoïde médial (3) et la base de la phalange proximale de l'hallux (4).

4. **Innervation :** par le nerf plantaire médial.

5. **Rôle :** abduction et flexion de l'hallux.

B. Sous-groupe central.

- Il est formé de muscles disposés en 2 plans :
  — plan profond : muscle carré plantaire * (1) et 4 lombricaux (2, 3, 4, 5);
  — plan superficiel : muscle court fléchisseur des orteils.

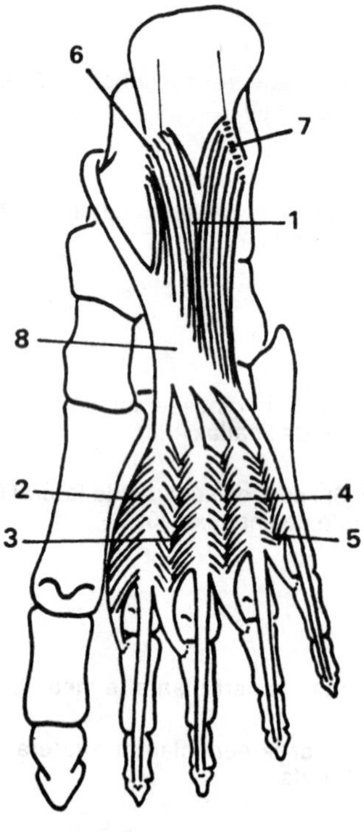

Fig. 81. — **Vue plantaire.**

a. MUSCLE CARRÉ PLANTAIRE (CHAIR CARRÉE DE SYLVIUS) (1).

- Court, aplati, quadrilatère.
- Il s'étend du calcanéus aux 4 derniers orteils.

1. **Origine.** Par 2 chefs :
   - médial : issu de la face médiale du calcanéus * (6);
   - latéral : issu de la face inférieure du calcanéus * (7), ainsi que des ligaments et aponévroses adjacents.

2. **Trajet :** les 2 chefs se dirigent en avant, convergent l'un vers l'autre et fusionnent.

3. **Terminaison.** A la face profonde du tendon du long fléchisseur des orteils * (8) au niveau de sa division.

4. **Innervation.** Par le nerf plantaire latéral essentiellement, par le nerf plantaire médial accessoirement.

5. **Rôle.**
   - C'est un auxiliaire du muscle long fléchisseur des orteils * : il contribue à la flexion des 4 derniers orteils sur le métatarse.
   - Il corrige l'obliquité du long fléchisseur * et ramène les mouvements des orteils dans un plan antéro-postérieur.

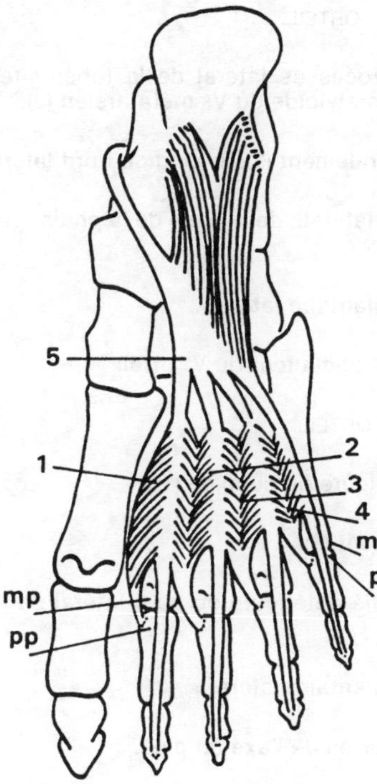

Fig. 82. — **Vue plantaire.**

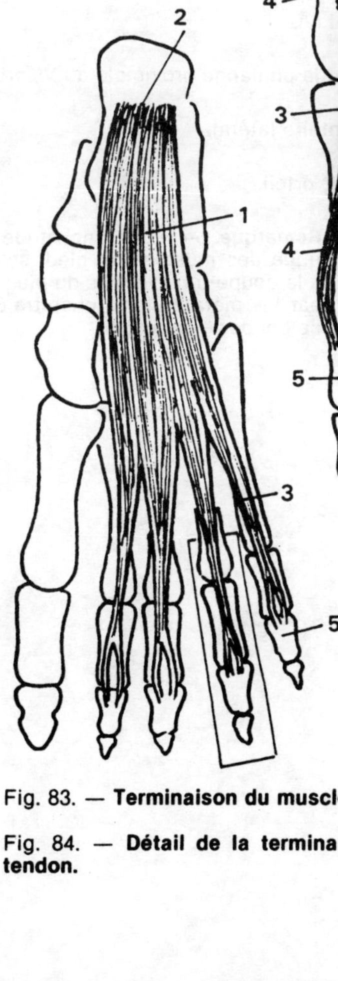

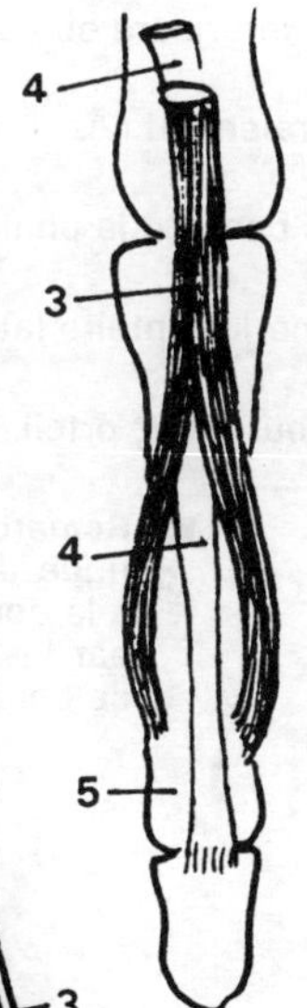

Fig. 83. — **Terminaison du muscle.**

Fig. 84. — **Détail de la terminaison du tendon.**

b. MUSCLES LOMBRICAUX (1, 2, 3, 4).

- Ce sont 4 petits muscles annexés aux tendons du long fléchisseur des orteils *.

1. Origine.

- Le 1er s'insère sur le bord médial du tendon fléchisseur du 2e orteil (5).
- Les 3 autres s'insèrent dans l'angle de division des tendons fléchisseurs (tendons voisins du long fléchisseur).

2. Trajet. Les muscles se portent en avant, divergent, atteignent le côté médial de l'articulation métatarso-phalangienne (mp) et gagnent la face dorsale des orteils.

3. Terminaison.

- Sur la base de la phalange proximale (pp) de l'orteil correspondant.
- Par une expansion dorsale sur le tendon de l'extenseur correspondant.

4. Innervation.

- Premier et deuxième lombricaux : par le nerf plantaire médial.
- Troisième et quatrième lombricaux : par le nerf plantaire latéral.

5. Rôle.

- Ils sont fléchisseurs de la phalange proximale.
- Ils sont extenseurs des 2 autres phalanges.

c. MUSCLE COURT FLÉCHISSEUR DES ORTEILS * (MUSCLE COURT FLÉCHISSEUR PLANTAIRE).

- C'est un muscle court, aplati, quadrilatère.

1. Origine. Il naît sur :

- le processus médial de la tubérosité du calcanéus * (2);
- la face profonde de l'aponévrose plantaire.

2. Trajet : oblique vers l'avant, il s'élargit transversalement et se divise à la partie moyenne du pied en 4 faisceaux, qui se fixent sur 4 tendons qui divergent vers les 4 derniers orteils.

3. Terminaison. Chaque tendon (3), perforé par celui du long fléchisseur (4), se divise pour s'attacher sur les bords de la phalange moyenne (5).

4. Innervation. Par le nerf plantaire médial.

5. Rôle : flexion des 4 orteils latéraux au niveau de la première articulation interphalangienne.

C. Sous-groupe latéral (loge plantaire latérale).

- Longeant le bord latéral du pied, il est constitué par 3 muscles destinés au Ve orteil :

— muscle abducteur du Ve orteil;

— muscle court fléchisseur du Ve orteil;

— muscle opposant du Ve orteil.

a. MUSCLE ABDUCTEUR DU Ve ORTEIL.

1. **Origine.** Il naît sur le processus latéral de la tubérosité du calcanéus * (1) et le processus styloïde du Ve métatarsien (2).

2. **Trajet.** Il est oblique latéralement (3), le long du bord latéral du pied.

3. **Terminaison.** Sur la face latérale de la base de la phalange proximale du Ve orteil (4).

4. **Innervation.** Par le nerf plantaire latéral.

5. **Rôle.** Il est fléchisseur et abducteur du Ve orteil.

b. MUSCLE OPPOSANT DU Ve ORTEIL.

1. **Origine.** Sur la face inférieure du cuboïde (1).

2. **Trajet.** Oblique latéralement (2).

3. **Terminaison.** Sur la moitié antérieure du bord latéral du Ve métatarsien (3).

4. **Innervation.** Par le nerf plantaire latéral.

5. **Rôle.** Il rapproche le Ve orteil de l'axe du pied.

c. MUSCLE COURT FLÉCHISSEUR DU Ve ORTEIL.

1. **Origine.** Sur la face inférieure du cuboïde (1).

2. **Trajet.** Oblique latéralement (2).

3. **Terminaison.** Sur la base de la phalange proximale du Ve orteil (3).

4. **Innervation.** Par le nerf plantaire latéral.

5. **Rôle.** Il est fléchisseur du Ve orteil.

■ **Remarque.** — Pour une étude synthétique des muscles du pied, se reporter à la coupe transversale du pied passant par les métatarsiens (chapitre 8, «Atlas de coupes», page 216).

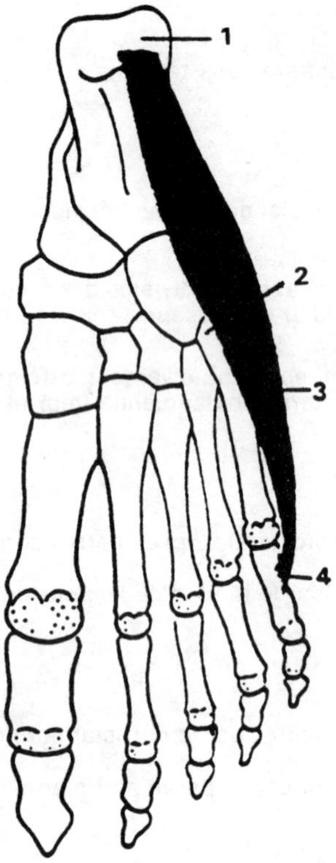

Fig. 85. — **Muscle abducteur du Ve orteil.**

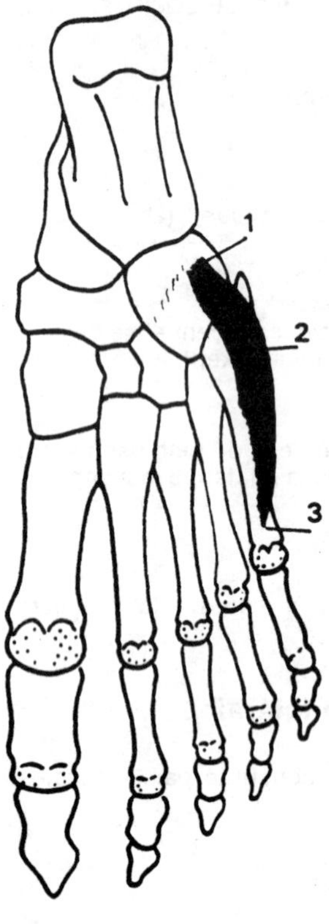

Fig. 86. — **Muscle opposant du Ve orteil.**

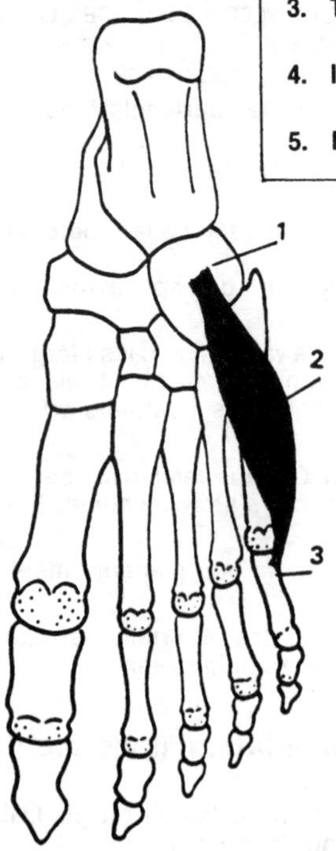

Fig. 87. — **Muscle court fléchisseur du Ve orteil.**

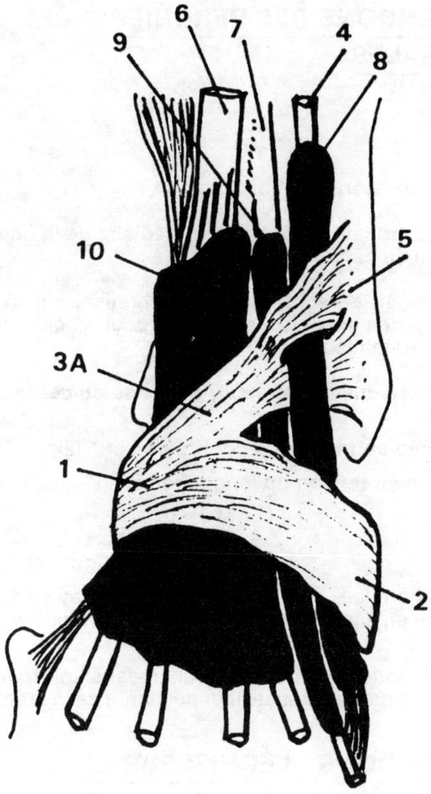

Fig. 88. — **Vue dorsale.**

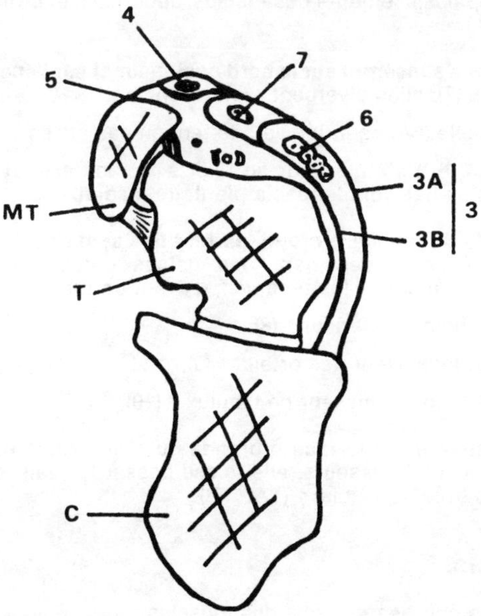

Fig. 89. — **Coupe oblique du cou-de-pied** (d'après Rouvière).
C : calcanéus *.
T : talus.
MT : malléole tibiale.

6. GAINES DES TENDONS DES MUSCLES DE LA JAMBE ET DU PIED

- Les tendons des muscles de la jambe sont entourés au cou-de-pied par :
  — des gaines fibreuses qui servent de poulies de réflexion (rétinaculum * ou ligament annulaire);
  — des gaines séreuses qui permettent le glissement des tendons dans les gaines fibreuses.

1. GAINES DES TENDONS EXTENSEURS (GAINES ANTÉRIEURES).

A. Gaine fibreuse.

- C'est le rétinaculum antérieur * (1) (ligament annulaire antérieur du tarse).

1. **Il s'étend** d'un bout à l'autre de la face antérieure du cou-de-pied.

2. **Il s'insère,** latéralement, dans le creux talo-calcanéen, **puis se divise en 2 lames :**

- lame inférieure (2), qui se dirige vers le bord médial du pied et se termine sur l'os naviculaire * et le cunéiforme médial : c'est un simple épaississement du fascia dorsal superficiel du pied;
- lame supérieure, constituée par 2 feuillets :
  — superficiel (3A), qui passe en avant des tendons extenseurs, se dédouble pour engainer le tendon du muscle tibial antérieur * (4) et se termine sur la crête du tibia (5),
  — profond (3B) (ou ligament frontiforme), qui passe sous les tendons extenseurs et se divise en 2 lamelles :
  o la première contournant le tendon du muscle long extenseur des orteils * (6),
  o la seconde celui du muscle long extenseur de l'hallux * (7),
  o ces 2 lamelles se fixant ensuite sur le feuillet superficiel (3A).

■ **Au total,** la lame supérieure du rétinaculum des extenseurs * (3A, 3B) forme 3 gaines fibreuses :
- médiale, pour le muscle tibial antérieur * (4);
- moyenne, pour le tendon du muscle extenseur de l'hallux * (7);
- latérale, pour les tendons des muscles long extenseur des orteils et 3ᵉ péronier (6).

B. Gaines séreuses.

- Elles entourent les tendons extenseurs :
  — gaine du muscle tibial antérieur * (8);
  — gaine du muscle long extenseur de l'hallux * (9);
  — gaine du muscle long extenseur des orteils * (10).
- Elles remontent au-delà du rétinaculum antérieur * (gaine du muscle tibial antérieur * surtout) et se poursuivent, vers le bas, jusqu'à la rangée antérieure des os du carpe.

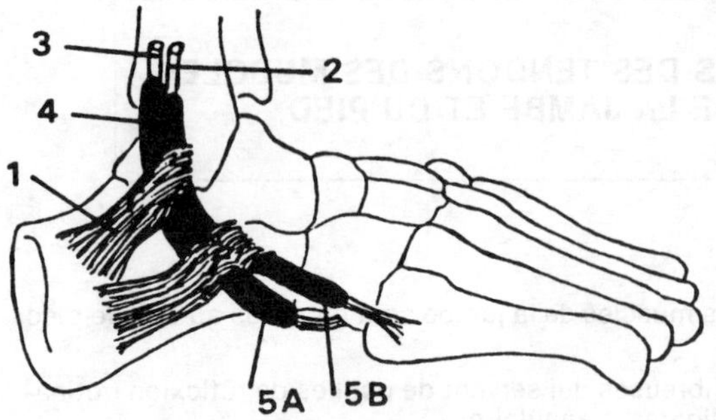

Fig. 90. — **Vue latérale.**

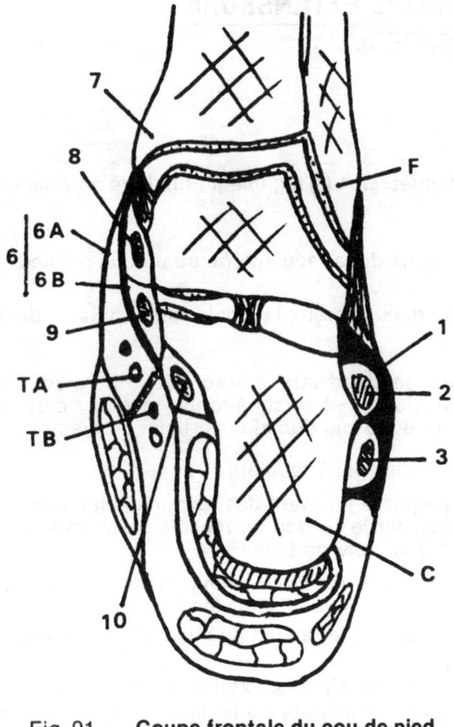

Fig. 91. — **Coupe frontale du cou-de-pied.**
TA et TB : nerf tibial * et artère tibiale postérieure déjà divisés.

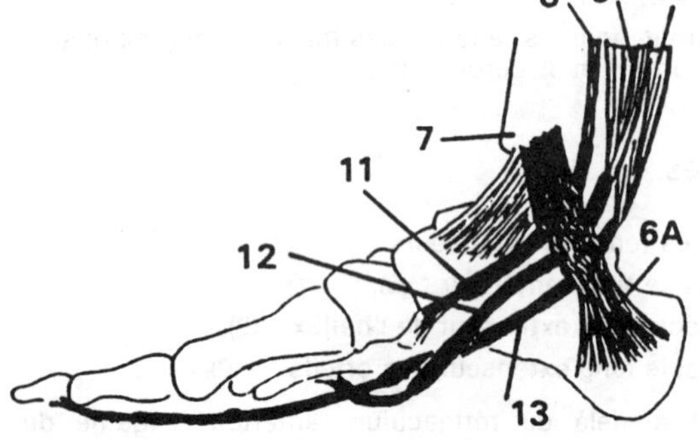

Fig. 92. — **Vue latérale.**

2. GAINES DES TENDONS DES PÉRONIERS (GAINES LATÉRALES).

A. Gaine fibreuse.

- C'est le rétinaculum latéral * (1).

1. **Il est tendu** entre le bord latéral du sillon malléolaire de la fibula * (F) et la face latérale du calcanéus * (C).
2. **De sa face profonde se détache une lame fibreuse,** qui passe en arrière des tendons des muscles péroniers pour gagner la lèvre médiale du sillon rétro-malléolaire.
3. **La gaine des péroniers, unique en haut, se divise au-dessous de la malléole** en 2 gaines :
   - supérieure, destinée au tendon du court péronier * (2);
   - inférieure, destinée au tendon du long péronier * (3).

B. Gaine séreuse.

- Comme la gaine fibreuse, elle apparaît commune aux 2 tendons, en haut (4), divisée en 2 gaines pour chacun des tendons, en bas et en avant (5A, 5B).
- De plus, le muscle long péronier est pourvu, dans son trajet plantaire, d'une seconde gaine séreuse, indépendante de la précédente.

3. GAINES DES TENDONS FLÉCHISSEURS.

A. Gaines fibreuses.

- C'est le rétinaculum médial * (6) (ligament annulaire interne).

1. **Il est constitué** par 2 lames, superficielle (6A) et profonde (6B) (qui représentent des épaississements des fascias, superficiel et profond, de la jambe).
2. **En avant, ces 2 lames s'insèrent sur le bord postérieur et sur l'apex de la malléole médiale** (7); elles divergent rapidement :
   - la lame superficielle (6A) se dirige vers le tendon calcanéen *;
   - la lame profonde (6B) s'étale pour se fixer à la face médiale du calcanéus * et plus bas vers le fascia plantaire médial.
3. **De la face profonde du feuillet profond, partent des septa épais,** qui gagnent le plan osseux, dessinant des gaines ostéo-fibreuses incurvées vers l'avant (comme les tendons); d'avant en arrière :
   - gaine du muscle tibial postérieur * (8);
   - gaine du muscle fléchisseur des orteils * (9);
   - gaine du muscle long fléchisseur de l'hallux * (10).
4. **Il existe une 4ᵉ gaine,** entre la face profonde du rétinaculum et les gaines des 2 muscles fléchisseurs; elle laisse passer les vaisseaux tibiaux postérieurs et le nerf tibial * (TA - TB).

B. Gaines séreuses.

- Il existe 3 gaines pour les tendons des muscles :
  — tibial postérieur * (11);
  — long extenseur des orteils * (12);
  — long extenseur de l'hallux * (13).
- Elles s'étendent bien au-delà des gaines fibreuses.

4. GAINES TENDINEUSES DU PIED.

- Les tendons fléchisseurs (A, B) possèdent, le long des orteils, des gaines ostéo-fibreuses et séreuses semblables aux gaines digitales des fléchisseurs des doigts (1) (voir dossier «Membre supérieur»).

- Aux tendons des muscles lombricaux (2) sont annexées de petites bourses séreuses (3) qui les séparent des faces latérales des articulations métatarso-phalangiennes (4).

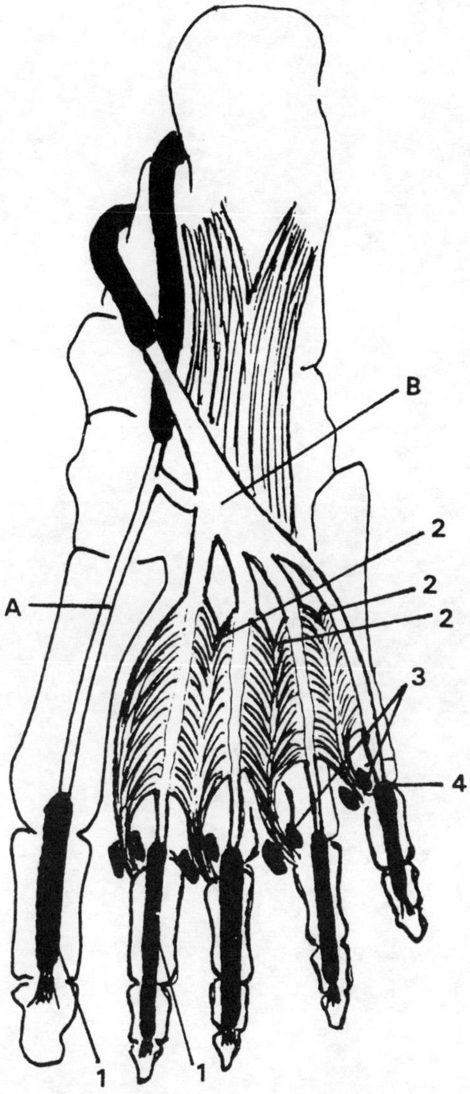

Fig. 93. — **Gaines séreuses de la région plantaire** (vue plantaire).
A : long fléchisseur de l'hallux *.
B : long fléchisseur des orteils.

5
ANGÉIOLOGIE

1. Artères.
2. Veines.
3. Lymphatiques.

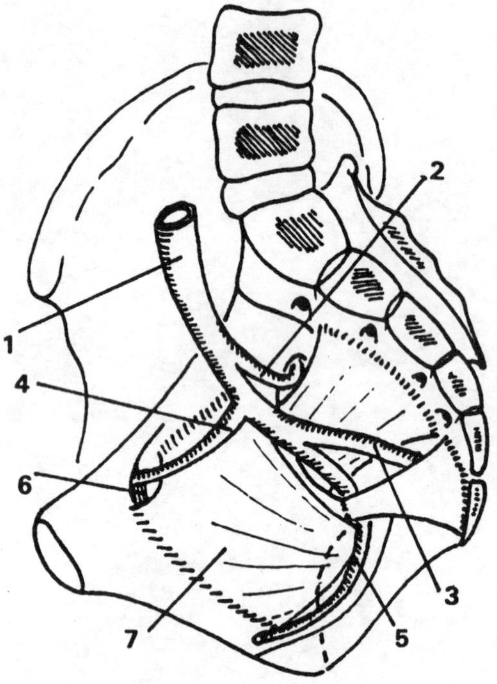

Fig. 1. — **Vue médiale.**

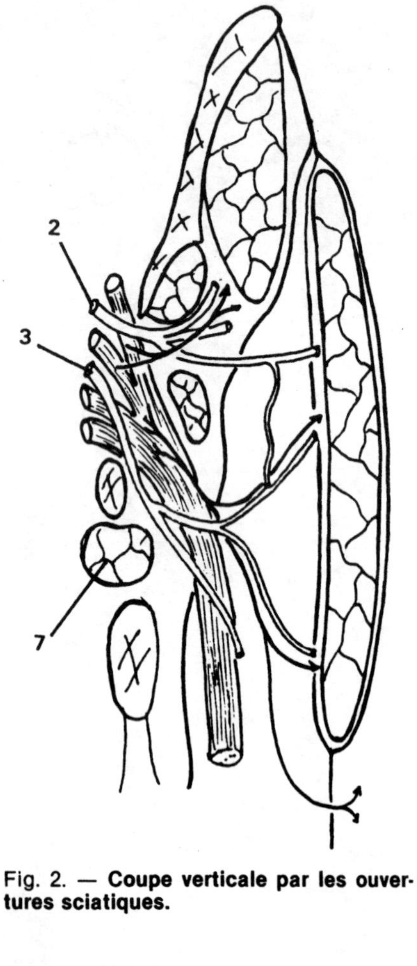

Fig. 2. — **Coupe verticale par les ouvertures sciatiques.**

1. ARTÈRES DU MEMBRE INFÉRIEUR

- La vascularisation du membre inférieur est assurée :
  - avant tout par l'artère fémorale commune, qui fait suite à l'artère iliaque externe et se divise en 2 branches :
    - o artère fémorale profonde, véritable artère nourricière de la cuisse,
    - o artère fémorale superficielle, artère de passage à la cuisse et destinée à la partie plus distale du membre (genou, jambe, pied);
  - accessoirement, par quelques branches pariétales de l'iliaque interne * (artère hypogastrique), qui peuvent prendre de l'importance en pathologie, lors des oblitérations de l'axe iliaque.

I. BRANCHES DE L'ARTÈRE ILIAQUE INTERNE *

- L'artère iliaque interne * (artère hypogastrique) (1) se divise en regard de la grande ouverture sciatique * en 2 troncs : antérieur et postérieur, qui donnent naissance à deux types d'artères (voir dossier «Petit bassin», pages 38-39) :
  - artères viscérales, nées du tronc antérieur;
  - artères pariétales, nées des deux troncs.
- Les branches pariétales sont de 2 types :
  - intra-pelviennes;
  - extra-pelviennes, au nombre de 4, participant à la vascularisation de la région glutéale et de la racine de la cuisse :
    - o l'artère glutéale supérieure * (artère fessière) (2),
    - o l'artère glutéale inférieure * (artère ischiatique) (3),
    - o l'artère obturatrice (4),
    - o l'artère honteuse interne (5).

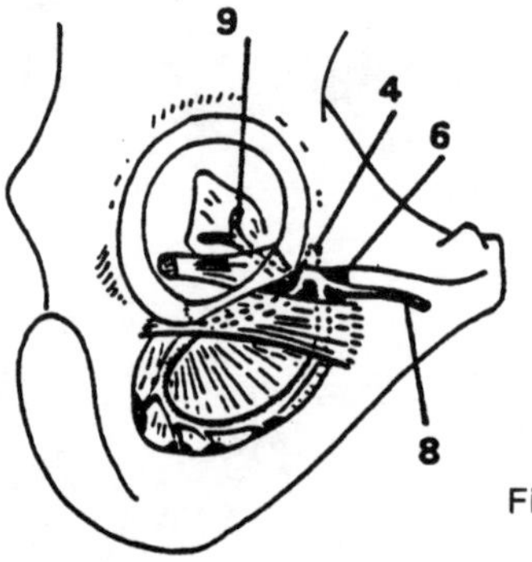

Fig. 3. — **Artère obturatrice** (vue latérale).

1. ARTÈRE OBTURATRICE (4).

- Accompagnée du nerf obturateur et de sa veine satellite, elle court sur la paroi pelvienne et se dirige vers le trou obturé * (6) (canal sous-pubien).
- Elle donne des rameaux vésicaux et rétro-pubiens; elle participe à l'irrigation du muscle obturateur interne (7), des muscles adducteurs de la cuisse, de la vessie (8) et de l'articulation coxo-fémorale (9).

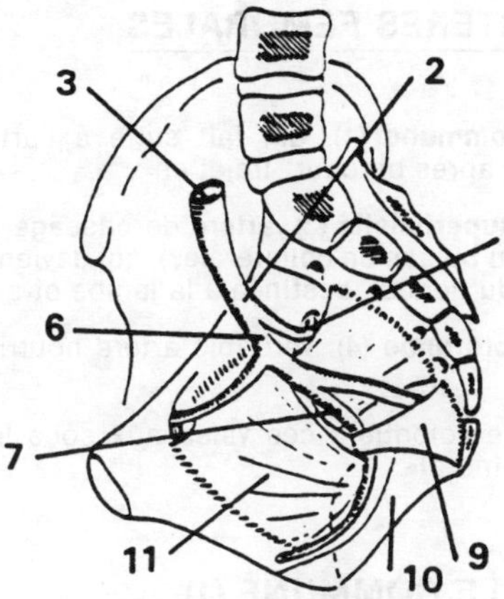

Fig. 4. — **Vue médiale.**

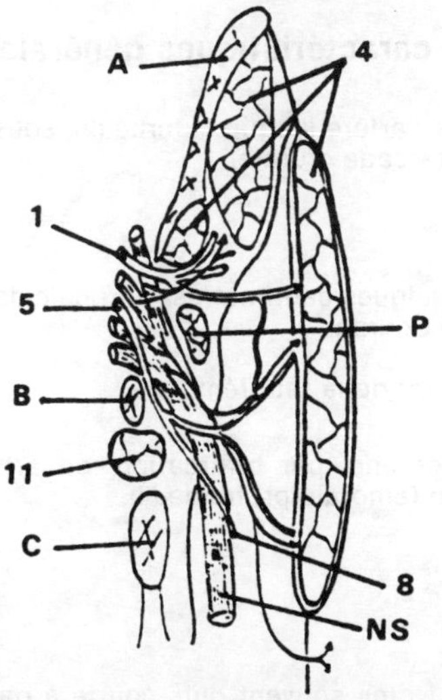

Fig. 5. — **Coupe verticale par les ouvertures sciatiques.** A : ilium - B : épine sciatique - C : ischium - NS : nerf sciatique *.

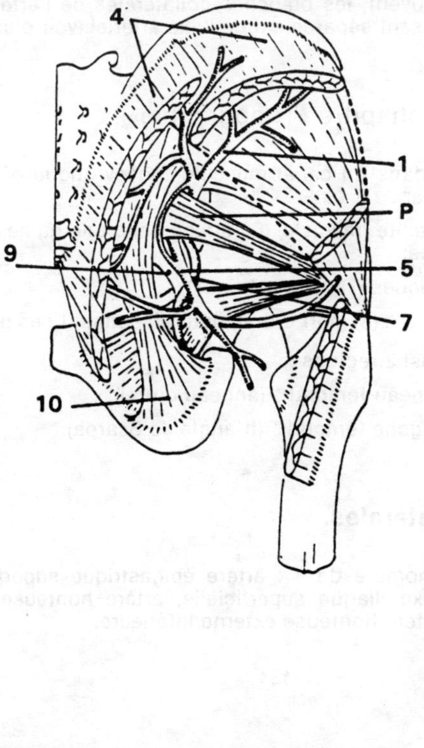

2. ARTÈRE GLUTÉALE SUPÉRIEURE * (FESSIÈRE) (1).

- Volumineuse branche, elle semble continuer le trajet du tronc terminal postérieur (2) de l'artère iliaque interne * (3).
- Elle sort du bassin par la grande ouverture sciatique * (entre A et B), au-dessus du muscle piriforme * (P) et se distribue aux muscles de la région glutéale * (région fessière) (4).

3. ARTÈRE GLUTÉALE INFÉRIEURE * (ISCHIATIQUE) (5).

- Volumineuse branche née du tronc terminal antérieur (6).
- Elle sort du bassin par la grande ouverture sciatique *, au-dessous du muscle piriforme (P), médiale par rapport aux vaisseaux et nerf honteux internes (7).
- Elle traverse la région glutéale * (donnant de nombreux rameaux musculaires), puis descend dans la cuisse (donnant des rameaux aux muscles adducteurs) et s'anastomose avec le rameau perforant de l'artère fémorale profonde (8).

4. ARTÈRE HONTEUSE INTERNE (7).

- Elle se dirige en arrière et sort du bassin par la grande ouverture sciatique *, au-dessus du muscle piriforme (P).
- Elle se coude en regard du ligament sacro-épineux * (9), puis pénètre de nouveau dans le petit bassin par la petite ouverture sciatique *, entre le ligament sacro-épineux * (en haut) (9) et le ligament sacro-tubérositaire * (en bas).
- Dans la dernière partie de son trajet, elle chemine dans le canal honteux interne (Alcok), constitué par le dédoublement du fascia du muscle obturateur interne (11) (médial par rapport à la branche ischio-pubienne); elle est accompagnée du nerf honteux * (branche du plexus sacré).
- Elle donne, au cours de son trajet, de nombreuses collatérales destinées au pelvis (voir dossier «Petit bassin», page 39).

■ **Toutes ces branches peuvent se développer considérablement en pathologie (dans les oblitérations athéromateuses aorto-iliaques notamment) et contribuer, par leurs anastomoses avec le réseau fémoral, à la revascularisation des artères du membre inférieur.**

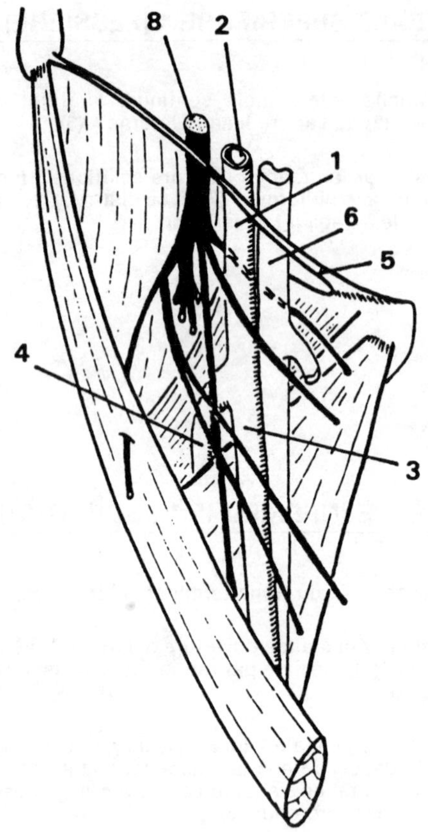

Fig. 7. — **Trigone fémoral** (vue antérieure).

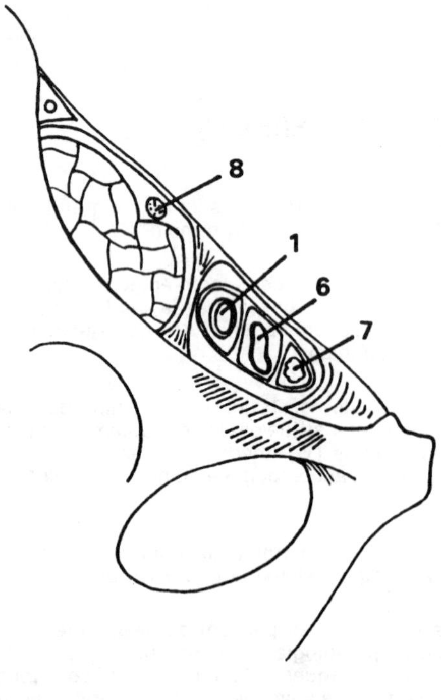

Fig. 8. — **Anneau fémoral.**

II. ARTÈRES FÉMORALES

- **L'artère fémorale commune** (1), qui fait suite à l'artère iliaque externe (2), se divise après un court trajet en :
  - — **artère fémorale superficielle** (3), artère de passage à la cuisse (où elle donne peu ou pas de collatérales), qui deviendra l'artère poplitée (région du genou), destinée à la jambe et au pied;
  - — **artère fémorale profonde** (4), véritable artère nourricière de la cuisse.
    - ■ On désigne volontiers ces vaisseaux sous le terme de «trépied fémoral».

1. ARTÈRE FÉMORALE COMMUNE (1).

A. Trajet d'ensemble; caractéristiques générales.

1. **Origine.** Elle fait suite à l'artère iliaque externe (2), sous le milieu de l'arcade inguinale * (5) (arcade crurale).

2. **Trajet.**
   - L'artère est courte (quelques centimètres), verticale dans le trigone fémoral * (triangle de Scarpa).
   - Elle se projette en avant de la tête fémorale.

3. **Terminaison.** Elle se termine, par bifurcation, en artère fémorale superficielle (3) et artère fémorale profonde (4).

4. **Dimensions.**
   - Diamètre : 8 mm.
   - Longueur : 4 cm (± 1 cm), souvent plus courte à gauche et plus courte chez la femme.

5. **Variation.** Très souvent, les branches collatérales de l'artère fémorale profonde naissent séparément de l'axe artériel (voir plus loin).

B. **Rapports** (voir chapitre «Topographie»).

- Elle est située dans un canal musculo-aponévrotique où elle est accompagnée par :
  - — sa veine satellite (médiale) (6), située dans une gaine conjonctive commune;
  - — des lymphatiques (7) (plus médiaux);
  - — le nerf fémoral * (8) (nerf crural), latéral, donnant ses branches.
- Elle traverse ainsi 2 régions :
  - — en haut, l'anneau fémoral * (anneau crural);
  - — ensuite le trigone fémoral * (triangle de Scarpa).

C. Branches collatérales.

- Elles sont au nombre de 4 : artère épigastrique superficielle *, artère circonflexe iliaque superficielle, artère honteuse externe supérieure et artère honteuse externe inférieure.

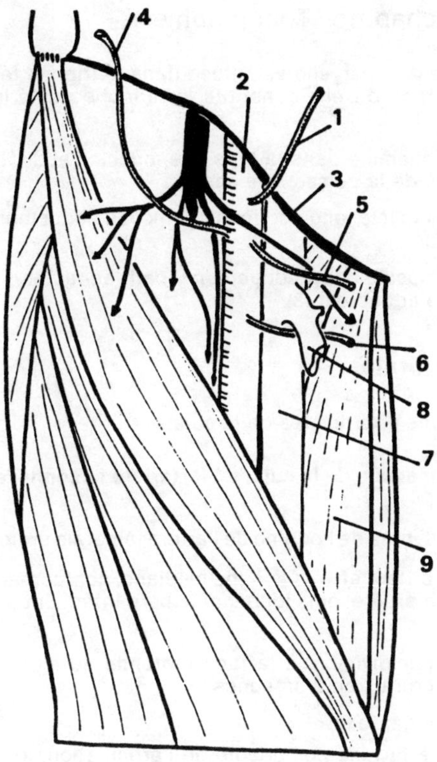

Fig. 9. — **Trigone fémoral (vue antérieure).**

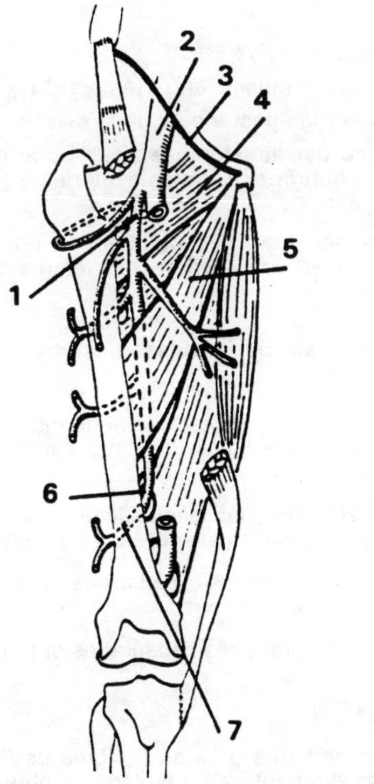

Fig. 10. — **Vue antérieure de la cuisse** (muscles Sartorius *, quadriceps fémoral *, et artère fémorale superficielle non représentés).

1. **Artère épigastrique superficielle * (1) (artère sous-cutanée abdominale).** Elle naît de la face antérieure de l'artère fémorale commune (2), un peu au-dessous de l'arcade inguinale * (3).

   - Elle se dirige en haut et vers la ligne médiane jusqu'à l'ombilic, perfore le fascia cribriformis et pénètre dans le plan sous-cutané où elle s'anastomose avec les artères épigastrique inférieure et circonflexe iliaque superficielle.

2. **Artère circonflexe iliaque superficielle** (4). Elle naît au même niveau que la précédente, souvent par un tronc commun. Elle se dirige en haut et latéralement dans le tissu sous-cutané.

3. **Artère honteuse externe supérieure** (5). Elle naît de la face médiale de l'artère fémorale, devenant rapidement sus-aponévrotique. Elle se dirige vers la ligne médiane.

4. **Artère honteuse externe inférieure** (6).

   - Elle naît un peu au-dessous de la précédente, parfois par un tronc commun.

   - Elle se dirige transversalement vers la ligne médiane, restant sous-aponévrotique. Elle croise la face antérieure de la veine fémorale (7), sous la crosse de la grande veine saphène * (8) (veine saphène interne), puis perfore le fascia (aponévrose) au bord latéral du muscle long adducteur * (9).

     ■ Au total ces 4 artères sont superficielles et destinées aux téguments (paroi abdominale et région pubienne).

2. ARTÈRE FÉMORALE PROFONDE (1).

- C'est un volumineux tronc artériel qui irrigue la presque totalité des muscles et téguments de la cuisse : c'est **l'artère nourricière de la cuisse.**

A. Trajet d'ensemble.

1. **Origine.** Branche postérieure de bifurcation de l'artère fémorale commune, elle naît à un niveau variable, environ 4 cm au-dessous de l'arcade inguinale * (3).

2. **Trajet.** Presque verticale dans l'ensemble de son trajet, elle traverse d'abord le trigone fémoral *, puis pénètre dans la loge des muscles adducteurs, en passant entre muscles pectiné (4) et long adducteur * (5).

3. **Terminaison.** Elle perfore le muscle grand adducteur * (faisceau moyen) un peu au-dessus de l'anneau (6) et constitue la 3e artère perforante (7).

4. **Dimensions.** Son calibre diminue après le départ de la 1re artère perforante.

5. **Variation.** Assez souvent, les branches collatérales de l'artère fémorale profonde naissent séparément, généralement par des troncs communs, faisant ainsi parler «d'artères fémorales profondes».

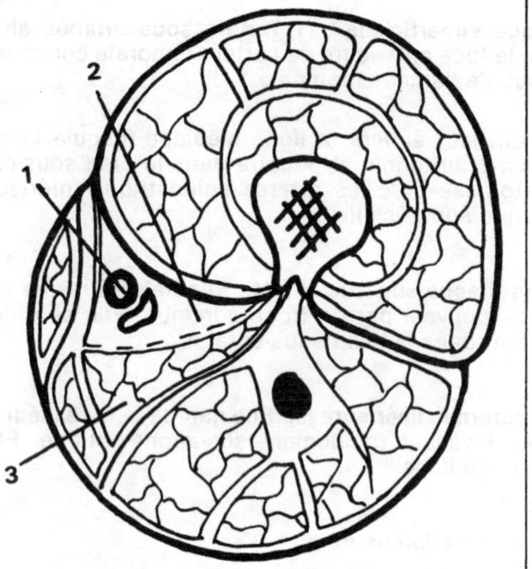

Fig. 11. — **Coupe horizontale des muscles de la cuisse** (union 1/3 inférieur, 1/3 moyen).

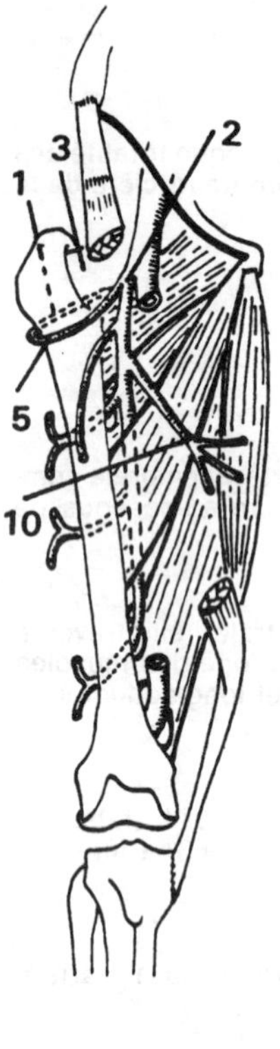

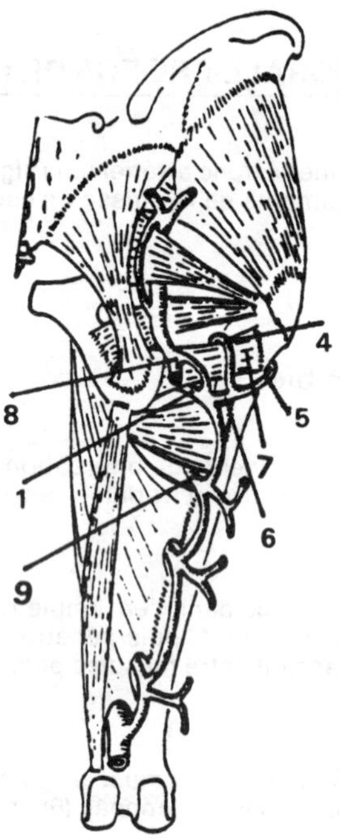

Fig. 13 (à droite). **Vue postérieure.**

Fig. 12 (à gauche). — **Vue antérieure de la cuisse** (muscles Sartorius *, quadriceps fémoral, et artère fémorale superficielle non représentés).

B. Rapports (voir chapitre «Topographie»).

- Dans son segment initial, elle est située dans le trigone fémoral * (triangle de Scarpa), où elle constitue la branche postérieure du trépied fémoral.
- Ensuite, elle (1) chemine dans la loge des muscles adducteurs (2) à la face médiale de la cuisse; elle passe :
  - — en arrière du muscle long adducteur * (moyen adducteur), à son bord supérieur;
  - — en avant du muscle court adducteur * (petit adducteur) puis du muscle grand adducteur (3).

C. Branches collatérales.

- Ce sont les artères nourricières de la cuisse.

1. Artère circonflexe médiale de la cuisse * (1) (artère circonflexe postérieure).

- Elle naît très haut, près de l'origine de l'artère fémorale profonde (2).
- Elle se dirige en arrière et vers la ligne médiane, contournant le col fémoral (3) par en arrière, puis longeant le bord inférieur du muscle obturateur externe.
- Elle se termine par division, à la face profonde du muscle carré fémoral * (carré crural), en 2 branches :
  - — branche ascendante (4) :
    - o qui monte à la face postérieure de l'articulation coxo-fémorale,
    - o vascularise les muscles péri-articulaires et la capsule,
    - o et se termine par anastomose avec l'artère circonflexe latérale * (5);
  - — branche descendante (6) :
    - o qui passe sous le muscle carré fémoral * (7),
    - o vascularise la loge postérieure de la cuisse,
    - o et se termine par anastomose avec les artères circonflexe latérale * (5), obturatrice, glutéale inférieure * (8) (ischiatique) et 1re perforante (9).
- Elle donne aussi des branches collatérales pour le fémur, les muscles de la région et l'articulation coxo-fémorale (rameau acétabulaire, inconstant).

2. Artère circonflexe latérale de la cuisse * (artère circonflexe antérieure) (5).

- Plus grêle, non bifurquée (inconstante), elle naît au même niveau que la précédente, souvent par un tronc commun avec l'artère quadricipitale.
- Elle se dirige latéralement sous le muscle droit de la cuisse * (droit antérieur), contournant par en avant le col du fémur (3).
- Elle se termine par anastomose avec l'artère circonflexe médiale * (1) (à la face postérieure du fémur).
- Elle a donné quelques branches capsulaires et musculaires.

3. Artère quadricipitale (10).

- Volumineuse, elle naît très près de l'origine de l'artère fémorale profonde (parfois, elle peut naître isolément, plus bas, de l'artère fémorale superficielle).
- Elle vascularise les quatre chefs du muscle quadriceps et le muscle Sartorius * par de nombreux rameaux musculaires richement anastomosés.

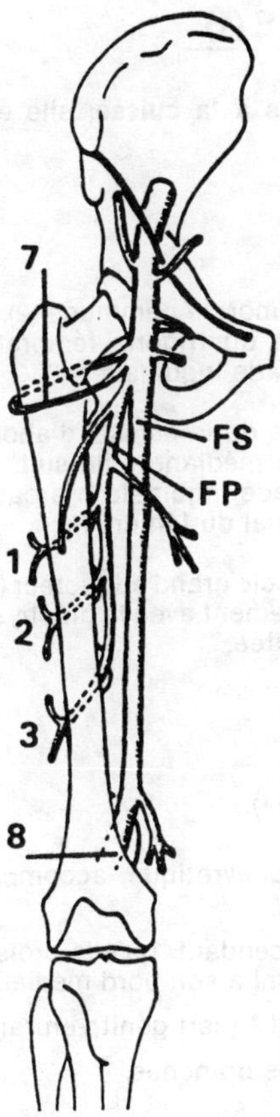

Fig. 14. — **Vue antérieure (muscles et artère fémorale superficielle non représentés).**
FS : artère fémorale superficielle.

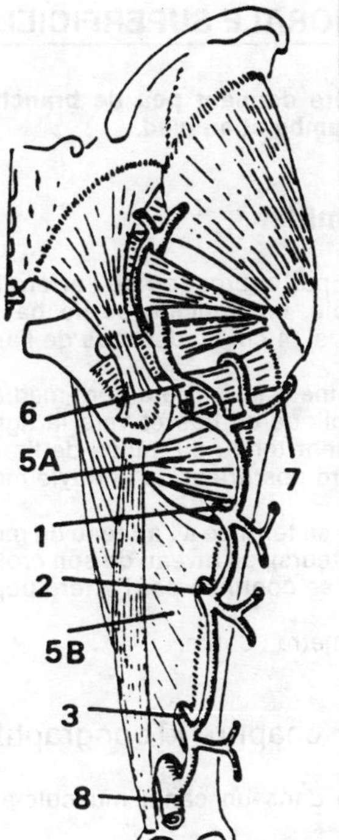

Fig. 15. — **Vue postérieure.**

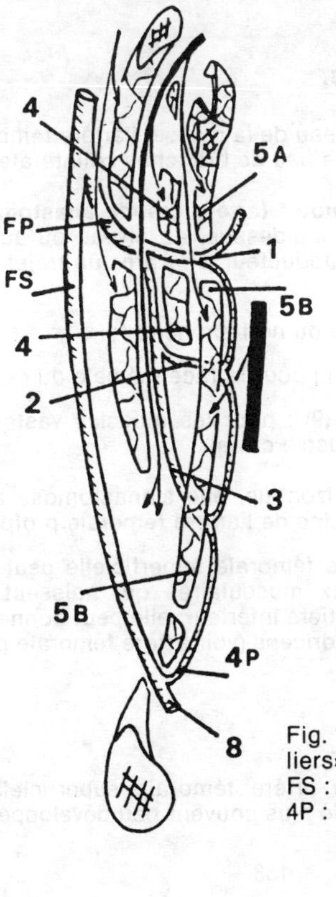

Fig. 16. — **Coupe frontale** (dite «des cavaliers»).
FS : artère fémorale superficielle.
4P : 4e perforante.

4. **Artères perforantes.**

- Au nombre de 3, les 2 premières (1, 2) étant des collatérales de l'artère fémorale profonde (FP), la 3e (3) étant sa branche terminale.
- Elles se dirigent en arrière, gagnant la loge postérieure de la cuisse, en traversant le plan des muscles adducteurs :
  - — la première (1), entre les 2 faisceaux du muscle court adducteur * (4), puis entre les faisceaux supérieur et moyen du muscle grand adducteur (5A, 5B);
  - — la deuxième (2), au bord inférieur du muscle court adducteur * (4), puis en perforant le faisceau moyen du muscle grand adducteur (5B);
  - — la troisième (3), en perforant le faisceau moyen (5B) du muscle grand adducteur.
- Dans la loge postérieure de la cuisse, à la face postérieure du muscle grand adducteur, elles se divisent en 3 rameaux :
  - — ascendant, anastomosé à l'artère sus-jacente;
  - — descendant, anastomosé à l'artère sous-jacente;
  - — moyen, musculaire.

■ **Ainsi est constituée une large voie anastomotique,** en arrière du muscle grand adducteur (5), communiquant :

- en haut, avec l'artère glutéale inférieure * (6) (née de l'artère iliaque interne), les artères circonflexes (7);
- en bas, avec les branches de l'artère poplitée (8).

5. **Autres rameaux collatéraux.** L'artère fémorale profonde donne souvent des rameaux musculaires supplémentaires pour les muscles quadriceps et adducteurs.

D. Anastomoses.

- Les circuits anastomotiques sont très importants au niveau de l'artère fémorale profonde; ils se font par l'intermédiaire :
  - — des anastomoses macroscopiques entre les branches (circonflexes, perforantes);
  - — de réseaux musculaires très développés (quadriceps).
- Ils font ainsi communiquer largement le réseau fémoral profond avec :
  - — en haut, les artères glutéales supérieure * (fessière) et inférieure * (ischiatique);
  - — en bas, l'artère poplitée et ses branches.
- Ces circuits jouent un rôle très important dans les oblitérations de l'artère fémorale superficielle (artériopathies oblitérantes avant tout) par leur possibilité de développement (rameaux musculaires) :
  - — latéral, entre artère quadricipitale et 4e artère perforante (née de l'artère fémorale superficielle);
  - — moyen, entre les artères perforantes;
  - — médial, entre les artères des muscles adducteurs.

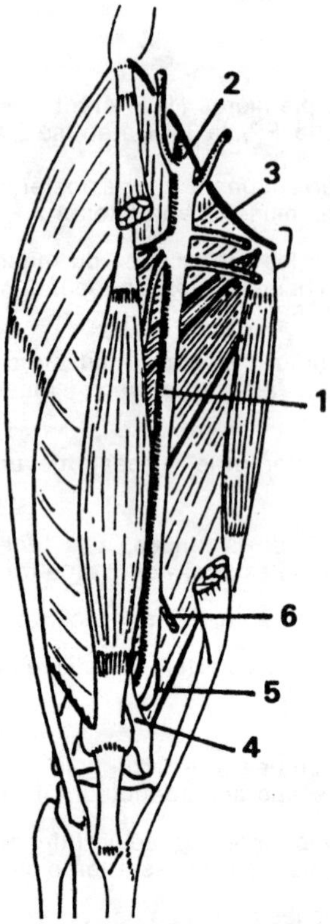

Fig. 17. — **Vue antérieure de la fémorale superficielle** (muscle vaste médial non représenté).

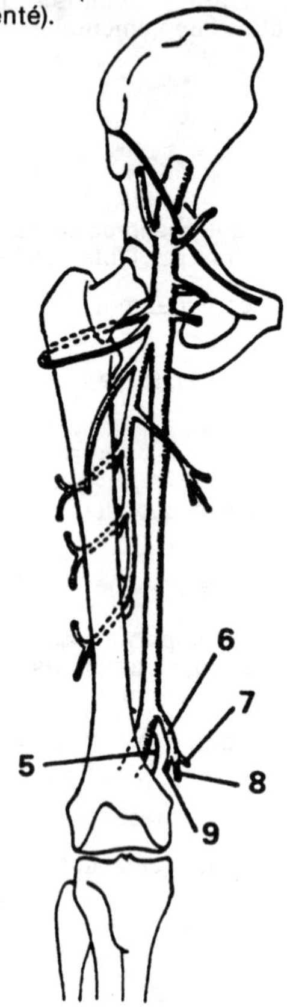

Fig. 18. — **Vue antérieure** (muscles non figurés).

3. ARTÈRE FÉMORALE SUPERFICIELLE (1).

- C'est une artère donnant **peu de branches à la cuisse;** elle est **destinée à la jambe et au pied.**

A. Trajet d'ensemble.

1. **Origine.** Elle naît par bifurcation de l'artère fémorale commune (2), à un niveau variable, en principe partie basse du trigone fémoral * (triangle de Scarpa), 4 cm au-dessous de l'arcade inguinale * (3).
2. **Trajet.** Elle chemine à la partie antéro-médiale de la cuisse, d'abord verticale, puis oblique en bas et vers la ligne médiane. Elle suit un trajet grossièrement tendu du milieu de l'arcade inguinale * (arcade crurale) (3) au bord postérieur du condyle médial du fémur (4).
3. **Terminaison.** Elle se termine à l'anneau du muscle grand adducteur (5) (canal des adducteurs), au niveau de son croisement avec la diaphyse fémorale, où elle se continue par l'artère poplitée.
4. **Dimensions.** Diamètre : 8 mm.

B. **Rapports** (voir chapitre «Topographie»).

- Elle est située dans un canal musculo-aponévrotique, accompagnée par :
  - la veine fémorale, à trajet hélicoïdal ascendant, qu'elle croise par en arrière, passant de son bord latéral à son bord médial;
  - le rameau fémoral du nerf génito-fémoral * (nerf génito-crural);
  - le nerf fémoral * (nerf crural) donnant ses branches.
- Elle traverse ainsi :
  - en haut, le trigone fémoral (triangle de Scarpa);
  - ensuite la partie médiane de la loge antérieure de la cuisse;
  - en bas, le canal des muscles adducteurs.

C. Branches collatérales.

- Tronc de passage au niveau de la cuisse, l'artère fémorale superficielle * donne en principe peu de branches collatérales.

1. **Artère descendante du genou * (artère grande anastomotique).** Elle naît à un niveau variable : au-dessus, au niveau ou au-dessous de l'anneau du muscle grand adducteur (5). Après un trajet vertical, elle se divise en 3 branches :
   - superficielle (7) : satellite du nerf saphène *;
   - profonde et articulaire (8) : pour la face médiale du genou;
   - profonde et musculaire (9) : pour les muscles vaste médial * et vaste intermédiaire * (muscle crural).
2. **Quatrième perforante.** Horizontale, elle s'anastomose avec l'artère quadricipitale (née en principe de l'artère fémorale profonde).

■ En fait, l'artère fémorale superficielle peut donner plusieurs rameaux musculaires qui naissent surtout au niveau de son tiers inférieur; elle peut donner également l'artère du quadriceps (voir artère fémorale profonde).

D. Anastomoses.

- Les anastomoses entre artère fémorale superficielle et artère fémorale profonde sont le plus souvent peu développées.

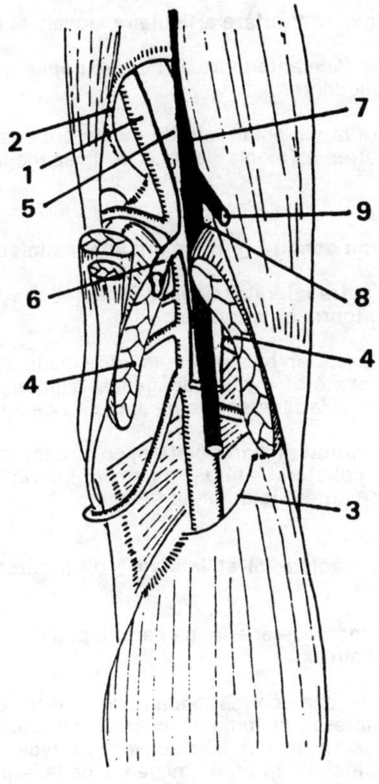

Fig. 19. — **Vue postérieure du creux poplité.**
4 : muscle gastrocnémien * sectionné.

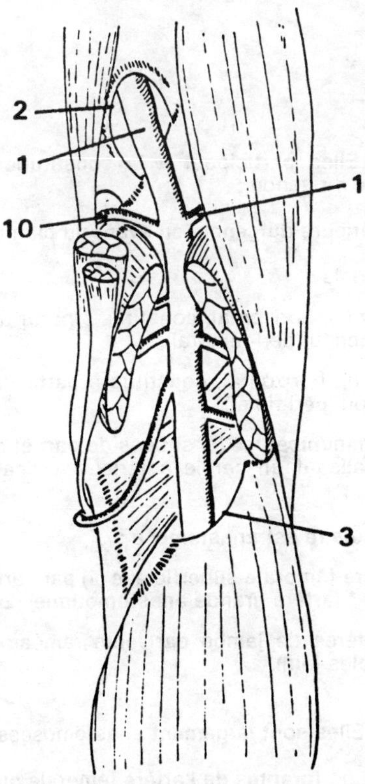

Fig. 20. — **Creux poplité** (veine poplitée et nerf sciatique * non représentés).

III. ARTÈRE POPLITÉE (1)

1. TRAJET D'ENSEMBLE.

1. **Origine.** Elle naît en regard de l'anneau du muscle grand adducteur (2), où elle fait suite à l'artère fémorale superficielle.

2. **Trajet.** Elle traverse le creux poplité selon un trajet oblique en bas et latéralement jusqu'à l'interligne du genou, puis vertical le long de l'axe médian du creux poplité.

3. **Terminaison.** Elle se termine à 6 cm au-dessous de l'interligne du genou, en regard de l'arcade du muscle soléaire (3), par bifurcation en tronc tibio-péronier et artère tibiale antérieure.

2. RAPPORTS (voir chapitre «Topographie»).

- Elle traverse le creux poplité :
  - — superficielle au-dessus de l'interligne du genou;
  - — plus profonde au-dessous, recouverte par les 2 chefs du muscle gastrocnémien (4).

- Elle fait partie du pédicule vasculo-nerveux poplité, accompagnée par :

1. **La veine poplitée** (5). Elle naît à l'arcade du soléaire et s'enroule en arrière de l'artère, passant de son bord postéro-médial à son bord postéro-latéral. Elle est située à l'intérieur d'une gaine conjonctive commune. Elle reçoit les veines homologues des artères collatérales et la petite veine saphène * (veine saphène externe) (6).

2. **Le nerf sciatique * (nerf grand sciatique) (7).** C'est l'élément postérieur; il se divise, à hauteur variable, en 2 branches :
   - nerf tibial * (8) (nerf sciatique poplité interne), qui suit l'axe du creux poplité et descend verticalement;
   - nerf péronier * (9) (nerf sciatique poplité externe), qui longe le bord médial du muscle biceps et contourne le col de la fibula.

3. **Les lymphatiques :** avec 4 à 6 nœuds, échelonnés le long du paquet vasculaire et 1 nœud juxta-saphène (latéral par rapport à la terminaison de la petite veine saphène *).

3. BRANCHES COLLATÉRALES.

- L'artère poplitée (1) donne 5 artères articulaires horizontales et 2 artères musculaires presque verticales : les artères surales * (artères jumelles).

1. **Deux artères proximales du genou * (artères articulaires supérieures).**
   - L'une médiale (10), l'autre latérale (11), nées de l'artère poplitée un peu au-dessus du bord supérieur des condyles.
   - Elles contournent le fémur et se divisent en 2 branches :
     - — l'artère latérale donne une branche supérieure quadricipitale et une branche inférieure articulaire;
     - — l'artère médiale donne une branche profonde pour le muscle vaste médial et une branche superficielle.

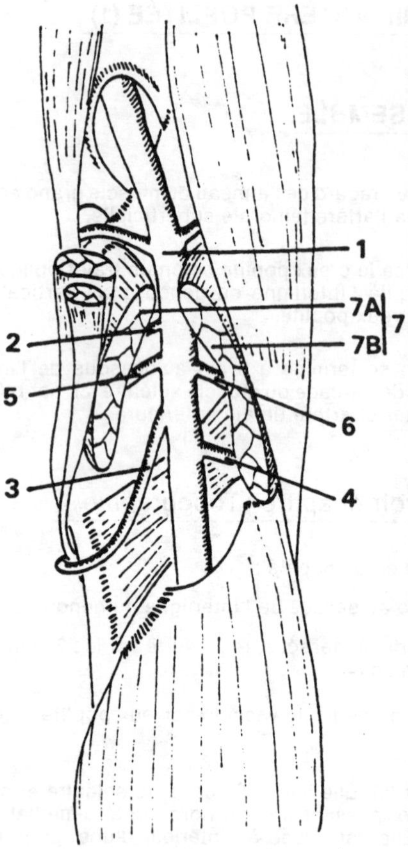

Fig. 21. — **Vue postérieure du creux poplité.**
7A-7B : les 2 chefs du muscle gastrocnémien supposés sectionnés.

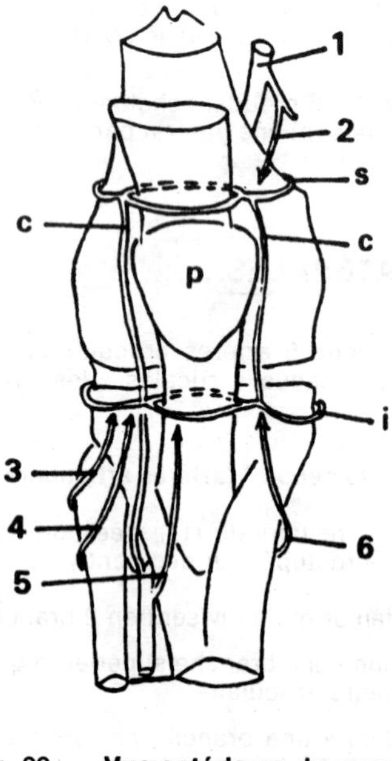

Fig. 22. — **Vue antérieure du genou.**

2. **L'artère moyenne du genou * (artère articulaire moyenne) (2).**

- Elle se détache de la face antérieure de l'artère poplitée (1), un peu au-dessous des précédentes.

- Elle pénètre le plan fibreux postérieur du genou pour se distribuer aux ligaments et autres éléments adipeux de l'espace intercondylien.

3. **Deux artères distales du genou * (artères articulaires inférieures).**

- L'une médiale (3), l'autre latérale (4), nées à hauteur de l'interligne articulaire; elles contournent le fémur.

- L'artère médiale se porte en bas et vers la ligne médiane, contournant le ligament collatéral médial du genou * (ligament latéral interne) et se termine à la face antéro-médiane du genou.

- L'artère latérale (4) contourne l'articulation, en restant médiale par rapport au ligament collatéral latéral * (ligament latéral externe) et se distribue à la face antéro-latérale du genou.

4. **Deux artères surales, médiale (5) et latérale * (6)** (artères jumelles interne et externe).

- Elles naissent de la face postérieure de l'artère poplitée, au niveau de l'interligne articulaire.

- Elles vascularisent le chef correspondant du muscle gastrocnémien * (7) (jumeau interne et jumeau externe); classiquement de type terminal, elles sont en fait très souvent de type anastomotique et descendent jusqu'à la partie moyenne de la jambe.

■ L'artère poplitée donne, en outre, de nombreuses artères musculaires pour les muscles biceps, semi-tendineux et semi-membraneux (loge postérieure de la cuisse).

4. ANASTOMOSES.

1. **Artères articulaires.** Elles participent à la constitution du cercle artériel péri-articulaire du genou :

- situé à la face antérieure du genou, en avant du plan articulaire;

- avec 3 cercles artériels :

  — cercle supérieur (s), horizontal, constitué à partir des 2 artères proximales du genou (péri-fémoral),

  — cercle inférieur (i), horizontal, constitué à partir des 2 artères distales du genou (péri-tibial),

  — réunis par 2 communicantes (c) situées de part et d'autre de la patella * (p), réalisant un cercle antérieur vertical (péri-patellaire);

- ce réseau péri-articulaire est anastomosé :

  — en haut, à l'artère fémorale superficielle (1) par l'artère descendante du genou * (artère grande anastomotique) (2),

  — en bas, aux artères de jambe par leurs rameaux récurrents (3, 4, 5, 6) (voir plus loin).

2. **Artères musculaires.** Elles sont largement anastomosées avec :

- en haut, les artères perforantes de l'artère fémorale profonde;

- en bas, les branches postérieures des artères de jambe.

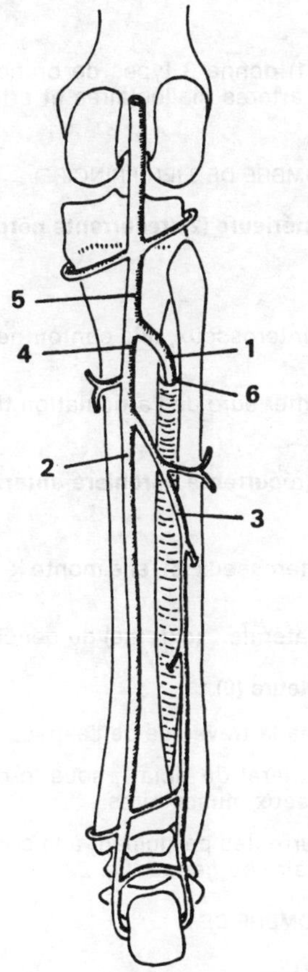

Fig. 23. — **Vue postérieure.**

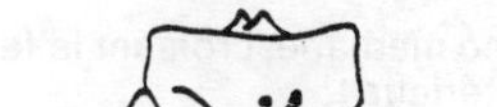

Fig. 24. — **Vue antérieure.**

IV. ARTÈRES DE JAMBE

- Les artères de jambe sont à la fois des artères **nutritives** pour les 3 loges de la jambe (par leurs branches collatérales) et des artères **de passage** destinées au pied (par leurs branches terminales).

- Il existe trois artères de jambe qui font suite aux deux branches terminales de l'artère poplitée :

— **l'artère tibiale antérieure** (1);

— **l'artère tibiale postérieure (2) et l'artère péronière (3)** (ou artère fibulaire), nées de la division du tronc tibio-péronier (4).

1. ARTÈRE TIBIALE ANTÉRIEURE (1).

A. Trajet d'ensemble.

1. **Origine.** C'est la branche antérieure de bifurcation de l'artère poplitée (5), née 5 à 6 cm au-dessous de l'interligne du genou, au niveau de l'arcade du muscle soléaire, selon un angle de 60° dans un plan frontal.

2. **Trajet.**

- Elle est quasiment verticalement descendante, un peu oblique en bas et en avant et vers la ligne médiane.

- Née à la partie haute de la loge postérieure de la jambe, elle passe dans la loge antérieure, au bord supérieur du ligament interosseux (6), y descend verticalement :

— profonde en haut, masquée par les muscles;

— devenant plus superficielle en bas, les muscles étant devenus tendineux.

3. **Terminaison.** Au bord inférieur du rétinaculum des extenseurs * (ligament frondiforme), où elle devient l'artère dorsale du pied * (artère pédieuse).

B. Rapports (voir chapitre «Topographie»).

- Elle traverse successivement 3 régions :

— la loge postérieure de la jambe (partie haute), à son origine, sur 2 à 3 cm;

— la loge antérieure de la jambe, sur toute sa hauteur;

— la région du cou-de-pied, où elle se termine (7).

- **Elle fait partie du paquet vasculo-nerveux tibial antérieur. Accompagnée par :**

— **2 veines tibiales antérieures, richement anastomosées;**

— **quelques lymphatiques;**

— **le nerf péronier profond** * ***(fig. 26, N)*** (nerf tibial antérieur), qui croise la face antérieure de l'artère.

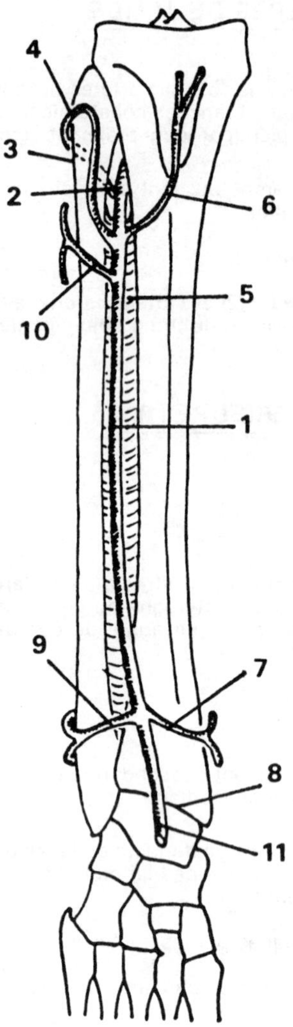

Fig. 25. — **Vue antérieure.**

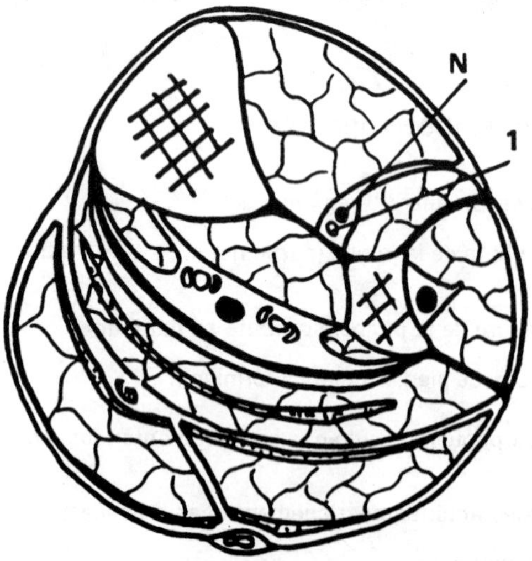

Fig. 26. — **Coupe horizontale haute de la jambe** (union 1/3 supérieur, 1/3 moyen). N : nerf péronier profond *.

C. Branches collatérales.

- L'artère tibiale antérieure (1) donne 3 types de branches collatérales : artères récurrentes, artères malléolaires et artères musculaires.

a. ARTÈRES RÉCURRENTES, AU NOMBRE DE 3 (EN PRINCIPE).

1. **Artère récurrente fibulaire postérieure (2) (récurrente péronière postérieure).**

- grêle, inconstante;
- née en arrière du ligament interosseux, elle contourne le col de la fibula (3);
- et se distribue à la partie antérieure de l'articulation tibio-fibulaire proximale *.

2. **Artère fibulaire antérieure (4) (récurrente péronière antérieure) :**

- inconstante;
- née en avant du ligament interosseux (5), elle monte le long du nerf péronier profond *;
- puis se distribue à la face latérale * (externe) du genou.

3. **Artère récurrente tibiale antérieure (6) :**

- volumineuse, née juste après la traversée de l'espace interosseux;
- elle monte sur le condyle latéral du tibia *, sous le muscle tibial antérieur, donnant des rameaux musculaires.

■ Ces 3 artères récurrentes participent à la constitution du cercle péri-articulaire du genou *(fig. 22).*

b. ARTÈRES MALLÉOLAIRES, AU NOMBRE DE 2.

1. **L'artère malléolaire médiale (7) :**

- née un peu au-dessus de l'interligne de l'articulation talo-crurale * (8);
- oblique en bas et vers la ligne médiane, croisant la face profonde du tendon du muscle tibial antérieur *;
- elle se divise, en regard de la malléole médiale, en rameaux cutanés et articulaires.

2. **L'artère malléolaire latérale (9) :**

- née au même niveau que la précédente;
- elle se porte en bas et latéralement;
- et donne des rameaux musculaires, cutanés et calcanéens.

c. ARTÈRES MUSCULAIRES, NOMBREUSES.

- De nombreux rameaux musculaires naissent perpendiculairement de l'artère.
- Ils gagnent les muscles de la loge antérieure et antéro-latérale de la jambe.
- Parmi ces artères musculaires, citons la volumineuse artère des muscles péroniers latéraux (10) (née à la partie supérieure de la loge antérieure).

D. Branche terminale.

- C'est l'artère dorsale du pied * (11) (artère pédieuse), qui continue le trajet de l'artère tibiale antérieure au-delà de l'interligne de l'articulation talo-crurale * (tibio-tarsienne).
- Ce vaisseau est accessible à la palpation (pouls **pédieux** à l'examen clinique).

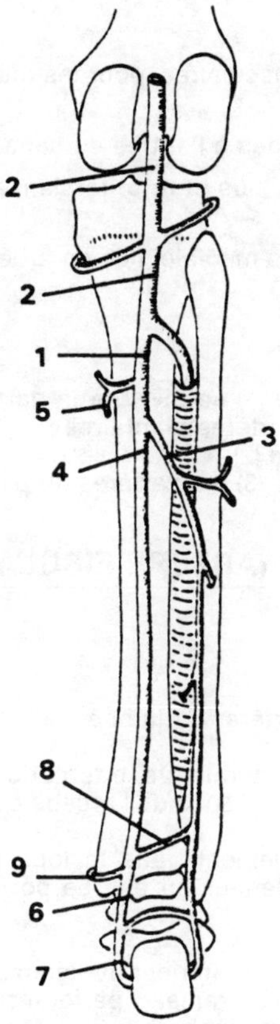

Fig. 27. — **Vue postérieure.**

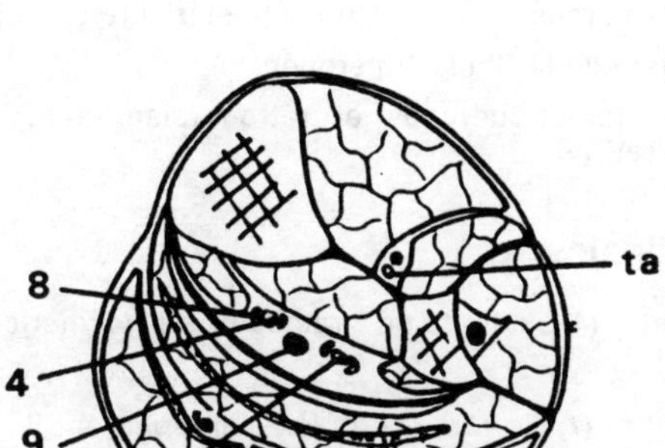

Fig. 28. — **Coupe horizontale haute de la jambe** (union 1/3 supérieur, 1/3 moyen).
ta : artère tibiale antérieure.

2. TRONC TIBIO-PÉRONIER (1).

A. Trajet d'ensemble.

1. **Origine.** C'est la branche postérieure de bifurcation de l'artère poplitée (2), née au niveau de l'arcade du muscle soléaire.
2. **Trajet.** Court (3 à 4 cm), le tronc tibio-péronier descend verticalement dans la loge postérieure de la jambe.
3. **Terminaison.** Par bifurcation en artère péronière * (3) (artère fibulaire) et tibiale postérieure (4), selon un angle de 20° environ.

B. **Rapports** (voir chapitre «Topographie»).

- Il chemine dans la loge postérieure de la jambe où il est situé entre : le muscle soléaire, en arrière, le muscle tibial antérieur, en avant.
- Il est accompagné par : sa veine satellite (souvent plexiforme), des lymphatiques, le nerf tibial * (nerf tibial postérieur).

C. Branches collatérales.

- Le tronc tibio-péronier donne peu de branches collatérales, qui sont grêles, non identifiables et non anastomosées.
- Classiquement, pouvant naître d'un tronc commun (5), ce sont :
  — l'artère nourricière du tibia;
  — l'artère récurrente tibiale médiale (cercle péri-articulaire);
  — des rameaux musculaires.

3. ARTÈRE TIBIALE POSTÉRIEURE (4).

A. Trajet d'ensemble.

- C'est la plus volumineuse des 3 artères de la jambe.

1. **Origine.** Branche de bifurcation médiale du tronc tibio-péronier (1), elle naît 3 à 4 cm au-dessous de l'arcade du muscle soléaire.
2. **Trajet.** Presque verticale, un peu oblique vers la ligne médiane (en direction de la malléole), elle descend dans la loge postérieure de la jambe, appliquée sur le plan musculaire profond. En regard de la région rétro-malléolaire médiale (6), elle s'infléchit en avant, pour gagner le canal calcanéen (7).
3. **Terminaison.** A la partie postérieure du canal calcanéen, par bifurcation en artères plantaires médiale * et latérale *.

B. **Rapports** (voir chapitre «Topographie»).

- L'artère tibiale postérieure (4) traverse successivement :
  — la loge postérieure de la jambe, où elle est très profonde, appliquée contre la face postérieure des muscles du plan profond;
  — la gouttière rétro-malléolaire médiale *, où elle est superficielle **(siège de la palpation),** située à égale distance de la malléole et du tendon calcanéen *;
  — enfin, la partie postérieure du canal calcanéen, où elle n'appartient plus à la jambe, mais au pied.
- Dans son trajet, elle est accompagnée par :
  — 2 veines satellites, souvent plexiformes (8);
  — des lymphatiques;
  — le nerf tibial * (9).

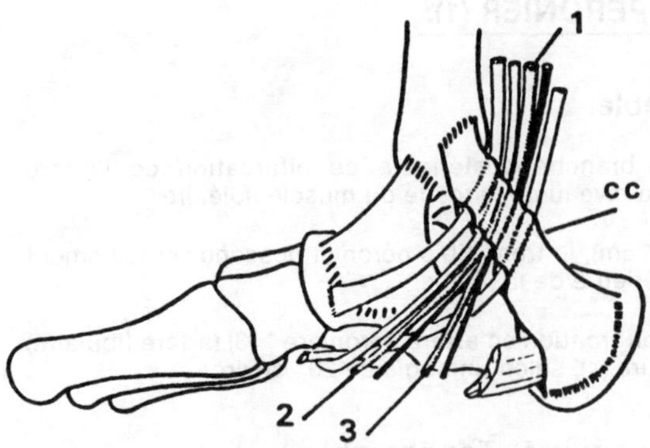

Fig. 29. — **Vue latérale du pied.**

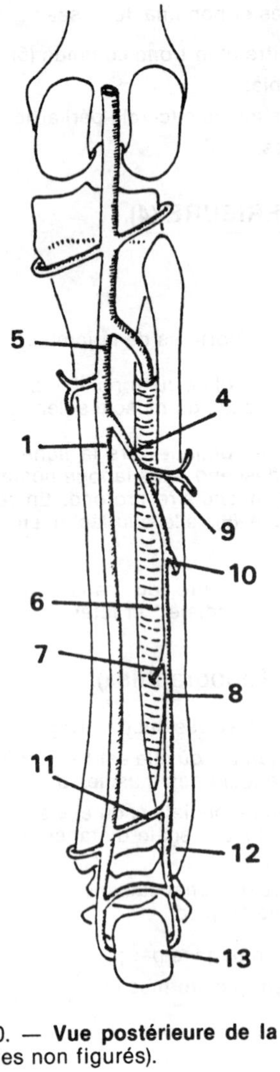

Fig. 30. — **Vue postérieure de la jambe** (muscles non figurés).

C. Branches collatérales.

- De nombreuses artères musculaires, pour les muscles postérieurs de la jambe.
- Des rameaux calcanéens, nés à l'entrée du canal calcanéen.
- Un rameau anastomotique (sus et rétro-tarsien) avec l'artère péronière.
- L'artère malléolaire postéro-médiale, née en arrière de la malléole.

D. Branche terminale.

- L'artère tibiale postérieure (1) se divise à la partie postérieure du canal calcanéen (cc) en 2 artères plantaires :
  — artère plantaire médiale (2);
  — artère plantaire latérale (3) (voir artères du pied).

4. ARTÈRE PÉRONIÈRE * (ARTÈRE FIBULAIRE) (4).

A. Trajet d'ensemble.

- C'est la plus grêle des 3 artères de jambe.

1. **Origine.** C'est la branche latérale de bifurcation du tronc tibio-péronier (5), née 3 à 4 cm au-dessous de l'arcade du muscle soléaire.
2. **Trajet.** Elle descend verticalement dans la loge postérieure de la jambe jusqu'à son quart inférieur où elle se porte latéralement et bifurque.
3. **Terminaison.** En regard du bord inférieur du ligament interosseux (6), par bifurcation en 2 rameaux : rameau perforant * (7) (artère péronière antérieure) et rameau malléolaire * (8) (artère péronière postérieure).

B. Rapports (voir chapitre «Topographie»).

- L'artère chemine dans la loge postérieure de la jambe dans le plan musculaire profond.
- Elle est accompagnée par :
  — 2 veines satellites;
  — quelques lymphatiques;
  — le nerf tibial * (nerf tibial postérieur), tout en haut (il s'en éloigne pour devenir satellite de l'artère tibiale postérieure).

C. Branches collatérales.

- Nombreux rameaux musculaires (9) (loge postérieure de la jambe).
- L'artère nourricière de la fibula * (péroné) (10).
- Un rameau anastomotique (sus et rétro-tarsien) avec l'artère tibiale postérieure) (11).

D. Branches terminales.

- L'artère péronière * (4) se divise en 2 rameaux, au 1/4 inférieur de la jambe :

1. **Rameau perforant *** (7) (artère péronière antérieure). Il perfore l'extrémité inférieure du ligament interosseux et descend dans la loge antérieure de la jambe, passant en avant de l'articulation talo-crurale, s'épuisant à la face dorsale du pied (partie latérale).
2. **Rameau malléolaire *** (8) (artère péronière postérieure). Il continue la direction de l'artère, contourne par en arrière la malléole latérale (12) et se termine à la face latérale du calcanéus * (13).

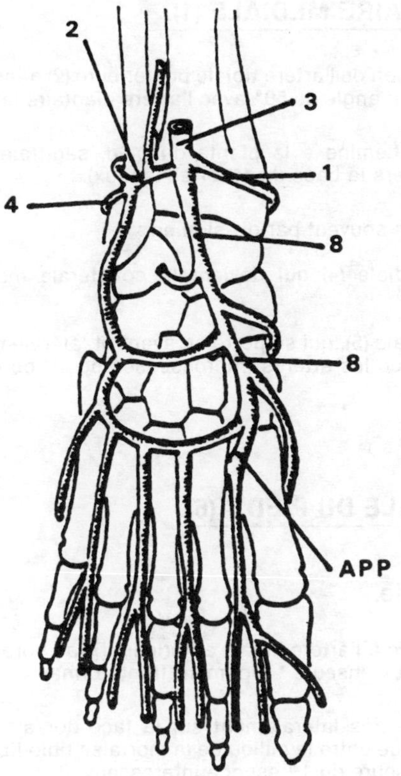

Fig. 31. — **Vue dorsale du pied.**

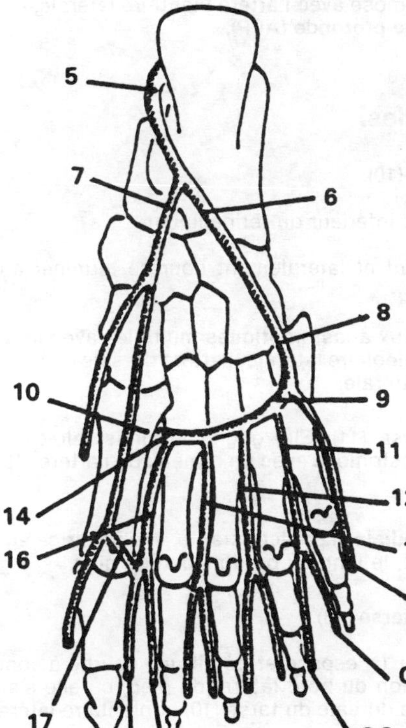

Fig. 32. — **Vue plantaire du pied.**

5. ANASTOMOSES DES ARTÈRES DE JAMBE.

- Les artères de jambe forment 2 réseaux anastomotiques :
  - — un réseau supérieur, participant au réseau péri-articulaire du genou (déjà envisagé);
  - — un réseau inférieur, constituant le réseau péri-articulaire de l'artère talo-crurale * (tibio-tarsienne), moins bien défini, comportant :
    - o les 2 branches de terminaison de l'artère péronière,
    - o l'anastomose transversale (postérieure) entre artères péronière et tibiale postérieure,
    - o les artères malléolaires : médiale (1) et latérale (2), nées de l'artère tibiale antérieure (3), postéro-médiale (4), née de l'artère tibiale postérieure (5).

V. ARTÈRES DU PIED

- Il existe 3 artères pour le pied (toutes, branches terminales des artères de la jambe) :
  - — **deux artères plantaires** (branches de bifurcation de l'artère tibiale postérieure) (5) : latérale (6) et médiale (7);
  - — **une artère dorsale,** faisant suite à l'artère tibiale antérieure (3) : **l'artère dorsale du pied *** (artère pédieuse) (8).

1. ARTÈRE PLANTAIRE LATÉRALE * (6).

- C'est la principale artère du pied.

A. Trajet d'ensemble.

1. **Origine.** Par bifurcation de l'artère tibiale postérieure (5) dans le canal calcanéen, selon un angle de 50° avec l'artère plantaire médiale (7).
2. **Trajet.** Elle chemine à la plante du pied : d'abord obliquement en avant et latéralement jusqu'à la base du Ve métatarsien (portion oblique) (8), puis, après un coude à 80°, transversalement vers la ligne médiane (portion transversale) (9).
3. **Terminaison.** A l'extrémité postérieure du 1er espace interosseux (10) en s'anastomosant avec l'artère dorsale du pied, constituant **l'arcade plantaire profonde** (APP).

B. Branches collatérales.

- De nombreux rameaux musculaires, osseux et articulaires, naissent de la portion oblique. Les principales collatérales naissent de l'arcade plantaire profonde.

1. **Perforantes postérieures des IIe, IIIe, IVe espaces.** Elles traversent de bas en haut les espaces interosseux et s'anastomosent avec les artères interosseuses dorsales.
2. **Interosseuses plantaires des IIe, IIIe, IVe espaces** (11, 12, 13). Par les perforantes antérieures, elles s'anastomosent avec les artères interosseuses dorsales correspondantes, puis se divisent en artères collatérale plantaire médiale et collatérale plantaire latérale de l'orteil (C1, C2).
3. **Perforante postérieure du 1er espace** (14). C'est l'anastomose de l'artère plantaire latérale * avec l'artère dorsale du pied *.
4. **Collatérale latérale du Ve orteil** (15). Elle naît à l'union des 2 portions (oblique et transversale).
5. **Interosseuse du 1er espace** (16). Née à l'union des artères plantaire latérale et dorsale du pied, elle se divise en une branche médiale (17), anastomosée avec l'artère collatérale médiale du 1er orteil, et une branche latérale, qui se divise en collatérales plantaires latérale du 1er orteil (18) et médiale du IIe orteil (19).

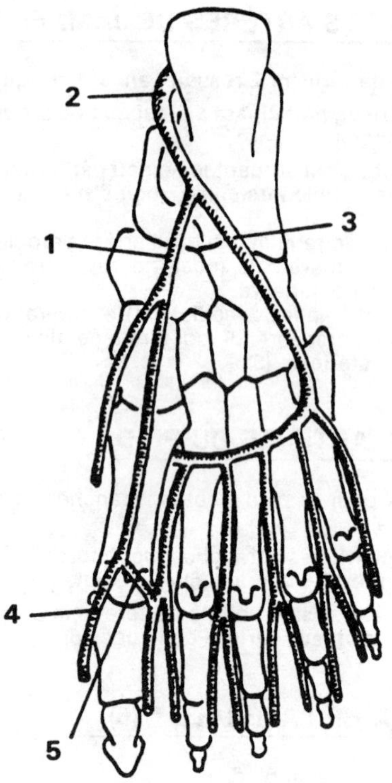

Fig. 33. — **Vue plantaire du pied.**

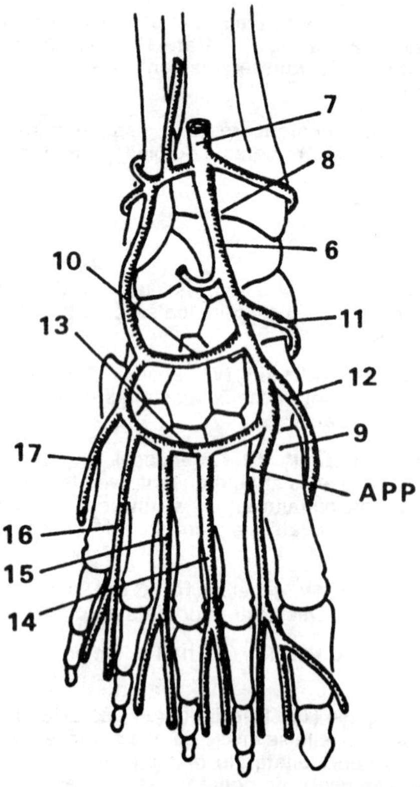

Fig. 34. — **Vue dorsale du pied.**

2. ARTÈRE PLANTAIRE MÉDIALE (1).

1. **Origine.** Par bifurcation de l'artère tibiale postérieure (2) dans le canal calcanéen, faisant un angle de 50° avec l'artère plantaire latérale (3).

2. **Trajet.** Grêle, elle chemine à la plante du pied, sagittalement, se dirigeant en avant vers la base du 1er orteil (hallux).

3. **Terminaison.** Le plus souvent par division en :

- une branche médiale (4) qui devient la collatérale médiale du 1er orteil;

- une branche latérale (5), qui se porte en avant et latéralement pour s'anastomoser avec les artères interosseuses du 1er ou des deux premiers espaces.

3. ARTÈRE DORSALE DU PIED * (6).

A. Trajet d'ensemble.

1. **Origine.** Elle fait suite à l'artère tibiale antérieure (7) au bord inférieur du rétinaculum des extenseurs * (ligament frondiforme).

2. **Trajet.** Elle chemine très latéralement sur la face dorsale du pied, selon une ligne tendue entre le milieu de la mortaise tibio-fibulaire (8) et l'extrémité postérieure du 1er espace interosseux (9).

3. **Terminaison.** A la plante du pied (extrémité postérieure du 1er espace interosseux) par anastomose avec l'artère plantaire latérale, en constituant **l'arcade plantaire profonde** (APP).

B. Branches collatérales.

1. **Artère dorsale du tarse** (10).

- Elle naît près du bord inférieur du rétinaculum *.

- Elle se dirige en avant et latéralement pour se terminer au bord latéral du pied.

- Elle donne des rameaux anastomotiques multiples avec le rameau perforant, l'artère malléolaire latérale, l'artère dorsale du métatarse et l'artère plantaire latérale.

2. **Artère du sinus du tarse** (11). Elle gagne le sinus talo-calcanéen qu'elle parcourt et s'anastomose avec un rameau de l'artère plantaire médiale.

3. **Artère sus-tarsienne médiale** (12). Inconstante, elle se dirige en avant et vers la ligne médiane, le long du bord médial du pied.

4. **Artère dorsale du métatarse** (13).

- Elle naît en arrière du 1er espace et décrit une courbe à concavité postérieure en direction du bord latéral du pied, où elle s'anastomose avec les artères dorsale du tarse (10) et plantaire latérale (3).

- Elle donne les artères interosseuses dorsales des 2e. 3e et 4e espaces (14, 15, 16) (qui se divisent en artères collatérales dorsales correspondantes), et l'artère collatérale dorsale du 5e orteil (17). En fait, ces collatérales naissent plus souvent de l'artère dorsale du tarse.

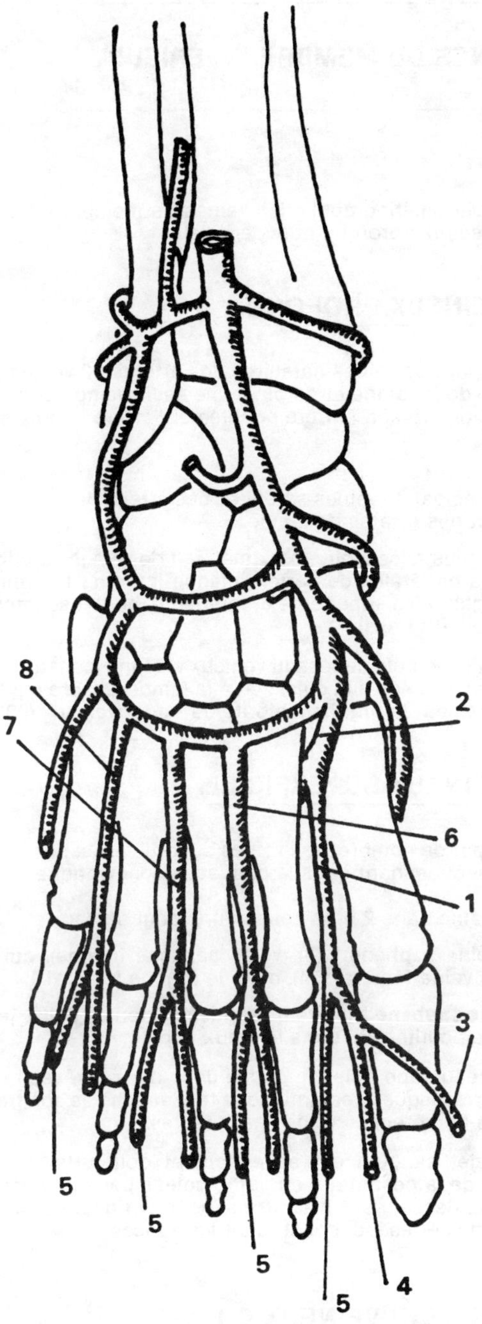

Fig. 35. — **Vue dorsale du pied.**

5. Artère interosseuse dorsale du 1er espace (1).

- Elle naît à l'endroit où l'artère dorsale du pied (2) plonge à travers le 1er espace pour rejoindre l'artère plantaire latérale.

- Elle se divise, à l'extrémité antérieure du 1er espace interosseux, en :

  — une branche médiale qui va donner les collatérales dorsales médiale et latérale du 1er orteil (3, 4);

  — et une branche latérale : l'artère collatérale dorsale médiale du II (5).

- Elle s'anastomose avec l'artère interosseuse plantaire du 1er espace par une perforante antérieure.

4. REMARQUES SUR LA VASCULARISATION DU PIED.

1. Artères interosseuses dorsales des IIe, IIIe, IVe espaces (6, 7, 8).

- Elles manquent souvent et sont plus grêles que leurs homologues plantaires.

- Elles naissent soit de l'artère dorsale du tarse, soit de l'artère dorsale du métatarse, parfois de l'arcade plantaire par les perforantes postérieures.

- Elles donnent les collatérales dorsales des orteils par bifurcation en arrière de l'espace interdigital.

- Elles s'anastomosent avec :

  — l'arcade plantaire, par un rameau perforant, postérieur;

  — l'artère interosseuse plantaire correspondante, par un rameau perforant antérieur.

2. Vascularisation des orteils.

- La plus volumineuse des 2 collatérales est :

  — pour le 1er orteil, la branche latérale (4);

  — pour les quatre derniers orteils, la branche médiane (5).

- L'artère collatérale plantaire irrigue la pulpe et la face dorsale des 2 dernières phalanges.

- Il existe 2 anastomoses transversales entre les collatérales, l'une au niveau de la première phalange, l'autre au niveau pulpaire.

3. Vascularisation de la coque talonière.

- **Dans la région médiale, elle est riche, assurée par les artères plantaire latérale et tibiale postérieure.**

- **Latéralement, elle est pauvre, assurée par la seule artère péronière.**

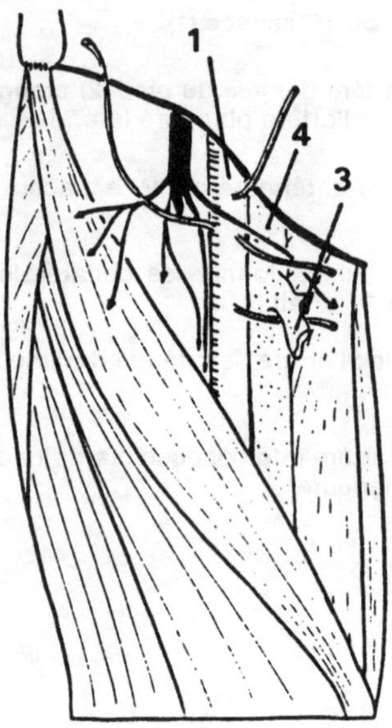

Fig. 36. — **Vue antérieure du trigone fémoral.**

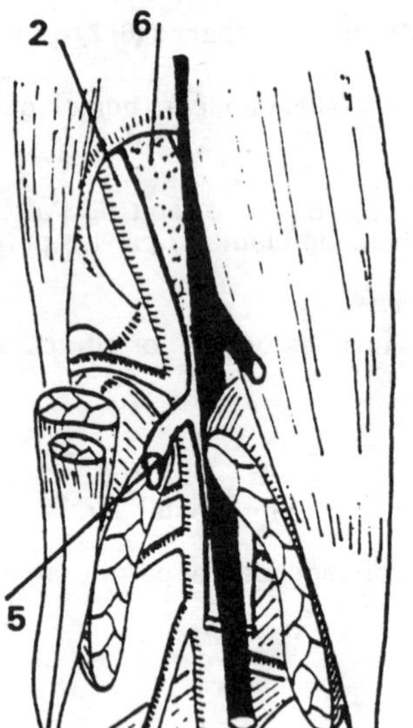

Fig. 37. — **Vue postérieure du creux poplité.**

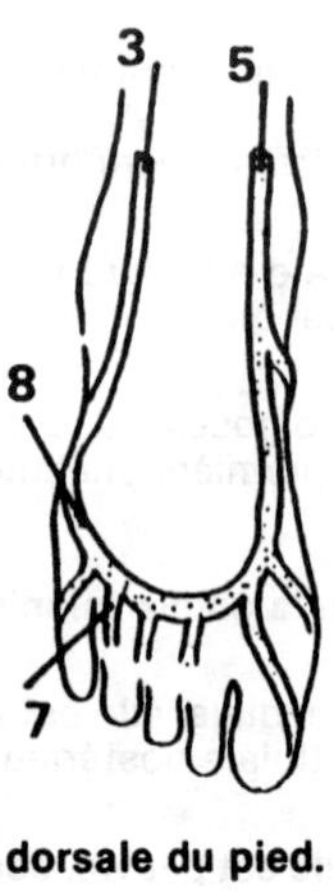

Fig. 38. — **Vue dorsale du pied.**

2. VEINES DU MEMBRE INFÉRIEUR

- Explorables par la phlébographie, les veines du membre inférieur constituent 2 réseaux : profond et superficiel.

1. LE RÉSEAU VEINEUX PROFOND.

- Il est constitué par des veines satellites des artères : 2 veines par artère au niveau de la jambe et du pied, une seule veine par artère pour le tronc tibio-péronier, l'artère poplitée et l'artère fémorale.
- Il existe :
  - — un réseau principal de veines satellites des artères fémorale (1), poplitée (2) et des artères de jambe;
  - — et un réseau plus accessoire, proximal, fait de veines satellites des branches pariétales de l'artère iliaque interne : les veines obturatrice, glutéales supérieure et inférieure, honteuse interne (voir dossier «Petit bassin»).
    - ■ Dans l'ensemble, le réseau veineux profond (constitué de veines valvulées à la cuisse et à la jambe) assure physiologiquement la grande majorité du retour veineux (90%).

2. LE RÉSEAU VEINEUX SUPERFICIEL.

- Il est constitué par de nombreuses veines superficielles, non satellites des artères, cheminant dans le plan sus-aponévrotique.
- Ce réseau se draine dans 2 gros collecteurs longitudinaux :
  - — la **grande veine saphène** * (3) (veine saphène interne), qui se jette dans la veine fémorale (4), dans le trigone fémoral *;
  - — la **petite veine saphène** * (5) (veine saphène externe), qui se jette dans la veine poplitée (6), dans le creux poplité.
    - ■ Le réseau superficiel se draine donc dans le réseau profond avec lequel il communique tout au long de son trajet par de nombreuses veines perforantes.
    - ■ Le trajet sanguin est ascendant et doit lutter contre l'effet de la pesanteur; en pathologie, il peut se produire un flux descendant à contre sens, à l'origine de dilatations de ce réseau, constituant les **varices.**

I. RÉSEAU VEINEUX DU PIED

- Toutes les veines superficielles aboutissent au réseau dorsal d'où naissent les deux veines saphènes (3, 5).

1. LES VEINES DES ORTEILS.

- A la face dorsale du pied, le réseau sous-unguéal se draine dans les veines dorsales du métatarse (7), affluents de l'arcade veineuse dorsale superficielle (8).
- A la face plantaire, les veines longitudinales drainent le réseau pulpaire et se jettent dans les veines interdigitales ou dans l'arcade plantaire sous-cutanée.

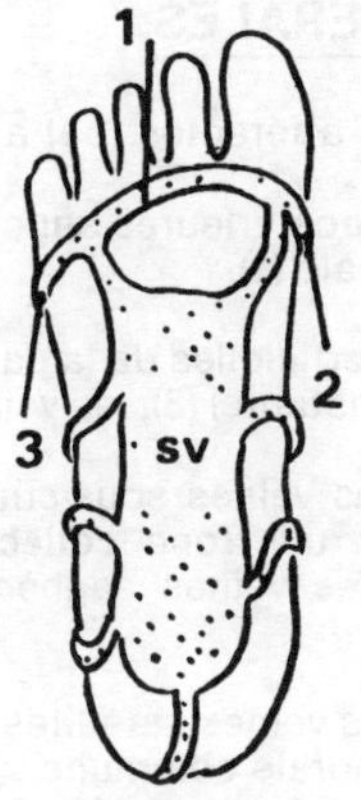

Fig. 39. — **Vue plantaire du pied.**

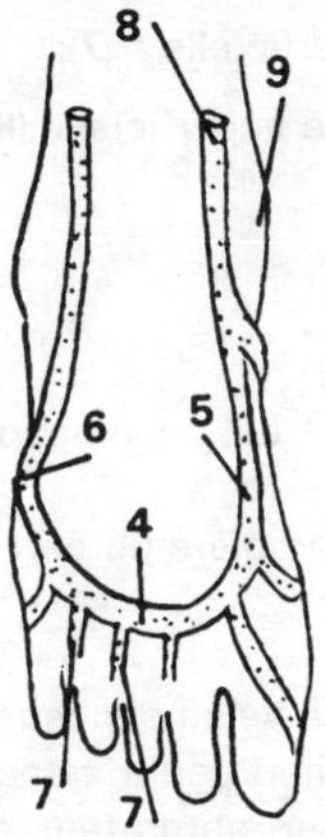

Fig. 40. — **Vue dorsale du pied.**

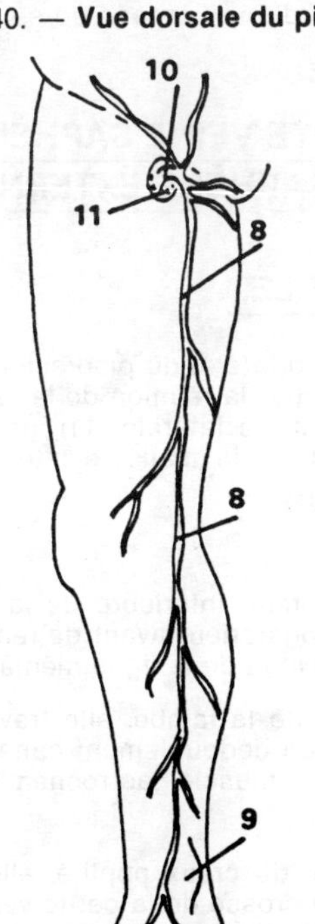

Fig. 41. — **Vue médiale.**

2. LES VEINES PLANTAIRES.

- Elles constituent un riche réseau veineux. La semelle veineuse plantaire (SV) (Bourceret et Lejars) joue un rôle physiologique important dans le retour veineux des membres inférieurs.
- L'arcade plantaire sous-cutanée (1) (plus ou moins bien différenciée selon les sujets), siège au niveau du pli de flexion métatarso-phalangien; elle contourne de chaque côté le bord du pied pour rejoindre le réseau dorsal, les 4 veines interdigitales l'anastomosant directement à l'arcade dorsale à travers chaque commissure interdigitale.
- Les veines collatérales médiale (2) et latérale (3) contournent le bord du pied pour se drainer dans le réseau dorsal; superficielles, elles s'anastomosent avec la veine marginale homolatérale, et donnent naissance à la grande et à la petite veine saphène.

3. LES VEINES DORSALES.

- Toutes les veines dorsales du métatarse et une grande partie des veines latérales se drainent dans l'arcade veineuse dorsale superficielle (4), plus ou moins bien individualisée selon les sujets, transversale, convexe en avant, se prolongeant à ses deux extrémités par les veines marginales médiale (5) et latérale (6) qui longent le bord du pied.
- Les veines dorsales des orteils et les veines interdigitales (7) anastomosent l'arcade veineuse plantaire et l'arcade dorsale.

II. GRANDE VEINE SAPHÈNE * (VEINE SAPHÈNE INTERNE) (8)

- C'est le principal tronc veineux superficiel du membre inférieur.

1. TRAJET D'ENSEMBLE.

1. **Origine.** Elle naît en avant de la malléole médiale (9), sur le versant dorsal du pied, par fusion de la veine marginale médiale et de la veine plantaire médiale superficielle.
2. **Trajet.** Elle croise en avant la malléole médiale (9), puis monte verticalement à la face médiale de la jambe, en regard du bord médial du tibia. Elle contourne par en arrière le condyle fémoral médial et monte obliquement en avant et latéralement à la face médiale de la cuisse, selon un trajet parallèle au muscle Sartorius * (muscle couturier).
3. **Terminaison.** Dans le trigone fémoral * (triangle de Scarpa). Elle décrit une courbe à concavité inféro-latérale, appelée la crosse de la grande veine saphène (10), traverse le fascia cribriformis (11) et s'abouche à la face antérieure de la veine fémorale, 3 à 4 cm au-dessous de l'arcade inguinale *.
4. **Calibre.** Son diamètre croît régulièrement de 3 à 4 mm à son origine pour atteindre 5 à 6 mm à sa terminaison, avec parfois une petite dilatation ampullaire ou fusiforme.
5. **Valvules.** Des valvules, en nombre variable selon les sujets (4 à 20, dont une, constante, ostiale à sa terminaison) segmentent son trajet en tronçons plus ou moins longs.
6. **Variations.** Parfois, la grande veine saphène est dédoublée sur une partie de son trajet.

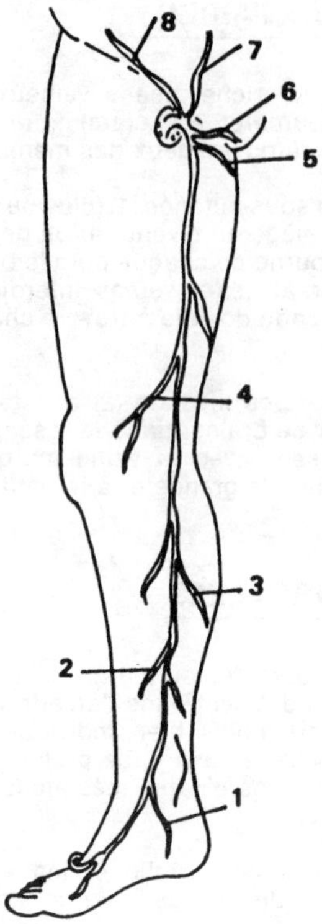

Fig. 42. — **Vue médiale.**

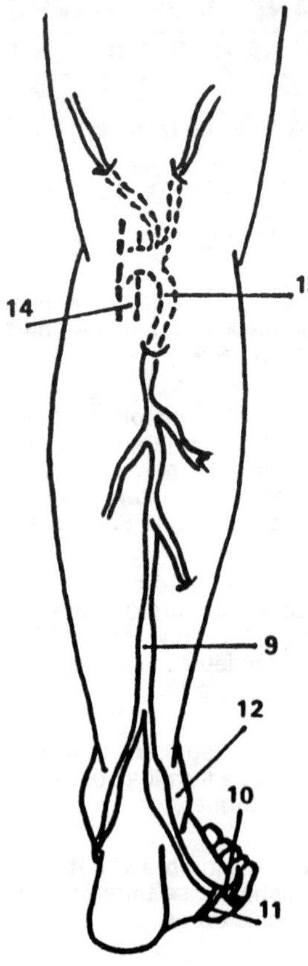

Fig. 43. — **Vue postérieure.**

2. BRANCHES COLLATÉRALES.

- Elle reçoit des branches afférentes tout au long de son trajet.

1. **Au pied :** quelques veines postérieures superficielles du dos du pied, la veine calcanéenne médiale (1).

2. **A la jambe :** les veines superficielles de la partie antéro-médiale (2), la veine saphène minor (inconstante) (3), les veines nourricières du tibia.

3. **A la cuisse :** la totalité des veines sous-cutanées de la région, soit individuellement, soit par un tronc collecteur commun (la veine saphène accessoire) (4), les veines saphènes antérieure et postérieure.

4. **Au niveau de sa crosse :** les veines satellites des branches artérielles collatérales de l'artère fémorale commune :
   - les 2 veines honteuses externes supérieure et inférieure (5, 6);
   - la veine épigastrique superficielle * (7);
   - la veine circonflexe iliaque superficielle (8).

3. RAPPORTS.

- La grande veine saphène * est accompagnée par des **nerfs superficiels** sensitifs :
  — à la jambe : branche jambière du nerf saphène * (nerf saphène interne);
  — à la cuisse :
    o rameau sensitif de la veine saphène, né du nerf saphène,
    o rameau fémoral du nerf génito-fémoral *, latéralement,
    o rameau cutané du nerf obturateur, en arrière,
    o rameau sensitif du nerf cutané dorsal médial.

III. PETITE VEINE SAPHÈNE * (VEINE SAPHÈNE EXTERNE) (9)

1. TRAJET D'ENSEMBLE.

1. **Origine.** Elle naît au bord latéral du pied selon deux modalités différentes : classiquement, par la réunion de la veine marginale latérale (10) et de la veine plantaire latérale (11), parfois de la réunion de plusieurs veines encadrant la malléole latérale et s'anastomosant entre elles.

2. **Trajet.**
   - Elle contourne l'extrémité inférieure de la malléole latérale (12), puis longe son bord postérieur avant de remonter à la face postérieure de la jambe, le long de la ligne médiane.
   - A la partie moyenne de la jambe, elle traverse le fascia jambier pour cheminer dans un dédoublement canalaire fibreux du fascia entre les deux chefs du muscle gastrocnémien *, en arrière du nerf sural.

3. **Terminaison.** Au niveau du creux poplité, elle décrit une courbe à concavité antérieure, la crosse de la petite veine saphène (13), et se termine à la face postérieure de la veine poplitée (14).

4. **Calibre.** En moyenne 4 mm, avec un renflement ampullaire terminal.

5. **Valvules.** Dix à douze valvules, de siège variable, s'étagent tout le long de son trajet, dont une constante, ostiale, à sa terminaison.

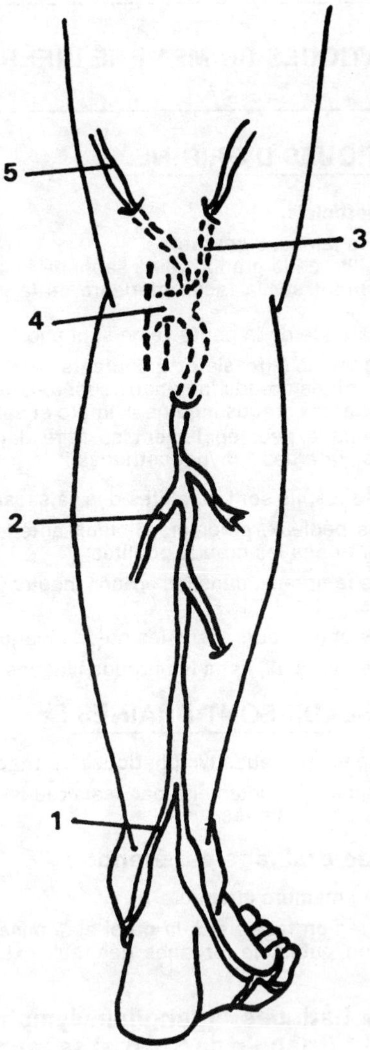

Fig. 44. — **Vue postérieure.**

2. BRANCHES COLLATÉRALES.

- Elle reçoit des branches afférentes aux différents niveaux de son trajet.

1. **Au pied :** les rameaux plantaires superficiels latéraux, la veine calcanéenne latérale (1).
2. **A la jambe :** les veines drainant la face postéro-latérale de la jambe (2).
3. **Au creux poplité :** la veine sous-cutanée postérieure de la cuisse (3) drainant la moitié inféro-postérieure de la cuisse.

IV. ANASTOMOSES

- Tous ces constituants du système veineux superficiel sont très largement anastomosés.

1. **Anastomoses au niveau de chaque veine saphène,** entre ses différents étages valvulaires, par des canaux collatéraux (canaux de sûreté).

2. **Anastomoses des réseaux d'origine, réseau dorsal et réseau plantaire,** par : les veines interdigitales, les veines latérales et plantaires superficielles, le sang circulant du réseau plantaire vers le réseau dorsal.

3. **Anastomoses entre les deux réseaux saphènes.**

- Au pied, par l'intermédiaire de l'arcade veineuse dorsale superficielle, origine commune des deux veines marginales.
- A la jambe, par des veines transversales irrégulières.
- Au genou, par une collatérale née un peu au-dessus de la crosse de la petite veine saphène (4) et se terminant dans la grande veine saphène au niveau de la patella *.
- A la cuisse, par la grande veine anastomotique (Jacomini) (5), quasi constante :
  - — née de la petite veine saphène au niveau du creux poplité;
  - — elle contourne, de bas en haut et d'arrière en avant, la face médiale de la cuisse, et rejoint, à un niveau variable, la grande veine saphène; elle peut aussi se terminer dans la veine saphène accessoire;
  - — elle est accompagnée par un ou deux troncs collecteurs lymphatiques.

4. **Anastomoses entre le réseau veineux superficiel et le réseau profond.**

- Au pied, par le système des veines dorsales et plantaires reliées par de nombreuses perforantes.
- Au cou-de-pied et à la jambe :
  - — grande veine saphène et veines tibiales antérieures et postérieures par les veines saphéno-tibiales et des veines perforantes;
  - — petite veine saphène et veines péronières, par les veines saphéno-péronières (Braune).
- A la cuisse : grande veine saphène et veine fémorale par l'intermédiaire de veines perforantes, en nombre et situations variables.

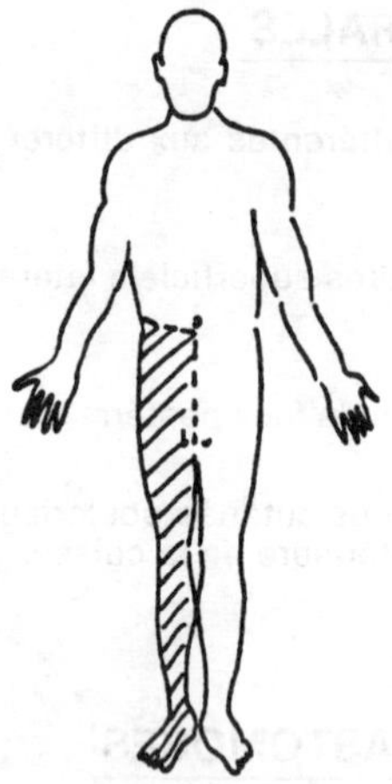

Fig. 45. — **Territoires de drainage** (membre inférieur droit, vue antérieure).

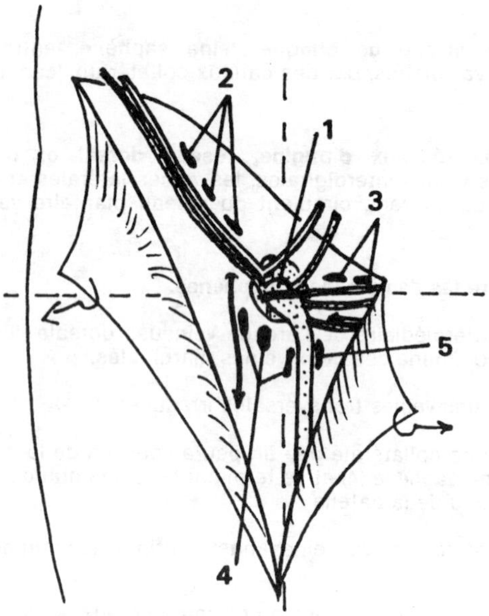

Fig. 46. — **Trigone fémoral** * (plan superficiel).

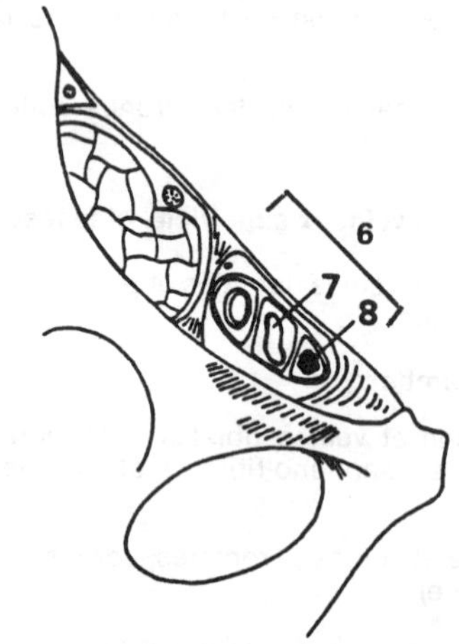

Fig. 47. — **Anneau fémoral** (nœuds inguinaux profonds).

3. LYMPHATIQUES DU MEMBRE INFÉRIEUR

1. LES LYMPHATIQUES D'ORIGINE.

1. **Lymphatiques superficiels.**
   - A la cuisse et à la jambe, 3 courants :
     — médial : satellite de la grande veine saphène;
     — latéral, remontant sur la face antérieure de la jambe et de la cuisse;
     — postérieur, satellite de la petite veine saphène.
   - Dans la région glutéale * (fessière), 2 courants :
     — latéral, gagnant les nœuds inguinaux supéro-latéraux;
     — médial, gagnant les nœuds inguinaux inféro et supéro-médiaux.
     ■ Le drainage peut également se faire dans les nœuds iliaques internes * (hypogastriques).
2. **Lymphatiques profonds;** ils sont satellites des vaisseaux profonds :
   - les lymphatiques pédieux, péroniers, tibiaux antérieurs et postérieurs, se drainent dans les nœuds poplités;
   - les lymphatiques fémoraux, dans les nœuds inguinaux profonds et iliaques externes;
   - les lymphatiques obturateurs, dans les nœuds iliaques externes;
   - les lymphatiques glutéaux, dans les nœuds iliaques internes.

2. TOUS CES RÉSEAUX SONT DRAINÉS :

- principalement, par les nœuds lymphatiques du trigone fémoral *;
- de façon accessoire, directement par les nœuds lymphatiques iliaques internes * ou externes.

A. Leur territoire de drainage est étendu :

- non seulement au membre inférieur;
- mais aussi à la région fessière, à la paroi abdominale sous-ombilicale, à la région pubienne (organes génitaux externes) et à la région anale.

B. Les nœuds lymphatiques * (ganglions lymphatiques) du trigone fémoral * (triangle de Scarpa) se répartissent en 2 groupes :

1. **Groupe superficiel** : nœuds lymphatiques situés dans le tissu cellulaire sous-cutané, au nombre de 8 à 12, disposés autour de la crosse de la grande veine saphène (1), en 4 groupes (Quénu) :
   - supéro-latéral, autour des vaisseaux circonflexes iliaques superficiels (2);
   - supéro-médial, autour des vaisseaux épigastriques inférieurs * et honteux externes (3);
   - inféro-latéral (4);
   - inféro-médial (5).
2. **Groupe profond :** nœuds lymphatiques situés sous le fascia (1 à 3), occupant la partie médiale du canal fémoral * (6), médiaux par rapport à la veine fémorale (7), dont le plus volumineux est classiquement appelé ganglion de Cloquet.

C. Drainage ultérieur.

1. **Les nœuds superficiels** se drainent soit vers les nœuds profonds, soit directement vers les nœuds iliaques externes.
2. **Les nœuds profonds** gagnent les nœuds iliaques externes, voie de drainage finale pour tous les lymphatiques, excepté les lymphatiques de la fesse, satellites des branches de l'artère iliaque interne (artères glutéales, obturatrice et honteuse interne) qui gagnent les nœuds iliaques internes.

6
NÉVROLOGIE

1. Plexus lombaire.
2. Plexus sacré.
3. Plexus honteux.
4. Systématisation.

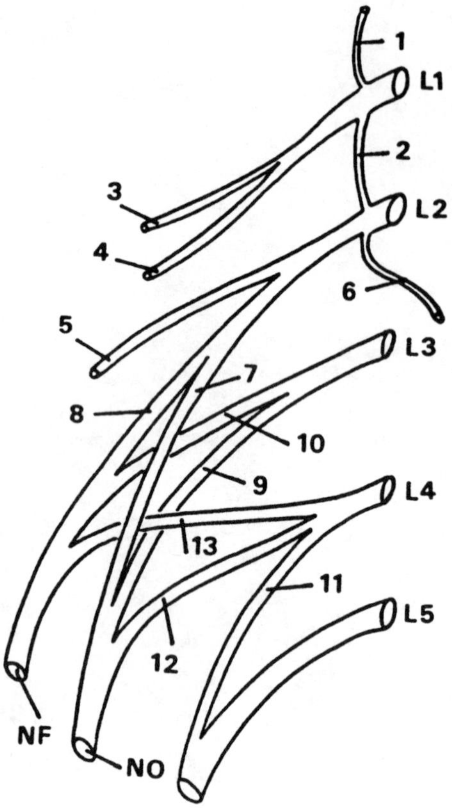

Fig. 1. — **Plexus lombaire (schéma).**

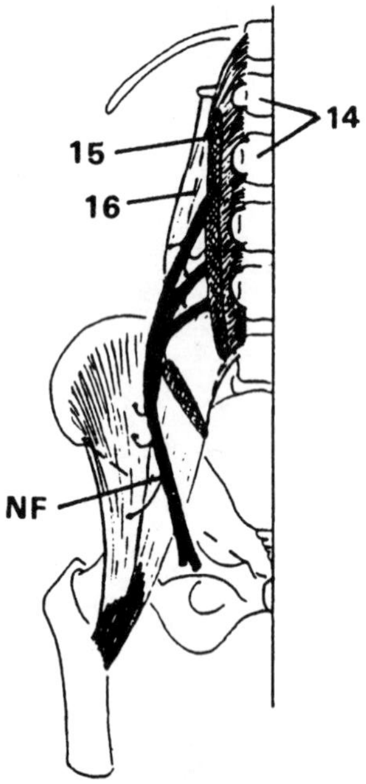

Fig. 2. — **Situation, vue antérieure** (nerf obturateur non figuré).

1. PLEXUS LOMBAIRE

1. CONSTITUTION.

A. Racines d'origine.

- Le plexus lombaire est constitué à partir des branches antérieures des 4 premières racines nerveuses lombaires : L1, L2, L3, L4.

1. **Première racine lombaire (L1).**
   - Elle reçoit une anastomose de T12 (1).
   - Elle envoie une anastomose à L2 (2).
   - Elle se divise en : nerf grand abdomino-génital (3) et nerf petit abdomino-génital (4).
2. **Deuxième racine lombaire (L2).**
   - Elle reçoit une anastomose de L1 (2).
   - Elle envoie une anastomose à L3.
   - Elle donne le nerf cutané latéral de la cuisse * (nerf fémoro-cutané) (5) et le nerf génito-fémoral * (nerf génito-crural) (6).
   - Elle se divise en 2 branches, antérieure (7) et postérieure (8).
3. **Troisième racine lombaire (L3).**
   - Elle reçoit une anastomose de L2.
   - Elle envoie une anastomose à L4.
   - Elle se divise en 2 branches, antérieure (9) et postérieure (10).
4. **Quatrième racine lombaire (L4).**
   - Elle reçoit une anastomose de L3.
   - Elle s'anastomose avec L5 (11).
   - Elle se divise en 2 branches, antérieure (12) et postérieure (13).

B. Plexus constitué.

- Le plexus lombaire constitué a une forme triangulaire : très étroit en haut, s'élargissant progressivement vers le bas.

C. Branches terminales.

- La réunion des branches antérieures de division des 2e, 3e et 4e racines lombaires donne naissance au **nerf obturateur (NO).**
- La réunion des branches postérieures, plus volumineuses, des 2e, 3e, 4e racines lombaires donne naissance au **nerf fémoral * (NF)** (nerf crural).

2. SITUATION, RAPPORTS.

- Le plexus lombaire est situé en avant des processus transverses des vertèbres lombaires (14).
- Il chemine entre les faisceaux du muscle grand psoas * (15, 16), son rapport essentiel (voir chapitre «Topographie»).

3. BRANCHES COLLATÉRALES.

- Ce sont les nerfs :
  - grand abdomino-génital;
  - petit abdomino-génital;
  - cutané latéral de la cuisse * (nerf fémoro-cutané);
  - génito-fémoral * (nerf génito-crural).

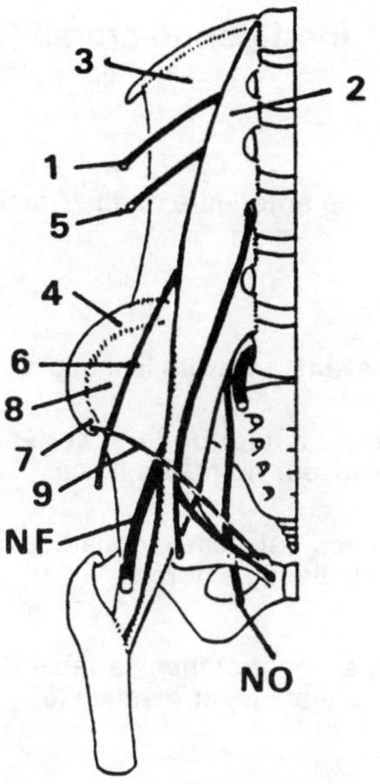

Fig. 3. — **Vue antérieure.**
NF : nerf fémoral *.
NO : nerf obturateur.

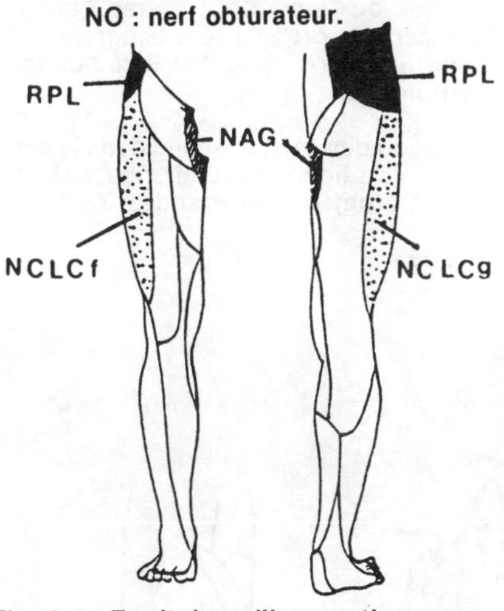

Fig. 4. — Territoires d'innervation.
4A : vue antérieure. 4B : vue postérieure.

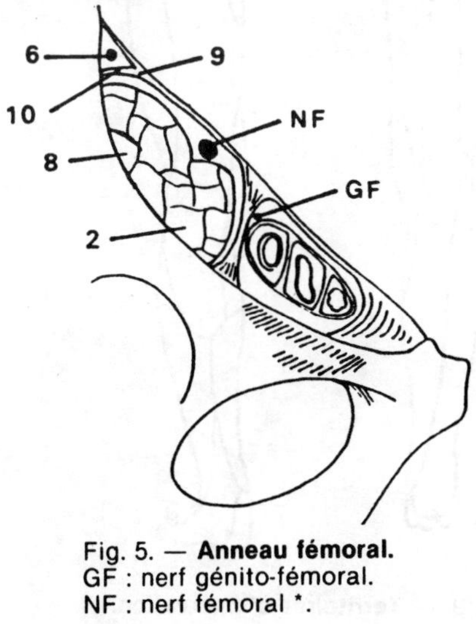

Fig. 5. — **Anneau fémoral.**
GF : nerf génito-fémoral.
NF : nerf fémoral *.

A. Nerf grand abdomino-génital (1) (voir aussi dossier «Petit bassin»).

1. **Origine.** Il naît de la branche antérieure de la 1re racine lombaire.

2. **Trajet.** Oblique en bas et latéralement (jusqu'à la crête iliaque), il traverse le muscle grand psoas * (2), puis chemine sur la face antérieure du muscle carré des lombes (3). Il perfore le muscle transverse de l'abdomen, donnant le rameau perforant latéral et chemine ensuite le long de la crête iliaque (4) entre les muscles transverse et oblique interne * (muscle petit oblique).

3. **Terminaison.** Il se termine en arrière de l'épine iliaque antéro-supérieure par bifurcation en une branche abdominale et une branche génitale.

4. **Branche collatérale :** une seule, le rameau perforant latéral (RPL) ou rameau glutéal (fessier), qui innerve les téguments de la région fessière supérieure.

5. **Branches terminales.** Deux branches, abdominale et génitale :
   - le nerf ilio-hypogastrique (branche abdominale), destiné aux muscles et téguments de la paroi abdominale (partie inférieure);
   - le nerf ilio-inguinal * (branche génitale), qui descend en avant du cordon (ou du ligament rond) dans le canal inguinal (NAG, fig. 4) :
     — les téguments du pubis, du scrotum ou des grandes lèvres, par ses rameaux médiaux,
     — la région cutanée supéro-médiale de la cuisse, par son rameau fémoral *.

B. Nerf petit abdomino-génital (5).

- Il connaît le même trajet et les mêmes rapports que le nerf grand abdomino-génital, au-dessous duquel il chemine avant de se diviser en une branche abdominale et une branche génitale (le plus souvent confondue avec son homologue née du nerf grand abdomino-génital).

C. Nerf cutané latéral de la cuisse * (nerf fémoro-cutané) (6).

- C'est un nerf sensitif.

1. **Origine.** Il naît le plus souvent de la 2e racine lombaire, parfois de sa branche anastomotique avec la 3e racine lombaire.

2. **Trajet.**
   - D'abord oblique en bas et latéralement, il traverse le grand psoas * (2) pour émerger à son bord latéral, puis il s'infléchit en avant vers l'épine iliaque antéro-supérieure (7), précroisant l'extrémité inférieure des muscles carré des lombes (3) puis iliaque (8).
   - Il sort de la cavité abdominale au-dessous de l'arcade fémorale (9) (crurale), médial par rapport au muscle Sartorius * (couturier), cheminant dans un dédoublement du fascia iliaca * (10). Il croise ensuite la face antérieure du muscle Sartorius * après avoir traversé le fascia fémoral, et devient superficiel.

3. **Terminaison.** Par bifurcation en 2 branches : glutéale * (fessière) et fémorale * (crurale).

4. **Branches terminales.** Elles sont exclusivement sensitives :
   - Branche glutéale * (fessière) (NCLC, g) : elle se dirige en bas et en arrière vers le grand trochanter et innerve les téguments de la fesse et de la face postérieure de la cuisse.
   - Branche fémorale * (crurale) (NCLC, f) : elle se divise en plusieurs rameaux et innerve les téguments de la région antéro-latérale de la cuisse.

5. **Variations.** Le nerf cutané latéral de la cuisse * (NCL) peut manquer et être remplacé par une branche du nerf fémoral * (crural).

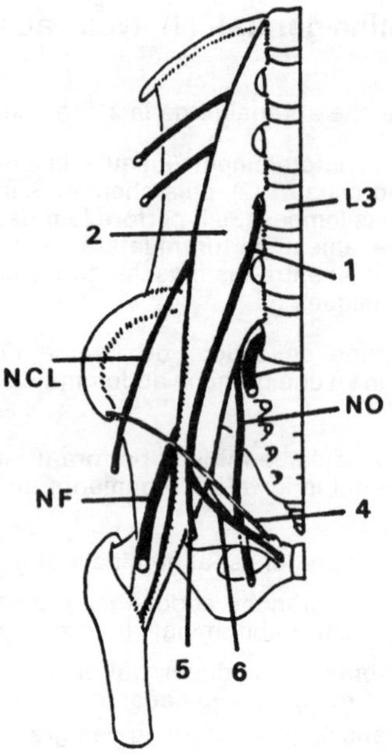

Fig. 6. — **Vue antérieure.**

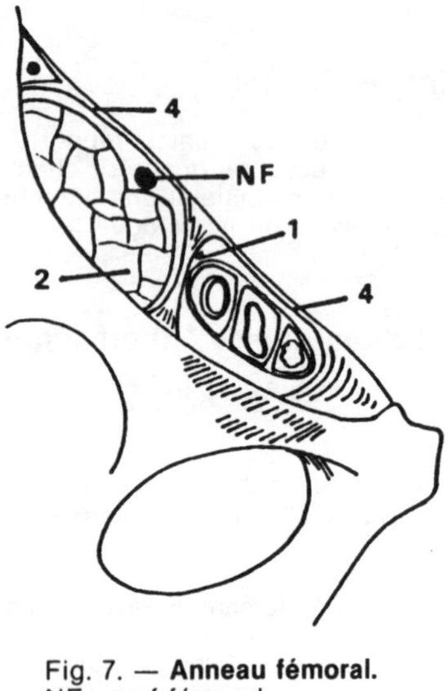

Fig. 7. — **Anneau fémoral.**
NF : nerf fémoral.

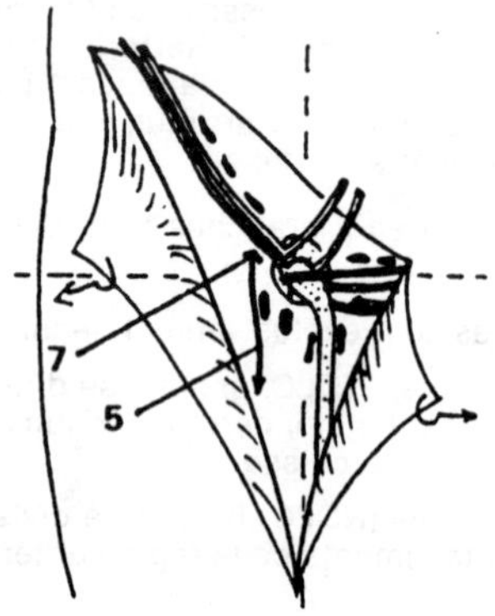

Fig. 8. — **Trigone fémoral** (plan superficiel).

D. Nerf génito-fémoral * (nerf génito-crural) (1).

- C'est un nerf mixte.

1. **Origine :** il naît de la branche antérieure de la 2e racine lombaire.

2. **Trajet.**

- Il se dirige en bas et en avant, à travers le muscle grand psoas * (2).
- Il émerge de ce muscle à hauteur de la 3e vertèbre lombaire (L3), puis descend dans l'épaisseur du fascia iliaca.
- Il croise par en arrière les vaisseaux gonadiques, puis longe le versant latéral de l'artère iliaque externe.

3. **Terminaison :** il se divise, à une distance variable de l'arcade inguinale * (4), en 2 branches, latérale (5) et médiale (6).

4. **Branches terminales.**

- La branche latérale (5), ou fémorale, traverse l'anneau fémoral, antérieure et latérale par rapport à l'artère fémorale; le nerf perfore ensuite le fascia cribriformis (7) et se distribue aux téguments du trigone fémoral (territoire : GF, fig. 9).
- La branche médiale (6), ou génitale, descend dans le canal inguinal, en arrière du cordon ou du ligament rond, innerve le crémaster et se termine dans le scrotum ou les grandes lèvres (voir dossier «Petit bassin»).

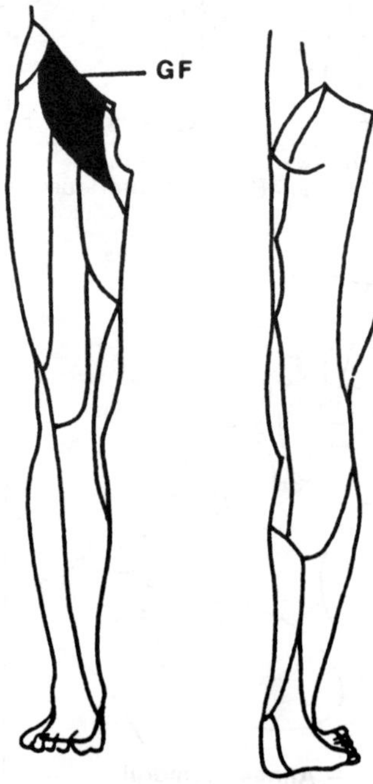

Fig. 9. — **Territoires d'innervation.**

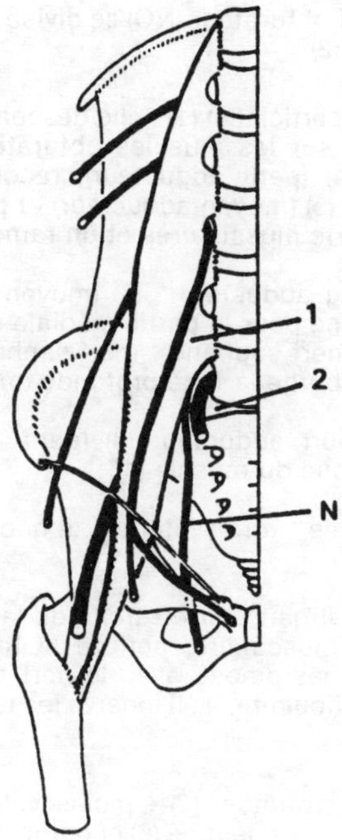

Fig. 10. — **Plexus lombaire, vue antérieure.**

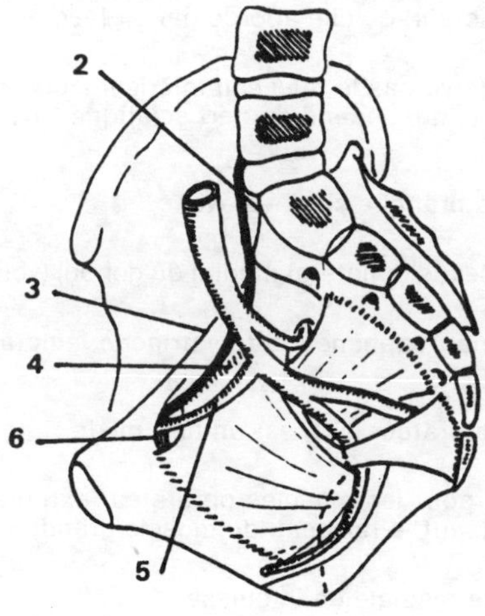

Fig. 11. — **Vue médiale du pelvis.**

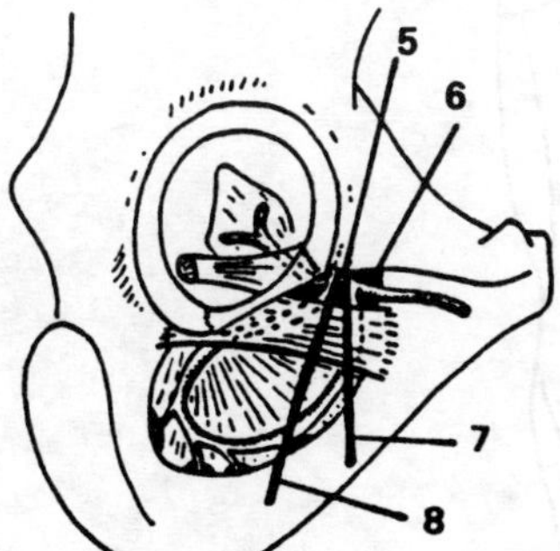

Fig. 12. — **Canal sous-pubien.**

4. BRANCHES TERMINALES DU PLEXUS LOMBAIRE.

• Ce sont :

— le **nerf obturateur;**

— le **nerf fémoral** * (crural).

A. Nerf obturateur (NO).

• C'est un nerf mixte, avant tout moteur. C'est le nerf des muscles adducteurs (nerf de l'adduction).

1. **Origine.** Il naît dans la région lombaire, entre les 2 plans du muscle grand psoas * (1), de la réunion des branches antérieures des racines L2, L3 et L4.

2. **Trajet et rapports** (voir aussi «Topographie»).

• Dans la région lombaire, il descend entre les 2 plans du muscle grand psoas * (1) et pénètre dans le pelvis après avoir croisé l'articulation sacro-iliaque (2).

• Dans le petit bassin :

— il se dirige en bas et en avant, cheminant parallèlement au détroit supérieur (3) sur le fascia du muscle obturateur interne (4), au-dessus des vaisseaux obturateurs (5);

— le pédicule obturateur se constitue progressivement, les autres constituants ne rejoignant le nerf que tardivement : artère obturatrice (5), veines obturatrices supérieure et inférieure;

— il pénètre ensuite dans le canal sous-pubien (6) qu'il traverse.

3. **Terminaison.** Dans le canal sous-pubien (6), par bifurcation en 2 branches terminales, antérieure (7) et postérieure (8).

4. **Branches collatérales.** Le nerf obturateur donne 2 rameaux accessoires, les nerfs articulaires, et surtout le nerf du muscle obturateur externe.

• Nerfs articulaires : au nombre de 2, nés juste au-dessous du canal sous-pubien dans lequel ils sont accolés, ils rejoignent la partie antéro-médiale de la symphyse pubienne.

• Nerf du muscle obturateur externe *(fig. 14) :* né dans le canal sous-pubien, il donne 2 rameaux qui abordent le muscle obturateur externe (l'un par sa portion supérieure, l'autre par sa face antérieure) et l'innervent.

■ **Le muscle obturateur externe est le seul des muscles pelvi-trochantériens qui ne soit pas innervé par une branche collatérale du plexus sacré.**

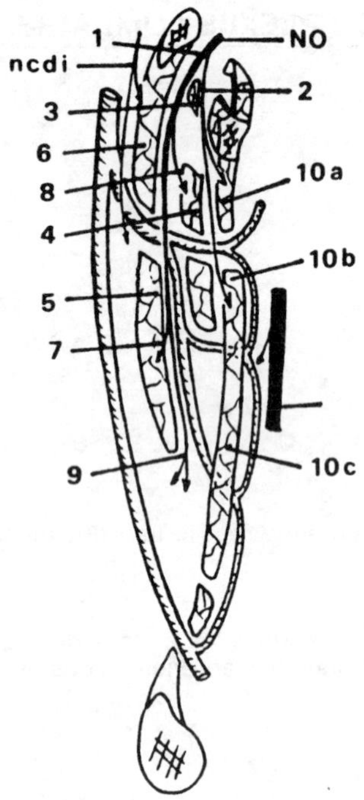

Fig. 13. — **Coupe dite des cavaliers de Faraboeuf.** n c d i : nerf cutané dorsal intermédiaire (branche du n. fémoral *).

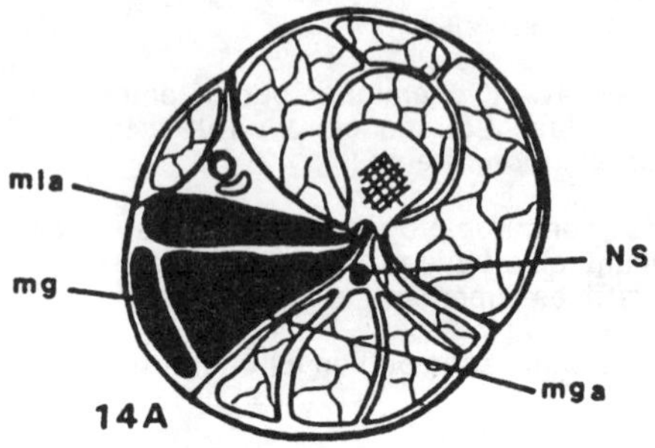

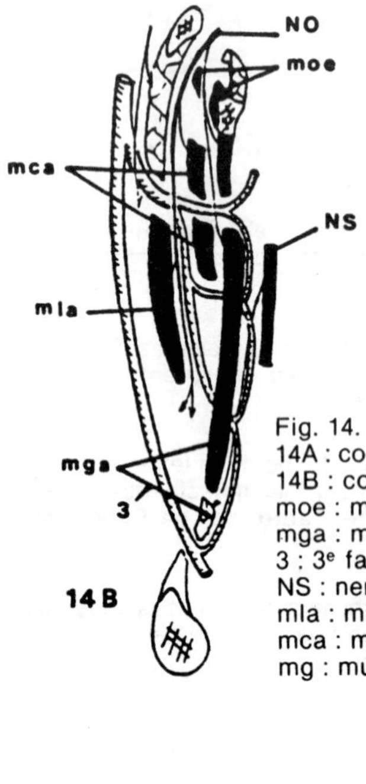

Fig. 14. — **Territoires moteurs.**
14A : coupe horizontale haute de la cuisse.
14B : coupe dite «des cavaliers».
moe : muscle obturateur externe.
mga : muscle grand adducteur.
3 : 3e faisceau ou faisceau inférieur.
NS : nerf sciatique.
mla : muscle long adducteur.
mca : muscle court adducteur.
mg : muscle gracile.

5. **Branches terminales.** Le nerf obturateur (NO) se divise en 2 branches, antérieure (1) et postérieure (2) :

- **Branche antérieure (ou superficielle) (1) : elle descend dans la loge des muscles adducteurs, sur les muscles obturateur externe (3) puis court adducteur * (4) (petit adducteur), recouverte par les muscles long adducteur * (5) (moyen adducteur) et pectiné (6); elle se divise en donnant 3 nerfs musculaires et un rameau cutané :**

  — le nerf du muscle long adducteur * (7) (moyen adducteur : il donne un rameau cutané pour la partie médiale du genou, où il s'anastomose avec le nerf saphène * (nerf saphène interne) ou son accessoire, puis aborde la face profonde du muscle;

  — le nerf du muscle court adducteur (8) (petit adducteur) : il aborde la partie moyenne du muscle (4);

  — le nerf du muscle gracile * (droit interne) : il gagne la face profonde du muscle;

  — le rameau cutané (9) : il naît soit du tronc de la branche antérieure soit d'un nerf musculaire, perfore le fascia, descend jusqu'au genou et s'anastomose avec le nerf saphène (ou le rameau communicant fibulaire *) : il innerve les téguments de la face médiale du genou.

- Branche postérieure (ou profonde) (2) : moins volumineuse, elle descend en arrière des muscles pectiné (6) et obturateur externe (3), auquel elle envoie un rameau ainsi qu'à l'articulation coxo-fémorale, puis, dans la loge des muscles adducteurs entre les muscles court (4) et grand (10a, 10b) adducteurs et se divise en plusieurs branches destinées aux faisceaux supérieur (10a) et moyen (10b) du muscle grand adducteur, qu'elle aborde par sa face antérieure.

  ■ Elle n'innerve pas le faisceau inférieur (10c) (3e faisceau) du muscle, qui dépend du nerf sciatique * (NS).

6. **Anastomoses :** par sa branche cutanée avec :

- le nerf fémoral * (plexus collatéral médial du genou) (voir plus loin);
- le nerf saphène * (nerf saphène interne) (trigone fémoral).

7. **Territoires.** Le nerf obturateur (NO) est un nerf mixte :

- avant tout moteur, pour les muscles obturateur externe et adducteurs de la cuisse (sauf le faisceau du muscle grand adducteur);
- sensitif pour la face médiale de la cuisse.

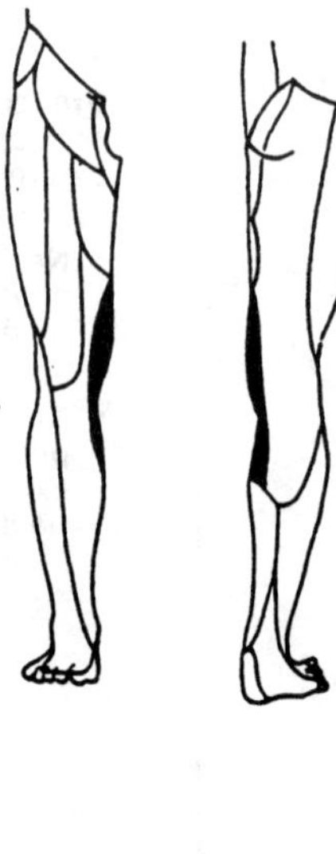

Fig. 15. — **Territoires sensitifs.**
Territoire innervé par le rameau cutané du nerf obturateur.

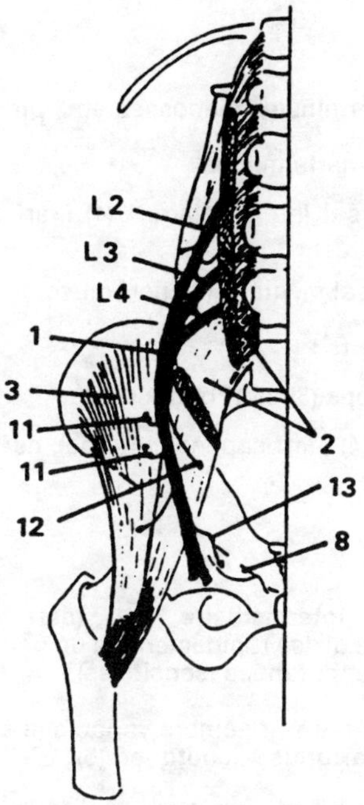

Fig. 16. — **Vue antérieure** (muscle grand psoas partiellement réséqué).

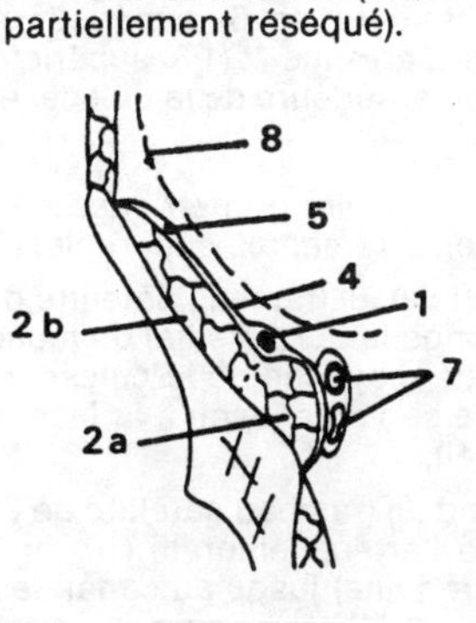

Fig. 17. — **Coupe frontale** (fosse iliaque interne).

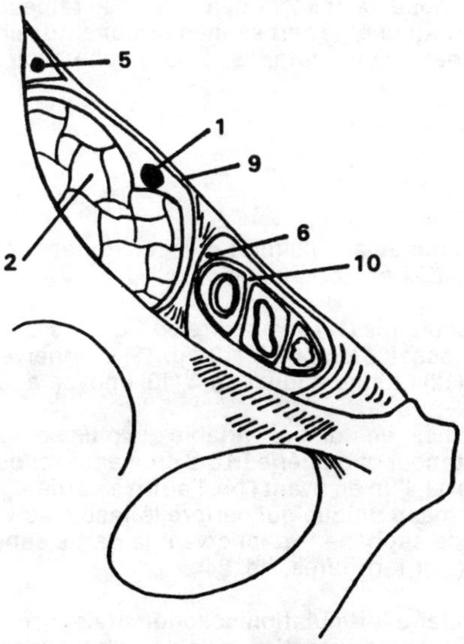

Fig. 18. — **Anneau fémoral.**

B. Nerf fémoral * (nerf crural) (1).

- Nerf mixte, moteur et sensitif, c'est la plus volumineuse branche du plexus lombaire.

1. **Origine.** Il naît dans la région lombaire, entre les 2 plans du muscle grand psoas * (2), par la réunion des branches postérieures de division des 2e, 3e et 4e racines lombaires (L2, L3, L4).

2. **Trajet et rapports** (voir aussi chapitre «Topographie»).

- Dans la région lombaire :
  - — oblique en bas et latéralement dans l'épaisseur du muscle grand psoas * (2);
  - — il émerge à son bord latéral et gagne la fosse iliaque interne (3).
- Dans la fosse iliaque interne (voir dossier «Abdomen») :
  - — il est situé dans le fascia iliaca * (4) (gaine du muscle psoas), dans la gouttière séparant les muscles grand psoas * (2a) (médial) et iliaque (2b) (latéral);
  - — il est accompagné par :
    - o le nerf fémoro-cutané (latéral) (5),
    - o le nerf génito-fémoral * (médial) (6),
    - o les vaisseaux iliaques internes (7), situés dans un dédoublement du fascia;
  - — il répond en avant au péritoine (8) et aux viscères intra-péritonéaux : côlon iléo-pelvien à gauche, caecum et appendice à droite.
- Il chemine ensuite dans l'espace sous-péritonéal (Bogros), au-dessus et en arrière de l'arcade inguinale * (9) (voir dossier «Abdomen»).
- Il traverse l'anneau fémoral * (anneau crural), dans le compartiment latéral (musculaire) (2, 3), latéral par rapport au paquet fémoral (10).
- Il gagne le trigone fémoral *, cheminant à sa partie supérieure, reposant sur le muscle grand psoas * (2), restant latéral par rapport aux vaisseaux fémoraux (10).

3. **Terminaison.** Il se termine 1 cm au-dessous de l'arcade inguinale * (9) à la partie haute du trigone fémoral *, en donnant 4 branches terminales (pas toujours bien individualisées à leur origine) (voir fig. 19).

4. **Branches collatérales.**

- 3 à 4 rameaux iliaques, qui gagnent la face superficielle du muscle iliaque * (11).
- Le rameau inférieur du muscle grand psoas (12).
- Le rameau de l'artère fémorale : né un peu au-dessus de l'arcade inguinale *, il accompagne l'artère (dans sa gaine), jusqu'au 1/3 moyen de la cuisse.
- Le nerf fémoro-cutané antéro-latéral (Valentin) : inconstant, il s'anastomose avec le nerf cutané latéral de la cuisse * (et innerve donc la région antéro-latérale de la cuisse).
- Le nerf du muscle pectiné (13) : né au-dessus de l'arcade inguinale *, il croise les vaisseaux fémoraux par en arrière et gagne la face antérieure du muscle.

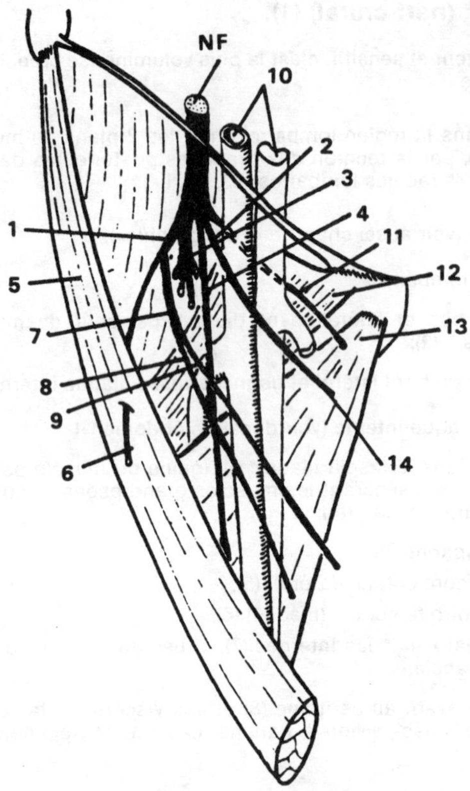

Fig. 19. — **Trigone fémoral** (vue antérieure).
NF : nerf fémoral.

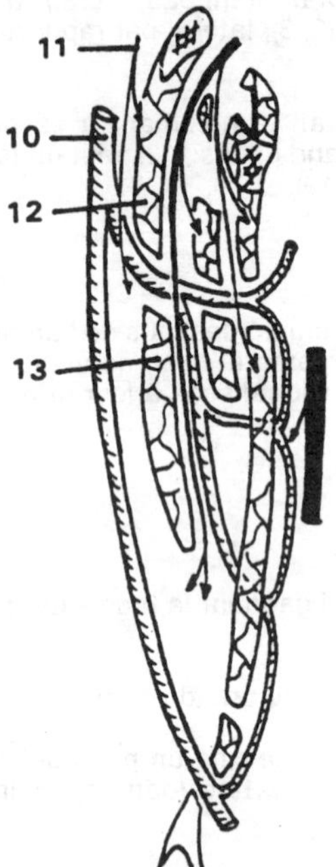

Fig. 20. — **Coupe «des cavaliers».**
11 : rameau musculaire du nerf cutané dorsal médial.

5. **Branches terminales.**

• Il existe 4 branches terminales disposées en 2 plans :

— superficiel, avec 2 nerfs mixtes :

o nerf cutané dorsal intermédiaire * (1) (nerf musculo-cutané externe),

o nerf cutané dorsal médial * (2) (nerf musculo-cutané interne);

— profond, avec 2 nerfs :

o nerf du quadriceps (3), nerf moteur,

o nerf saphène * (4) (nerf saphène interne), nerf sensitif.

• **Nerf cutané dorsal intermédiaire *** (1) (nerf musculo-cutané externe). Nerf mixte, il se divise rapidement en un paquet de branches musculaires (motrices) et cutanées (sensitives).

— Rameaux musculaires : en nombre variable (3 à 4), ils sont destinés au muscle Sartorius * (couturier) (5).

— Rameaux cutanés. Au nombre de 3 :

o rameaux perforants cutanés (6), supérieur et moyen : ils perforent le muscle Sartorius * (1/3 supérieur, 1/3 moyen) et innervent la région antérieure de la cuisse, entre le 1/3 moyen et la patella;

o rameau cutané accessoire du nerf saphène (7), qui se divise très rapidement en 2 rameaux, superficiel (8) et profond (9) :

□ rameau superficiel (8) (rameau satellite de la veine grande saphène) : il longe le bord médial du muscle Sartorius * (5) jusqu'à la partie moyenne de la cuisse, puis accompagne la grande veine saphène jusqu'à la face médiale du genou (condyle médial),

□ rameau profond (9) (rameau satellite de l'artère fémorale) : il accompagne l'artère fémorale (10, fig. 20) (antérieur et médial dans sa gaine) jusqu'au canal des muscles adducteurs * (canal de Hunter), puis il perfore le fascia, au-dessus du nerf saphène *, et se ramifie à la face médiale du genou,

□ l'anastomose de ces 2 rameaux avec le rameau cutané du nerf obturateur et le nerf saphène * constitue un plexus qui envoie des filets cutanés à la jambe (voir territoires, fig. 24).

• **Nerf cutané dorsal médial *** (2) (nerf musculo-cutané interne). Nerf mixte, il se divise dès son origine en :

— rameaux musculaires (11) au nombre de 1 à 3 : ils croisent par en arrière les vaisseaux fémoraux (10 fig. 19) et innervent les muscles pectiné (12) et long adducteur * (13) (moyen adducteur);

— rameaux cutanés, en nombre variable : le plus souvent existent des filets (antérieur et postérieur) qui croisent le paquet vasculo-nerveux fémoral, l'un en avant (14), l'autre en arrière, puis s'unissent en un rameau unique qui perfore le fascia au voisinage de la veine grande saphène * et innervent la partie supéro-médiale de la cuisse (voir territoires, fig. 24);

— rameau articulaire (articulation coxo-fémorale) : ce rameau naît soit du nerf du muscle pectiné, soit d'un des rameaux cutanés postérieurs.

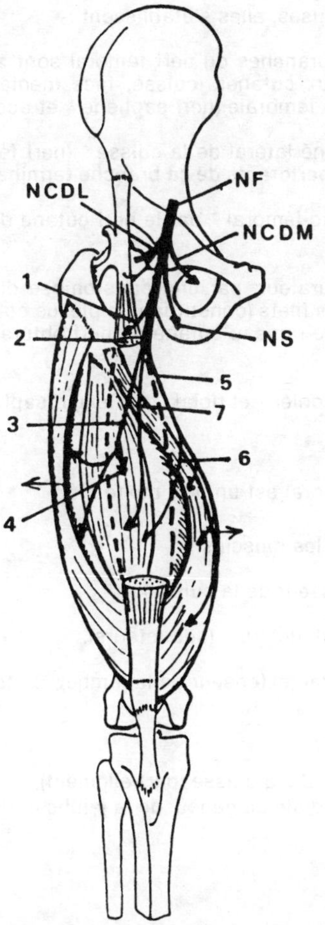

Fig. 21. — **Vue antérieure de la cuisse.**
NF : nerf fémoral. NCDL : nerf cutané dorsal latéral. NCDM : nerf cutané dorsal médial. NS : nerf saphène.

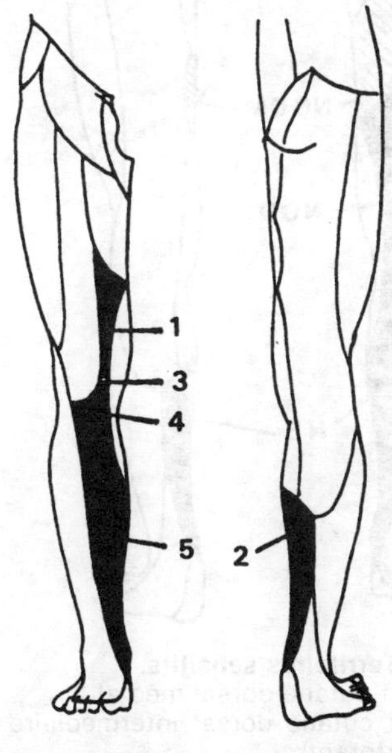

Fig. 22. — **Territoire du nerf saphène.**

• **Nerf du quadriceps.** C'est un nerf **moteur** qui donne 4 branches pour les 4 chefs du muscle quadriceps, celles-ci pouvant naître séparément du nerf fémoral *.

— Nerf du droit de la cuisse * (1) (droit antérieur). Oblique en bas et latéralement, il aborde la face profonde du muscle (2) et se divise en 2 rameaux :

o récurrent, pour les insertions supérieures;

o moyen, qui s'enfonce dans le corps charnu;

o inférieur, pour la partie moyenne du muscle.

— Nerf du vaste latéral * (3) (vaste externe) : oblique en bas et latéralement, il croise la face postérieure du muscle droit de la cuisse, puis se divise en 2 branches qui pénètrent (l'une à la partie supérieure, l'autre à la partie moyenne) le bord antérieur du muscle vaste latéral; il donne un rameau au muscle vaste intermédiaire * (4) (muscle crural).

— Nerf du vaste médial * (5) (vaste interne) :

o il descend sur la face médiale du muscle vaste médial *, séparé des vaisseaux fémoraux et du nerf saphène * par la gaine musculaire *;

o il donne des rameaux au muscle tout le long de ce trajet, avant de se perdre dans son quart inférieur;

o il envoie un rameau au muscle vaste intermédiaire * (6); de ce rameau se détache un filet pour le muscle articulaire du genou * (muscle sous-crural).

— Nerf du vaste intermédiaire * (7) (muscle crural). Il pénètre en haut au niveau de la face antérieure du muscle.

■ **Le muscle vaste intermédiaire * (muscle crural) reçoit donc 3 nerfs : le nerf du vaste intermédiaire *, né du nerf du quadriceps, et 2 rameaux issus des nerfs du vaste latéral et du vaste médial.**

• **Nerf saphène** * (nerf saphène interne). C'est un nerf **sensitif,** dont le trajet s'étend jusqu'au pied (branche jambière).

— Trajet :

o il est d'abord accolé au nerf du vaste médial *, latéral par rapport aux vaisseaux fémoraux, puis dans leur gaine à l'extrémité inférieure du trigone fémoral * (triangle de Scarpa), antérieur puis médial par rapport à l'artère;

o il traverse la paroi du canal des adducteurs et longe le bord postérieur du muscle Sartorius * (couturier) jusqu'à l'interligne du genou, où il se divise en 2 branches : patellaire et jambière.

— Branches collatérales. Trois rameaux :

o cutané fémoral (1), pour la face antéro-médiale de la cuisse et du genou;

o cutané tibial (2), pour la face postéro-médiale de la jambe;

o articulaire (3), pour la partie médiale du genou.

— Branches terminales. Deux branches, patellaire * (rotulienne) et jambière :

o branche patellaire * (4) (rotulienne) ou antérieure : elle se dirige en avant, contournant le muscle Sartorius et s'épanouit en de nombreuses ramifications à la face antéro-médiale du genou; lorsque la division du nerf saphène * est haute, cette branche perfore le muscle Sartorius * pour devenir superficielle, constituant alors le 3e nerf perforant (ou nerf perforant cutané inférieur);

o branche jambière (5), ou postérieure : satellite de la grande veine saphène *, elle descend en donnant de nombreux rameaux à la moitié médiale de la jambe, la partie antéro-médiale du cou-de-pied, la malléole médiale et le bord médial du pied.

6. **Anastomoses.** Nombreuses, elles s'établissent :

— entre elles : les branches du nerf fémoral sont anastomosées par leurs rameaux cutanés (cuisse, face médiale du genou), autour de l'artère fémorale (nerf saphène * et accessoires);

— avec le nerf cutané latéral de la cuisse * (nerf fémoro-cutané), par les rameaux perforants de sa branche terminale fémorale *;

— avec le nerf génito-fémoral * par le nerf cutané dorsal intermédiaire *;

— avec le nerf obturateur, par une anastomose directe (inconstante) et plusieurs filets (constituant le plexus collatéral médial du genou) entre le rameau cutané du nerf obturateur et le nerf saphène *;

— avec les nerfs péronier * et tibial * par le nerf saphène * (au cou-de-pied).

7. **Territoires.** Le nerf fémoral est un nerf mixte :

- moteur *(fig. 23)* pour les muscles :

  — ilio-psoas (fléchisseur de la cuisse),

  — pectiné et long adducteur * (adducteurs),

  — quadriceps fémoral (extenseur de la jambe); Sartorius *;

- sensitif *(fig. 24)* pour :

  — la face antérieure de la cuisse (partiellement),
  — la face antéro-médiale du genou, de la jambe et du cou-de-pied.

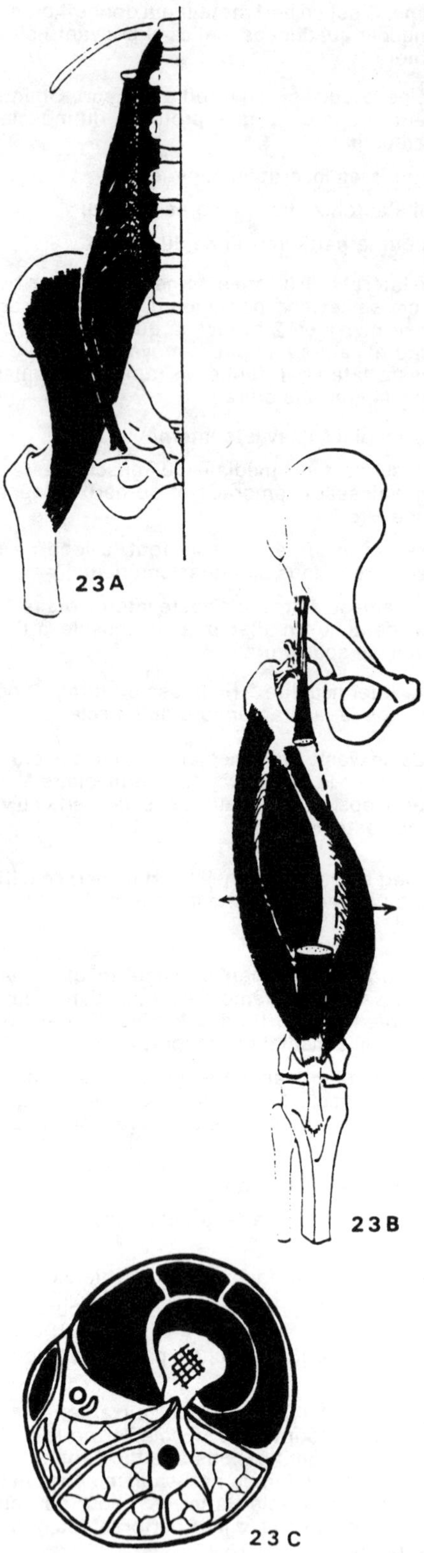

Fig. 23. — **Territoires moteurs.**
23A : vue antérieure du muscle ilio-psoas.
23B : vue antérieure de la cuisse.
23C : coupe horizontale basse de la cuisse.

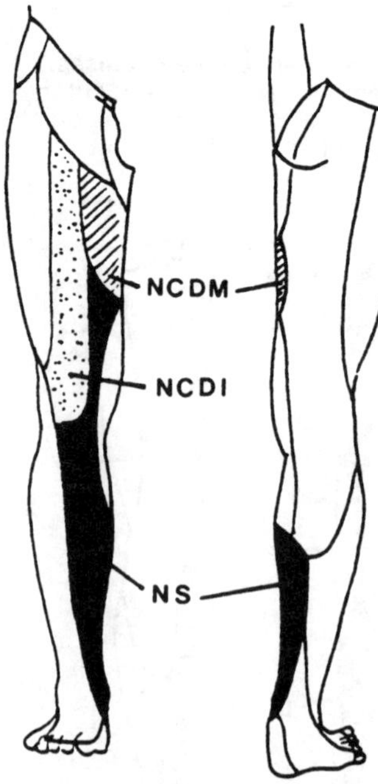

Fig. 24. — **Territoires sensitifs.**
NCDM : nerf cutané dorsal médial *.
NCDI : nerf cutané dorsal intermédiaire (rameau perforant).
NS : nerf saphène.

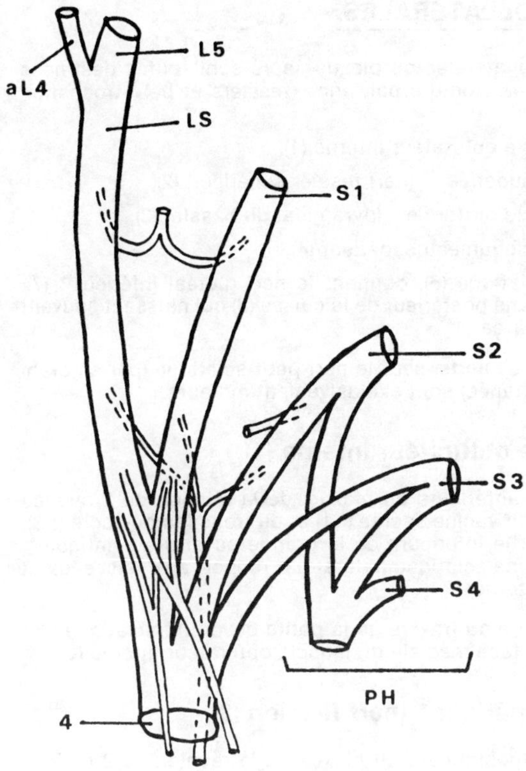

Fig. 25. — **Schéma de constitution.**
PH : plexus honteux.

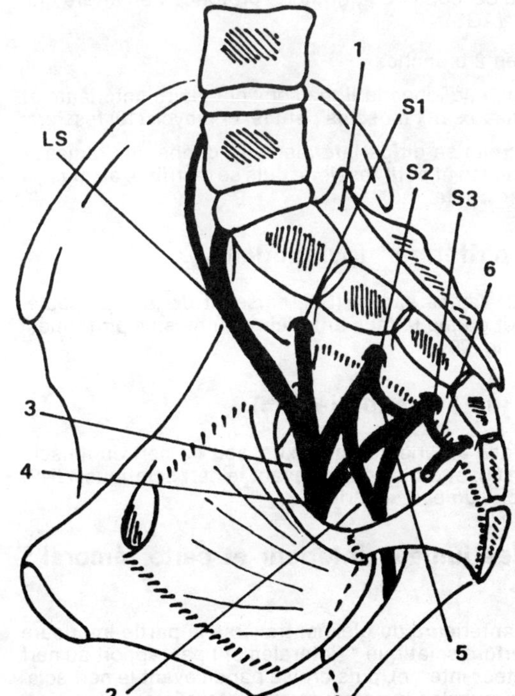

Fig. 26. — **Vue endopelvienne.**

2. PLEXUS SACRÉ

1. CONSTITUTION.

A. Racines d'origine.

- Le plexus sacré est constitué à partir du tronc lombo-sacré et des branches antérieures des 3 premiers nerfs sacrés.

1. **Le tronc lombo-sacré** (LS).
   - Il naît de la réunion de la branche antérieure de la 5e racine lombaire (L5) avec l'anse anastomotique issue de la 4e racine (aL4).
   - Il descend dans la cavité pelvienne en avant de l'aile du sacrum * (1) (aileron sacré) et de l'articulation sacro-iliaque, se dirigeant vers la grande ouverture sciatique * (grande échancrure sciatique) (2).
2. **Les branches antérieures des 3 premiers nerfs sacrés.** Elles émergent du sacrum par les trous sacrés antérieurs.
   - La 1re (S1) croise très obliquement le bord supérieur du muscle piriforme * (3).
   - La 2e (S2) descend à sa face antérieure.
   - La 3e (S3) longe son bord inférieur.

B. Plexus constitué.

- Ces 4 troncs nerveux convergent; de leur réunion naît le plexus sacré.
- Celui-ci revêt la forme d'un triangle dont le sommet répond à la partie antéro-inférieure de la grande ouverture sciatique * (2), et la base aux trous sacrés antérieurs.

C. Branche terminale.

- C'est le **nerf sciatique** * (4) (nerf grand sciatique) qui naît de son sommet en regard de la grande ouverture sciatique *.

2. SITUATION, RAPPORTS.

- Le plexus sacré, étroitement uni au plexus honteux (PH), est situé dans le pelvis :
  - plaqué à la face antérieure du muscle piriforme * (3),
  - recouvert par le fascia pelvien : épaissi à ce niveau en une lame pré-sacrée, le séparant des vaisseaux iliaques internes * et des viscères intra-pelviens; certaines branches artérielles collatérales postérieures viennent croiser le plan nerveux.

3. ANASTOMOSES.

- Elles s'établissent avec :
  - le plexus lombaire, par le rameau anastomotique avec la 4e racine lombaire (aL4);
  - le plexus honteux, par les rameaux (5, 6) unissant les 3e et 4e racines sacrées;
  - le plexus hypogastrique;
  - le sympathique, par les ganglions sympathiques sacrés.

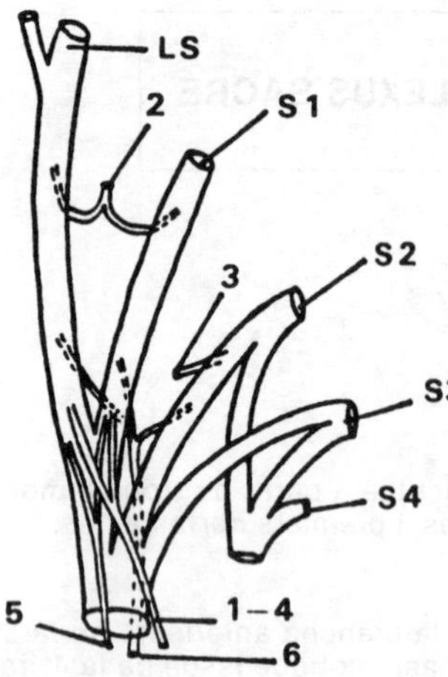

Fig. 27. — **Plexus sacré, schéma.**

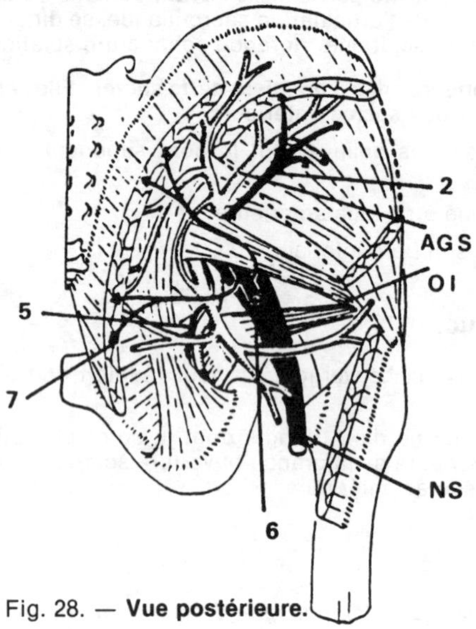

Fig. 28. — **Vue postérieure.**

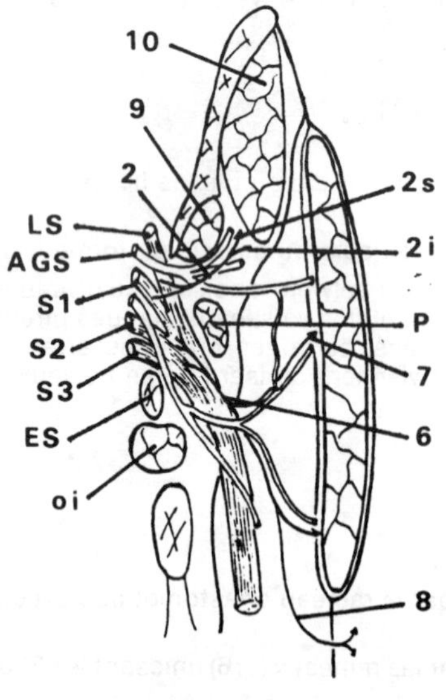

Fig. 29. — **Coupe verticale passant par les ouvertures sciatiques.**
ES : épine sciatique.

4. BRANCHES COLLATÉRALES.

- Les branches collatérales du plexus sacré sont toutes destinées aux muscles de la ceinture pelvienne (fessiers et pelvi-trochantériens) :
  — nerf du muscle obturateur interne (1);
  — nerf glutéal supérieur * (nerf fessier supérieur) (2);
  — nerf du muscle piriforme * (pyramidal du bassin) (3);
  — nerf du muscle jumeau supérieur (4);
  — nerf petit sciatique (6), donnant le nerf glutéal inférieur * (7), et le nerf cutané postérieur de la cuisse (8) qui naissent souvent de façon séparée.

  ■ Tous ces nerfs, sauf le nerf petit sciatique (par sa branche cutanée) sont exclusivement moteurs.

A. Nerf du muscle obturateur interne (1).

- Il naît à la face antérieure du plexus, de la réunion de 2 racines provenant de la 1re racine sacrée (S1) et du tronc lombo-sacré (LS). Il traverse la partie inférieure de la grande ouverture sciatique *, contournant l'épine sciatique (latéral par rapport aux vaisseaux et nerfs honteux internes).
- Il s'engage ensuite au travers de la petite ouverture sciatique * et se distribue à la face médiale du muscle obturateur interne (OI).

B. Nerf glutéal supérieur * (nerf fessier) (2).

- Il naît à la face postérieure du plexus de la réunion de 2 racines provenant du tronc lombo-sacré (LS) et de la 1re racine sacrée (S1). Il traverse la grande ouverture sciatique *, latéral par rapport à l'artère glutéale supérieure (AGS) (artère fessière) et au-dessus du muscle piriforme * (P).
- Il se porte ensuite en haut et latéralement entre les muscles moyen et petit fessier, au-dessous de la branche profonde de l'artère glutéale supérieure * (AGS).
- Il se divise alors en 2 branches :
  — supérieure (2s) : elle longe la ligne semi-circulaire antérieure et donne des rameaux aux muscles petit (9) et moyen (10) fessiers;
  — inférieure (2i) : elle se dirige latéralement, donne des rameaux aux muscles moyen et petit fessiers, puis se distribue au muscle tenseur du fascia lata.

C. Nerf du muscle piriforme * (pyramidal) (3).

- Il provient de la 2e racine sacrée (S2), naissant de la face postérieure du plexus, et gagne la face antérieure du muscle piriforme * qu'il innerve (voir fig. 26).

D. Nerf du muscle jumeau supérieur (4).

- Il naît soit de la face antérieure du plexus, soit du nerf du muscle obturateur interne (1), et croise par en avant le nerf sciatique * (NS) et aborde le muscle jumeau supérieur.

E. Nerf des muscles jumeau inférieur et carré fémoral * (carré crural) (5).

- Il naît de la face antérieure du plexus, traverse la partie inférieure de la grande ouverture sciatique * (latéralement par rapport au nerf du muscle obturateur interne), puis croise par en avant le nerf sciatique * (NS) et les muscles jumeaux et obturateur interne (oi).
- Il se termine à la face antérieure du muscle carré fémoral * (carré crural) et donne un rameau au muscle jumeau inférieur.

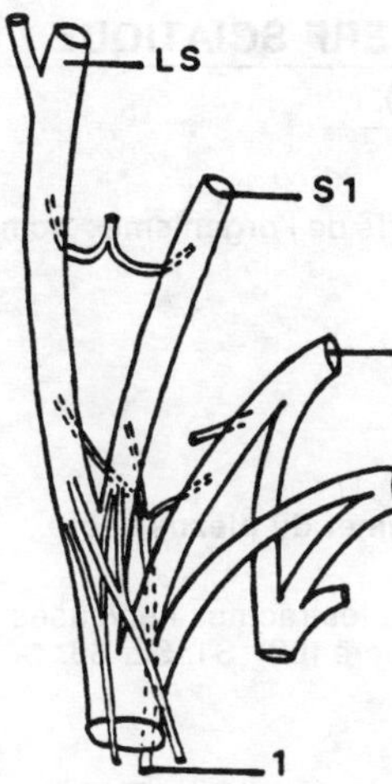

Fig. 30. — **Schéma de l'origine du nerf sciatique.**

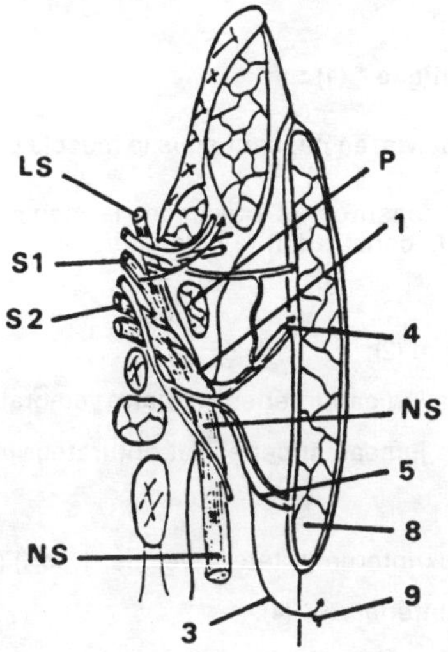

Fig. 31. — **Coupe verticale par les ouvertures sciatiques.**

F. Nerf petit sciatique (1).

- Nerf mixte, il naît de la face postérieure du plexus, ses fibres provenant du tronc lombo-sacré (LS) et des 2 premières racines sacrées (S1, S2). Il traverse la partie inférieure de la grande ouverture sciatique *, au-dessous du muscle piriforme * (P), en arrière du bord médial du nerf sciatique (NS).

- Il se termine à la fesse, par bifurcation en une branche musculaire et une branche cutanée (3).

- En fait, très souvent, ces 2 branches naissent séparément du plexus sacré, le nerf petit sciatique étant alors absent.

1. **La branche musculaire (motrice) ou nerf glutéal inférieur *.** Constituée de fibres issues de la 5e lombaire et de la 2e sacrée, cette branche donne plusieurs rameaux (4, 5) qui abordent la face profonde du muscle grand fessier avec les branches artérielles des artères glutéales, supérieure (6) et inférieure (7).

2. **La branche cutanée (sensitive) ou nerf cutané postérieur de la cuisse (3).**

- Cette branche est constituée surtout de fibres issues de la 2e sacrée (S2). Elle a un long trajet :

  — elle est d'abord verticale, entre le muscle grand fessier (8) et le bord médial de la face postérieure du nerf sciatique (NS);

  — elle croise ensuite par en arrière le chef long du muscle biceps fémoral *, descend sous son fascia, en arrière de l'interstice le séparant du muscle semi-tendineux;

  — puis elle chemine entre les fascias, superficiel et profond, de la face postérieure du creux poplité;

  — enfin, elle atteint le 1/3 moyen de la face postérieure de la jambe après avoir perforé le fascia jambier dans son 1/3 supérieur.

- Elle a donné, au cours de son trajet, de nombreux rameaux sensitifs :

  — un rameau cutané fessier pour la partie inférieure de la fesse (9);

  — un rameau périnéal, qui gagne le périnée, les bourses ou les grandes lèvres;

  — des rameaux fémoraux * et poplités, pour la face postérieure de la cuisse et du creux poplité.

- Sa branche terminale s'anastomose avec le nerf sural * (nerf saphène externe), branche du nerf tibial * (nerf sciatique poplité interne).

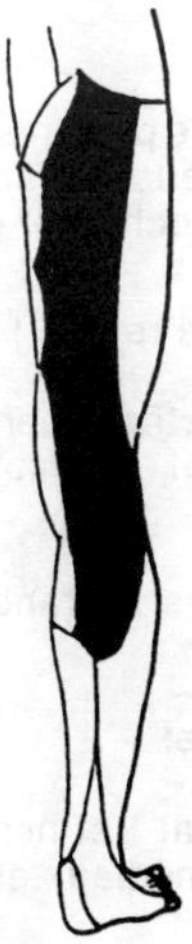

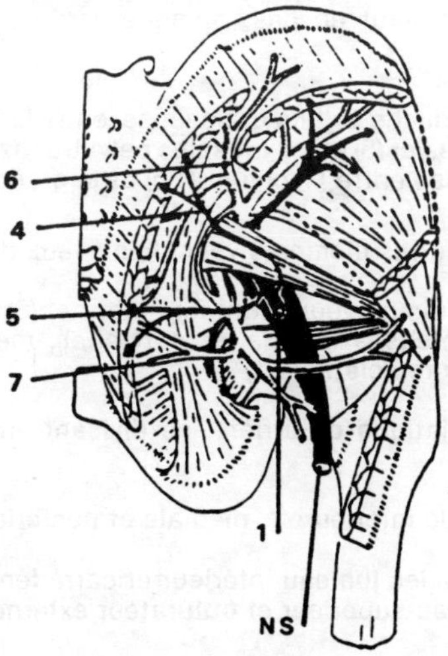

Fig. 32 (à gauche). — **Territoire du nerf cutané postérieur de la cuisse.**

Fig. 33 (à droite). — **Vue postérieure de la région glutéale.**

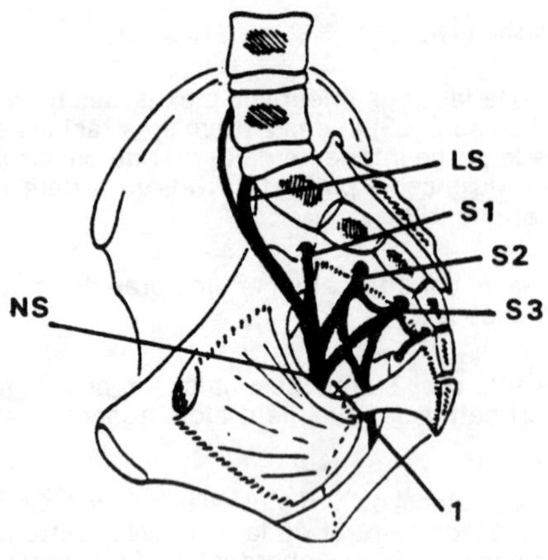

Fig. 34. — **Vue endopelvienne du bassin.**

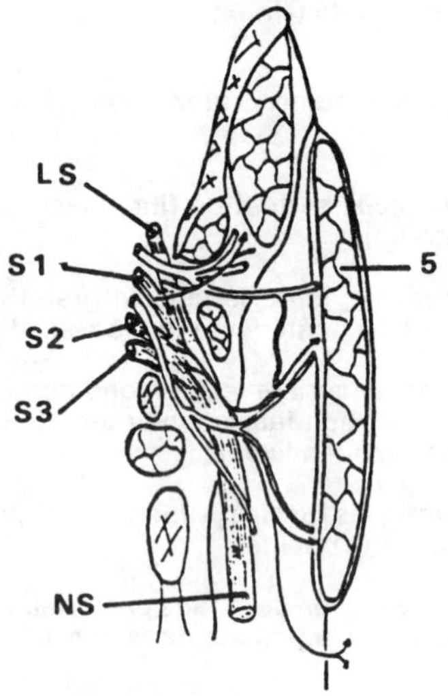

Fig. 35. — **Coupe verticale passant par les ouvertures sciatiques.**

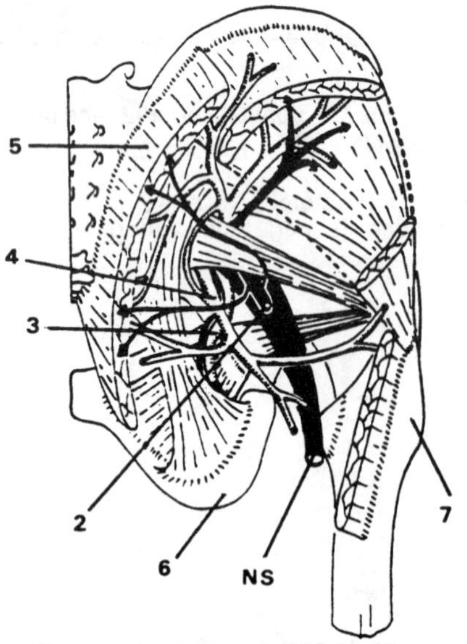

Fig. 36. — **Vue postérieure de la région glutéale.**

5. BRANCHE TERMINALE : NERF SCIATIQUE * (NS) (NERF GRAND SCIATIQUE).

- C'est le plus volumineux des nerfs de l'organisme : 1 cm à 1,5 cm de diamètre à son origine.

A. Origine.

- Intrapelvien, il fait suite au sommet du plexus sacré.
- Ses fibres proviennent de toutes les racines nerveuses constituant le plexus sacré : tronc lombo-sacré (LS), S1, S2, S3.

B. Trajet et rapports (voir aussi chapitre «Topographie»).

- Le nerf sciatique * traverse successivement 3 régions :

1. La grande ouverture sciatique * (1) :

- par laquelle il sort du pelvis, en passant sous le muscle piriforme *;
- répondant aux autres constituants traversant le même orifice (le nerf sciatique restant le constituant le plus latéral) :
  - — 3 nerfs :
    - o nerf petit sciatique (2),
    - o nerf des muscles jumeau inférieur et carré fémoral *,
    - o nerf des muscles jumeau supérieur et obturateur interne;
  - — et plus médiaux :
    - o le paquet honteux interne (artère, 2 veines, 1 nerf) (3),
    - o l'artère glutéale inférieure * (4).

2. La région glutéale * (région fessière) :

- qu'il parcourt de haut en bas, presque vertical (un peu oblique latéralement);
- situé dans une couche cellulo-graisseuse, entre la face profonde du muscle grand fessier (5) et les muscles pelvi-trochantériens, dans la gouttière comprise entre l'ischium * (6) et le grand trochanter (7);
- répondant aux autres éléments vasculo-nerveux de la région :
  - — paquet vasculo-nerveux honteux interne (3) (artère, nerf et 2 veines honteuses interne, et nerf anal), médial, gagnant la petite ouverture sciatique *,
  - — nerf petit sciatique en arrière, se divisant en ses 2 branches terminales;
  - — artère glutéale inférieure *, médiale et postérieure;
  - — nerf des muscles jumeau inférieur et carré fémoral * et nerf du muscle jumeau supérieur et obturateur externe, médiaux et antérieurs.

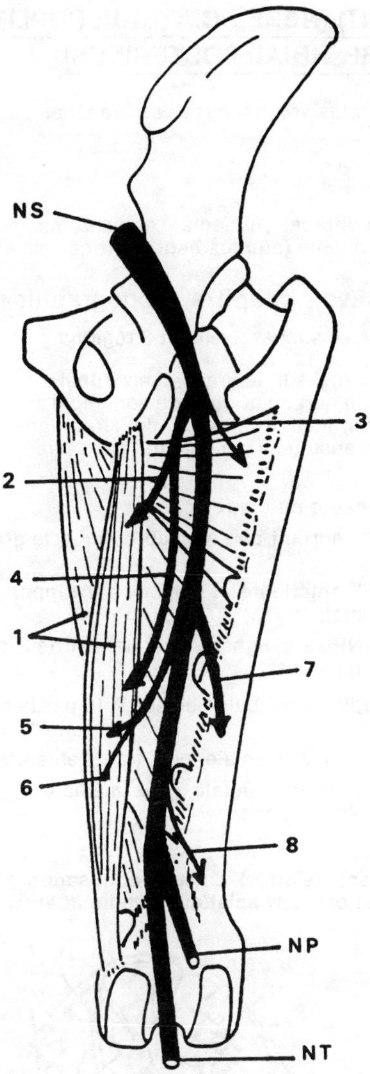

Fig. 37. — **Vue postérieure de la cuisse** (muscles ischio-jambiers non figurés).

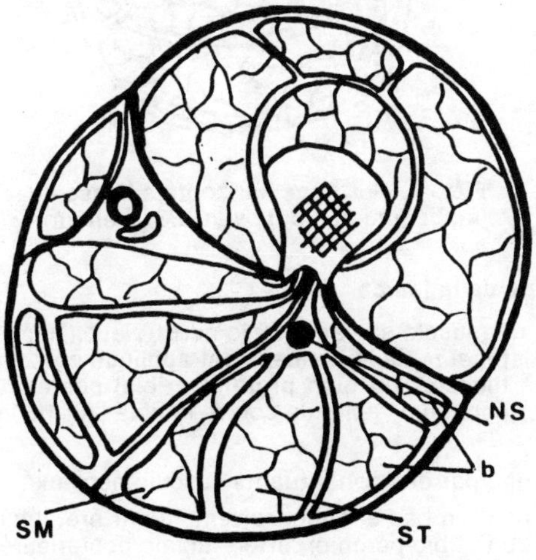

Fig. 38. — **Coupe horizontale haute de la cuisse.**

3. **La loge postérieure de la cuisse :**

- le nerf sciatique est profondément situé dans une couche cellulo-graisseuse, entre les muscles ischio-jambiers (en arrière) et grand adducteur (1) (en avant);
- presque vertical, un peu oblique en bas et latéralement;
- répondant aux autres constituants vasculo-nerveux :
  — nerf cutané postérieur de la cuisse (à distance, en arrière, sous le fascia superficiel),
  — rameau des artères perforantes.

C. Terminaison.

- Il se divise en 2 branches terminales : le nerf tibial * (NT) (nerf sciatique poplité interne) et le nerf péronier * (NP) (sciatique poplité externe).
- Cette division apparente a lieu à l'angle supérieur du creux poplité; en fait, cette division peut s'effectuer beaucoup plus haut (cuisse, fesse, voire bassin), les 2 branches terminales cheminant alors accolées jusqu'au creux poplité; en ce cas, les branches collatérales naissent toutes du nerf tibial *, sauf le nerf du chef court du muscle biceps et le nerf articulaire du genou (nés du nerf péronier*).

D. Branches collatérales.

- Le nerf sciatique * (NS) donne 7 branches collatérales destinées aux **muscles de la loge postérieure de la cuisse** et à l'articulation du genou, les 5 premières naissant à la partie supérieure de la cuisse soit isolément, soit par un ou deux troncs communs :

1. **Nerf supérieur du muscle semi-tendineux * (2)** (demi-tendineux) : il s'enfonce dans le chef commun aux muscles semi-tendineux * (ST) et biceps (b).

2. **Nerf du chef long du muscle biceps (3) :** il aborde la partie moyenne de la face antérieure du muscle biceps (b).

3. **Nerf inférieur du muscle semi-tendineux * (4) :** il s'enfonce à la partie moyenne du muscle.

4. **Nerf du muscle semi-membraneux (5) :** il donne un ou deux rameaux au muscle semi-membraneux (SM).

5. **Nerf du muscle grand adducteur (6) :** il naît soit du nerf sciatique *, soit du nerf du muscle semi-membraneux; il innerve exclusivement le faisceau inférieur du muscle grand adducteur.

6. **Nerf du chef court du muscle biceps (7) :** il gagne la partie moyenne du muscle.

7. **Nerf articulaire du genou :** il peut naître du nerf du chef court du muscle biceps; il est destiné à la partie latérale de l'articulation.

E. Branches terminales.

- Le nerf sciatique * (NS) donne 2 branches terminales :

1. **Nerf péronier * (NP)** (nerf sciatique poplité externe).

2. **Nerf tibial * (NT)** (nerf sciatique poplité interne, puis nerf tibial postérieur).

6. NERF TIBIAL * (NT) (NERF SCIATIQUE POPLITÉ INTERNE ET NERF TIBIAL POSTÉRIEUR).

- Nerf mixte, c'est la plus volumineuse des branches de division du nerf sciatique * (NS).

A. Origine.

- C'est la branche de bifurcation médiale du sciatique, née à l'angle supérieur du creux poplité (ou plus haut : voir nerf sciatique *).

B. Trajet et rapports (voir chapitre «Topographie»).

- Le nerf tibial * traverse successivement 3 régions.

1. **Le creux poplité.** Médian, il suit le grand axe vertical du creux poplité (prolongeant le trajet du nerf sciatique), de son angle supérieur à son angle inférieur : superficiel au-dessus de l'interligne du genou, devenant plus profond ensuite. Il est satellite des autres constituants vasculo-nerveux :

- séparés à la partie haute du creux poplité :
  — artère poplitée (1) sortant de l'anneau du muscle grand adducteur (2) (médiale),
  — veine poplitée (3), antérieure et médiale par rapport au nerf (le séparant de l'artère),
  — nerf péronier * (NP), s'éloignant latéralement (suivant le bord médial du muscle biceps);
- regroupés en un pédicule vasculo-nerveux à la partie basse de la région :
  — artère (1'), antérieure et médiale, puis franchement antérieure,
  — veine (3'), antérieure et médiale, puis médiale, doublée d'un canal collatéral (4),
  — lymphatiques.

■ **Ce segment de trajet du nerf correspond à l'ancienne dénomination «nerf sciatique poplité interne».**

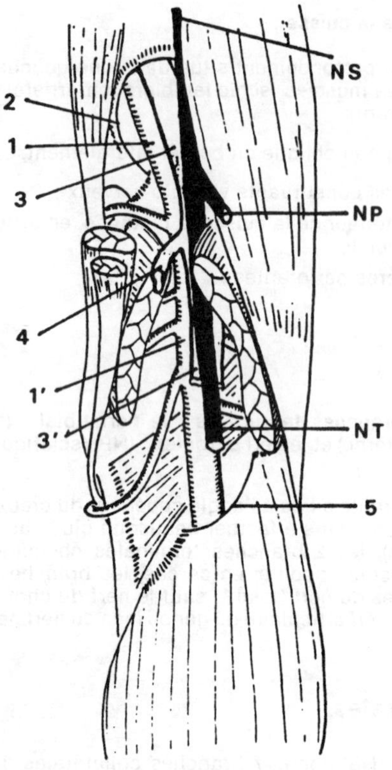

Fig. 39. — **Vue postérieure du creux poplité.**

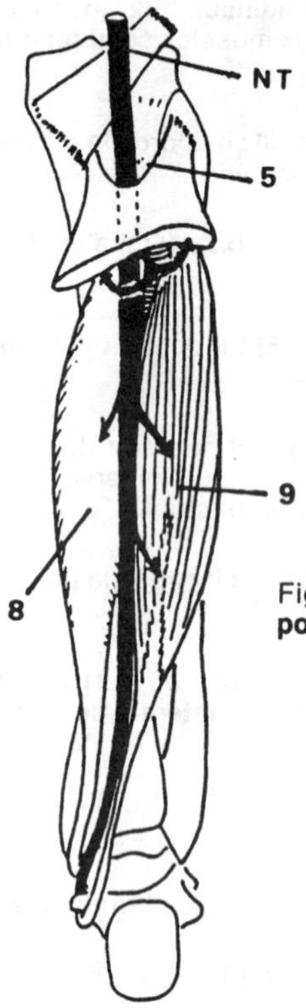

Fig. 42. — **Vue postérieure de la jambe.**

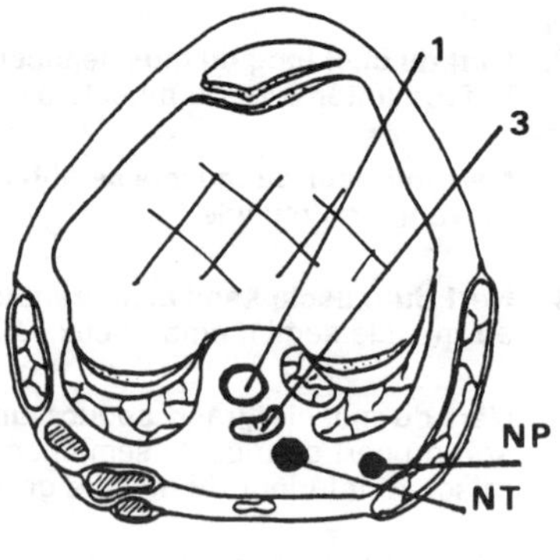

Fig. 40. — **Coupe horizontale du creux poplité.**

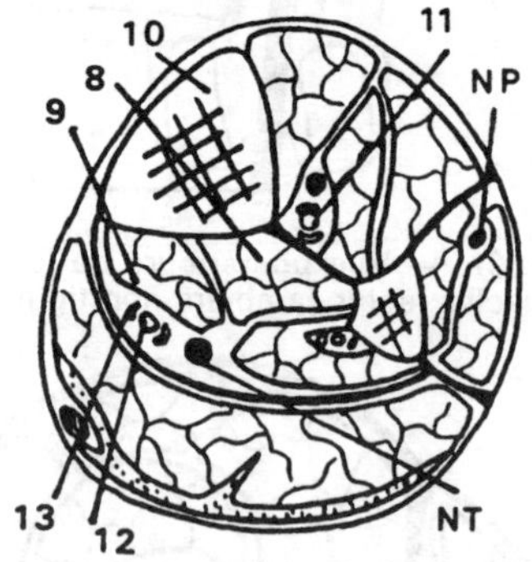

Fig. 41. — **Coupe horizontale basse de la jambe** (union 1/3 moyen, 1/3 inférieur).

2. **La loge postérieure de la jambe.**

- Après l'arcade du muscle soléaire (5), le nerf tibial * (NT) descend dans la loge postérieure de la jambe. Il est appliqué contre la face postérieure des muscles du plan profond : tibial postérieur * (8), puis fléchisseur commun * (9), puis contre le tibia (10) 1/3 inférieur de jambe.
- Il est accompagné par des constituants vasculo-nerveux :
  — artères, de haut en bas et successivement : artère tibiale antérieure (11), tronc tibio-péronier, artère tibiale postérieure (12),
  — veines satellites (plexiformes) (13),
  — lymphatiques.

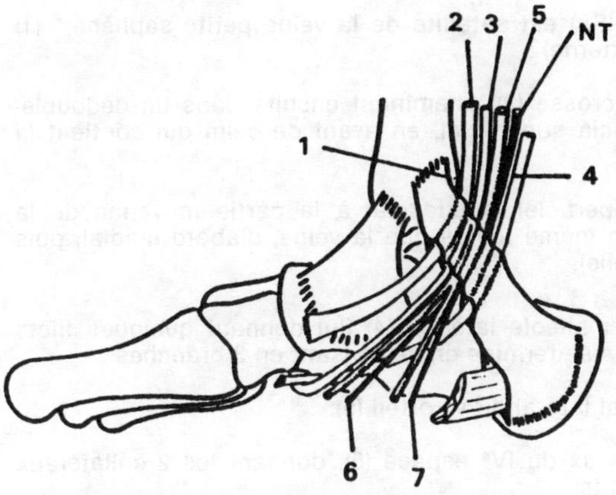

Fig. 43. — **Vue médiale (canal calcanéen).**

3. La gouttière rétro-malléolaire médiale.

- Le nerf tibial (NT), superficiel, chemine à mi-chemin entre malléole médiale (1) et bord médial du tendon calcanéen *.

- Il est situé dans une loge propre, entre la gaine des tendons des muscles tibial postérieur (2) et fléchisseur commun (3) (médiale) et la gaine du tendon du long fléchisseur (latérale) (4), restant en arrière du pédicule vasculaire tibial postérieur (5).

■ **Ces 2 derniers segments de trajet du nerf correspondant à l'ancienne dénomination «nerf tibial postérieur».**

C. Terminaison.

- Il se termine dans la partie postérieure du canal calcanéen, par division en 2 nerfs plantaires, médial (6) et latéral (7).

- Le nerf est postérieur et latéral par rapport à l'artère tibiale postérieure (5) qui se divise plus bas que le nerf.

D. Branches collatérales.

a. DE SON PREMIER SEGMENT (CREUX POPLITÉ) NAISSENT LES NERFS SUIVANTS :

1. Rameaux musculaires :

- **Nerf du chef latéral** (1) et **nerf du chef médial (2) du muscle gastrocnémien * (3)** (muscles jumeaux) : satellites de l'artère surale homologue (oblique en bas et latéralement), ils abordent soit la face antérieure du muscle, soit son bord axial.

- **Nerf postérieur du muscle soléaire (4) :** il passe en avant du chef latéral du muscle gastrocnémien * (3L) (jumeau externe) et en arrière du muscle poplité (5) puis se divise au bord supérieur du muscle soléaire (6) et aborde sa face postérieure.

- **Nerf du muscle plantaire *** (muscle plantaire grêle) : oblique en bas et latéralement, il aborde le bord médial du muscle (7).

- **Nerf du muscle poplité et du ligament interosseux (8) :**

  — né à hauteur de l'interligne du genou, il descend verticalement en arrière du muscle poplité (5), qu'il aborde par sa face inférieure;

  — il donne le nerf interosseux (9), qui accompagne l'artère tibiale antérieure jusqu'à l'articulation tibio-fibulaire inférieure.

2. Rameaux articulaires, pour la face postérieure du genou, et **vasculaires** pour l'artère poplitée.

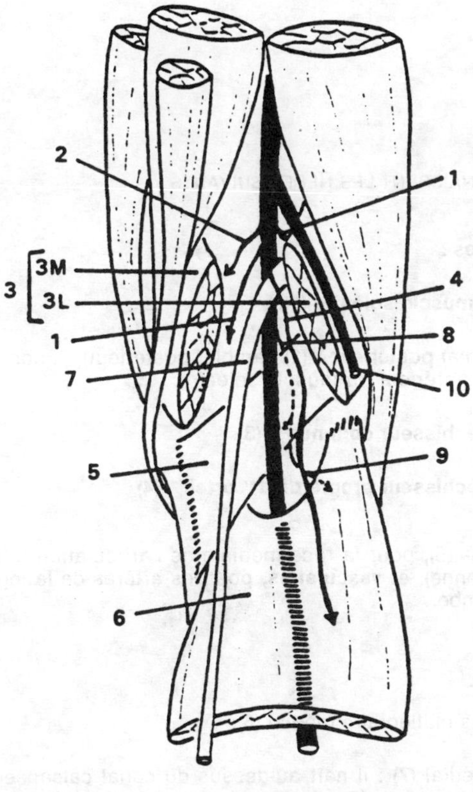

Fig. 44. — **Vue postérieure du creux poplité.**

3. Nerf sural * (nerf saphène externe ou nerf saphène tibial) (10).

- Nerf sensitif, il naît à la partie supérieure du creux poplité.

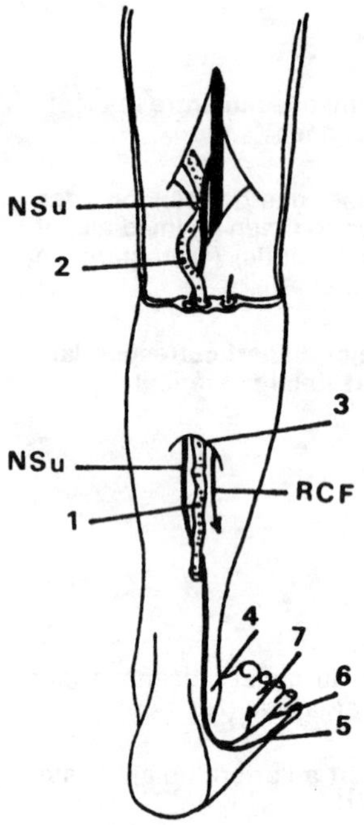

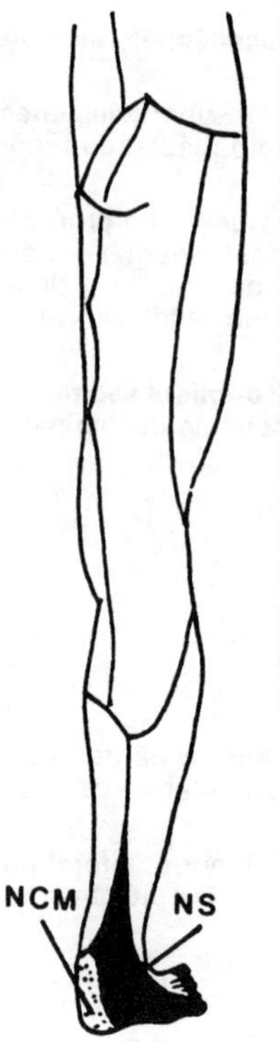

Fig. 45 (à gauche). — **Vue postérieure de la jambe** (nerf sural). RCF : rameau communicant fibulaire * (accessoire du nerf sural ou accessoire du nerf saphène externe) né du nerf péronier * (voir plus loin).

Fig. 46 (à droite). — **Territoire sensitif du nerf sural (NSu) et du nerf calcanéen médial (NCM).**

- Le nerf sural (NSu) est satellite de la veine petite saphène * (1) (voir saphène externe) :

  — croisant sa crosse (2), cheminant ensuite dans un dédoublement du fascia superficiel, en avant de celui qui contient la veine;

  — devenant superficiel (sus-fascia) à la partie moyenne de la jambe (3) (en même temps que la veine, d'abord médial, puis antérieur à elle).

- Il contourne la malléole latérale (4) (lui donnant quelques filets collatéraux), puis se termine en se divisant en 3 branches :

  — nerf collatéral latéral du Ve orteil (5);

  — nerf interosseux du IVe espace (6), donnant les 2 collatéraux correspondants;

  — anastomose (7) avec la branche latérale de division du nerf péronier superficiel *.

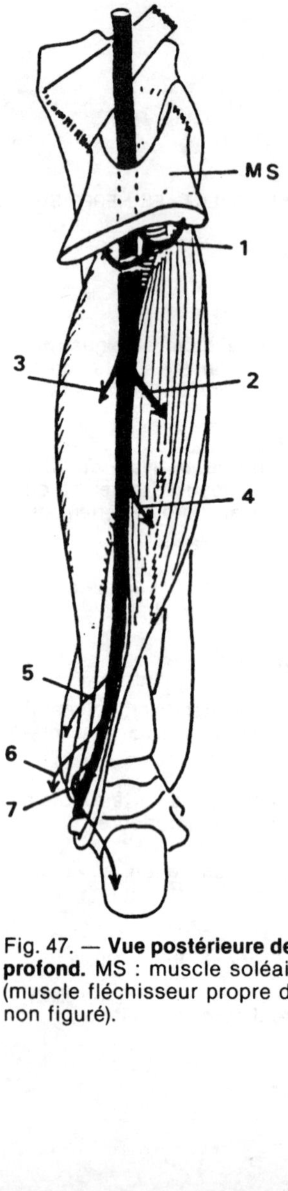

Fig. 47. — **Vue postérieure de jambe, plan profond.** MS : muscle soléaire sectionné (muscle fléchisseur propre du gros orteil non figuré).

b. DE SON 2e SEGMENT NAISSENT LES NERFS SUIVANTS :

1. **Rameaux musculaires :**

- **Nerf antérieur du muscle soléaire** (1).
- **Nerf du muscle tibial postérieur *** (2) (jambier postérieur) : il donne parfois le rameau antérieur du muscle soléaire.
- **Nerf du muscle fléchisseur commun *** (3).
- **Nerf du muscle fléchisseur propre du 1er orteil *** (4).

2. **Rameaux articulaires** (5), pour la face médiale de l'articulation talocrurale * (tibio-tarsienne), et **vasculaires,** pour les artères de la loge postérieure de la jambe.

3. **Rameaux sensitifs :**

- rameau cutané sus-malléolaire médial (6);
- nerf calcanéen médial (7) : il naît au-dessus du canal calcanéen, contourne le tendon calcanéen, innerve la peau de la région médiale et postérieure du talon et donne quelques filets pour la plante du pied (NCM, fig. 46).

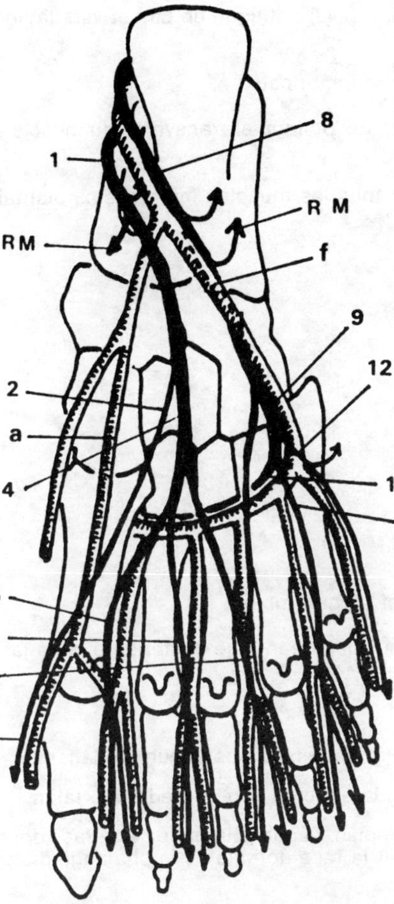

Fig. 48. — **Vue plantaire schématique.**

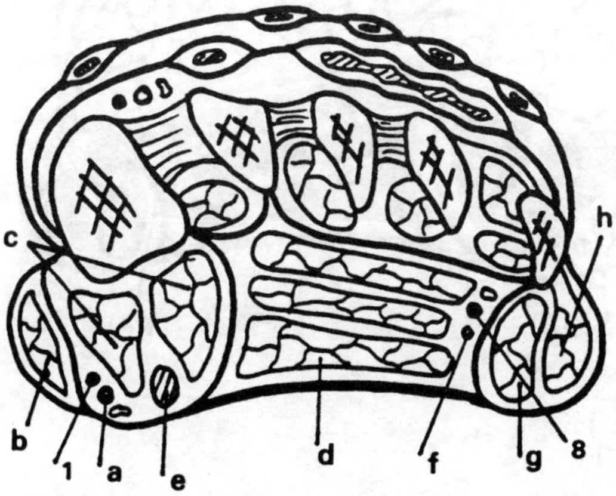

Fig. 49. — **Coupe transversale du pied, passant au niveau des métatarsiens.**

E. Branches terminales.

- Ce sont les 2 nerfs plantaires, médial et latéral.

a. NERF PLANTAIRE MÉDIAL (1).

1. **Trajet d'ensemble :** il est oblique en avant et en bas, croisant la face profonde des vaisseaux tibiaux postérieurs; il longe ensuite le bord médial du pied jusqu'à l'os naviculaire (scaphoïde); il répond, au cours de son trajet, au bord médial puis latéral de l'artère plantaire médiale * (a).

2. **Branches collatérales :**

- rameaux cutanés pour le talon et la partie médiale de la plante du pied;
- rameaux articulaires;
- rameaux musculaires (RM), pour les muscles abducteur (b) et court fléchisseur de l'hallux (c), court fléchisseur des orteils * (d) (court fléchisseur plantaire).

3. **Branches terminales.** Ce sont ses 2 branches de bifurcation, médiale et latérale.

- Branche médiale (2) : satellite de l'artère plantaire médiale * (a), elle longe le bord latéral du muscle long fléchisseur du 1er orteil (e), donne un rameau au muscle court fléchisseur du 1er orteil et se termine par le nerf collatéral plantaire médial du 1er orteil (3).
- Branche latérale (4) : elle se porte latéralement et en avant, traverse le septum intermusculaire médial et donne les nerfs digitaux plantaires des 3 premiers espaces interosseux :
  — nerf digital du 1er espace (5) : il longe le bord latéral du muscle long fléchisseur propre du 1er orteil, donne le nerf du 1er lombrical, puis se divise, à l'extrémité antérieure du 1er espace, en nerf collatéral latéral du 1er orteil et nerf collatéral médial du IIe orteil;
  — nerf digital du 2e espace (6) : il donne le nerf du 2e lombrical et se divise en nerf collatéral latéral du IIe orteil et nerf collatéral médial du IIIe orteil;
  — nerf digital du 3e espace (7) : il croise superficiellement les tendons fléchisseurs des IIe et IIIe orteils, donne les nerfs collatéraux plantaire latéral du IIIe orteil et médial du IVe orteil et s'anastomose avec le nerf plantaire latéral.

b. NERF PLANTAIRE LATÉRAL * (8).

1. **Trajet d'ensemble :** il longe le bord médial de l'artère plantaire latérale (f) à la plante du pied, entre les muscles court fléchisseur des orteils * (d) et court fléchisseur du Ve orteil * (g), et se divise en regard de l'extrémité du 5e métatarsien.

2. **Branches collatérales :** deux rameaux musculaires (R'M') : rameau pour le muscle court fléchisseur du Ve orteil (g) et nerf du muscle abducteur du Ve orteil (h).

3. **Branches terminales :** ce sont ses 2 branches de bifurcation, superficielle (9) et profonde (10).

- Branche superficielle (9). Elle se porte en avant et se divise en 2 branches :
  — branche médiale (11) : elle se divise à l'extrémité antérieure du 4e espace en nerf collatéral plantaire latéral du IVe orteil et nerf collatéral médial du Ve orteil, et donne un rameau anastomotique avec le nerf digital du 3e espace;
  — branche latérale (12) : elle innerve les muscles abducteur, court fléchisseur et opposant du Ve orteil et se termine par le nerf collatéral plantaire latéral du Ve orteil.

• Branche profonde (10, fig. 48) : oblique en bas et vers la ligne médiane, elle donne :

— les nerfs des 3e et 4e lombricaux;

— les nerfs des faisceaux oblique et transverse du muscle abducteur du Ve orteil;

— des rameaux pour tous les muscles interosseux, plantaires et dorsaux.

F. Territoires.

• Le nerf tibial * (NT) est un nerf mixte :

— moteur pour les muscles de la loge postérieure de la jambe et de la plante du pied;

— sensitif pour :

o la partie inférieure de la face postérieure de la jambe;

o la partie postéro-latérale du cou-de-pied et du talon;

o le bord latéral du pied, la partie latérale de sa face dorsale, la plante du pied et la face dorsale de la phalange distale des orteils.

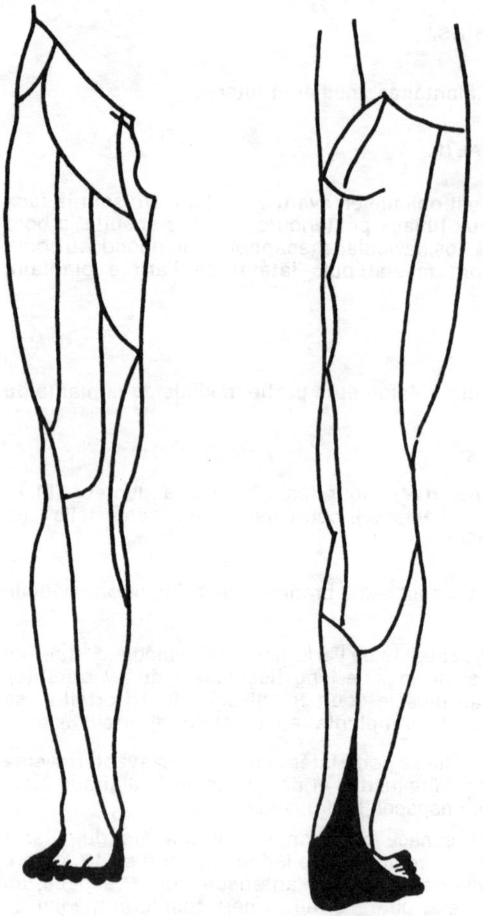

Fig. 50. — **Territoires sensitifs.**

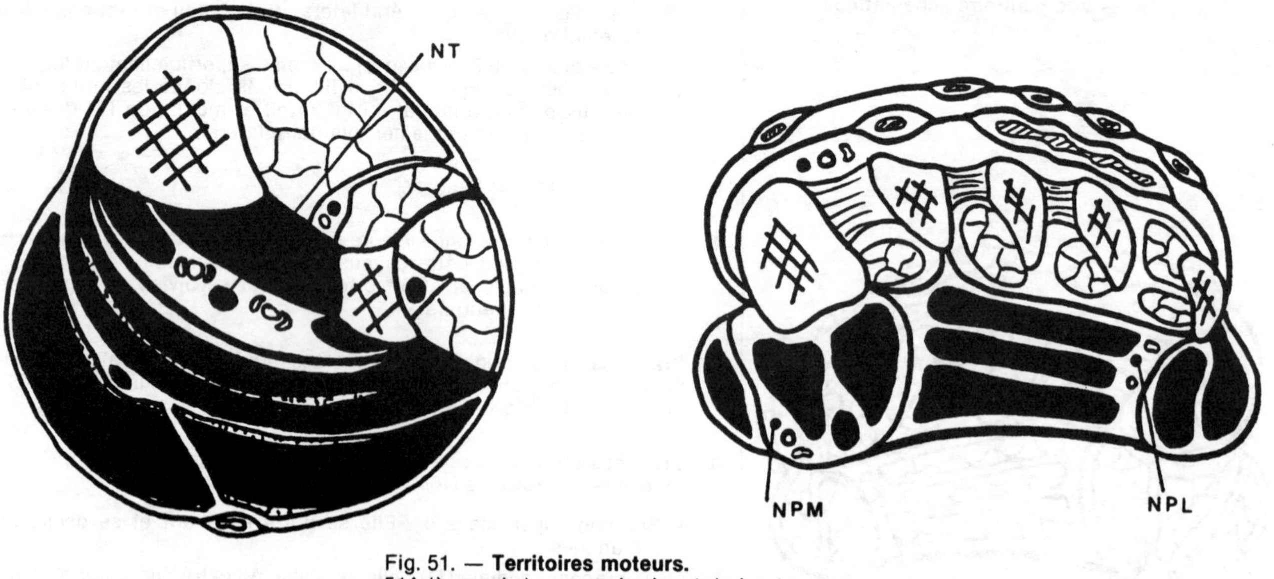

Fig. 51. — **Territoires moteurs.**
51A (à gauche) : coupe horizontale haute de la jambe (union 1/3 supérieur, 1/3 moyen).
51B (à droite) : coupe transversale du pied au niveau des métatarsiens. NPM : nerf plantaire médial. NPL : nerf plantaire latéral.

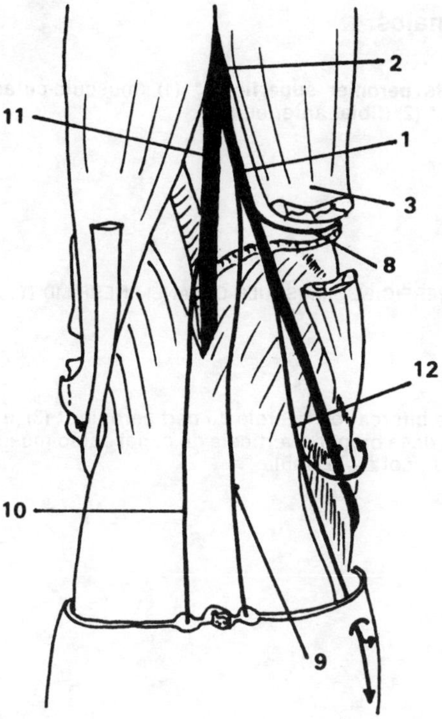

Fig. 52. — **Vue postérieure du creux poplité.**

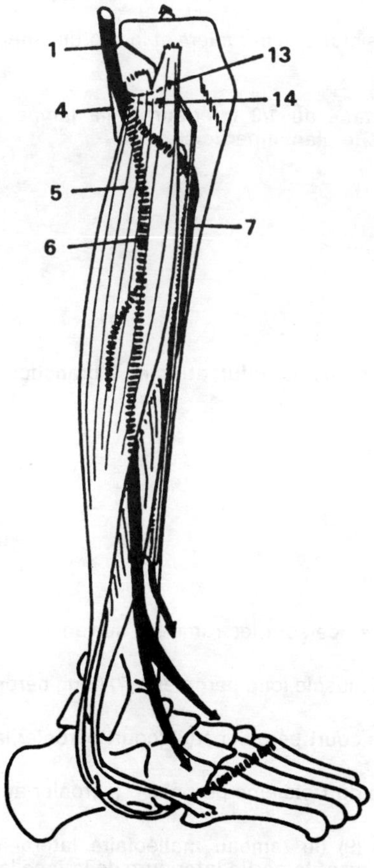

Fig. 53. — **Vue latérale de la jambe.**

7. NERF PÉRONIER * (1) (NERF SCIATIQUE POPLITÉ EXTERNE).

- C'est un nerf mixte.

A. Origine.

- Branche de bifurcation latérale du nerf sciatique * (2), il naît en regard de l'angle supérieur du creux poplité, parfois plus haut (voir «Nerf sciatique»).

B. Trajet et rapports (voir chapitre «Topographie»).

- Il traverse les régions suivantes :

1. **Le creux poplité :** apparu à son angle supérieur, il longe son bord latéral (oblique en bas et latéralement), satellite du muscle biceps (3).
2. **La loge postérieure de la jambe,** où il présente un court trajet, avant de perforer la cloison intermusculaire latérale et de pénétrer dans la loge latérale.
3. **La loge latérale de la jambe.**

- Il est appliqué contre la face latérale du col de la fibula * (4), dans un canal ostéo-musculaire en T, constitué par les insertions du muscle long péronier * (5) (voir chapitre «Myologie»).

  ■ Il peut être lésé dans les fractures du col de la fibula *.

- Il est en rapport avec deux artères importantes (récurrentes péronières, antérieure et postérieure).

C. Terminaison.

- Il se termine par bifurcation, sous le col de la fibula * entre les insertions du muscle long péronier *, en 2 nerfs : nerf péronier superficiel * (nerf musculo-cutané) (6) et nerf péronier profond * (nerf tibial antérieur) (7).

D. Branches collatérales.

- Au nombre de 4, ce sont de haut en bas les nerfs suivants :

1. **Rameau articulaire du genou** (8), pour la partie supéro-latérale de l'articulation.
2. **Rameau communicant fibulaire *** (9) (voir aussi fig. 45) (nerf saphène péronier ou nerf accessoire du nerf saphène externe).
   - Il naît au bord supérieur du condyle latéral et se dirige obliquement en bas et vers la ligne médiane. Profond initialement, il traverse le fascia et devient superficiel à la partie moyenne de la face postérieure de la jambe.
   - Il se termine par anastomose avec le nerf sural * (10) (nerf saphène externe) branche du nerf tibial * (11).

     ■ Le nerf sural * peut manquer; le rameau communicant fibulaire * (9) innerve alors la malléole latérale et les faces latérale et postérieure du talon.
3. **Nerf cutané sural latéral *** (12) (nerf cutané péronier) : il peut naître d'un tronc commun avec le précédent; il innerve la face latérale du genou et de la jambe (3/4 supérieurs).
4. **Nerfs supérieurs du muscle tibial antérieur *** (13, 14) (jambier antérieur) : au nombre de deux; ils naissent juste avant la bifurcation terminale, passent au travers des insertions fibulaires du muscle long extenseur des orteils * (extenseur commun), et atteignent la partie haute du muscle tibial antérieur, après avoir donné un rameau à l'articulation tibio-fibulaire supérieure.

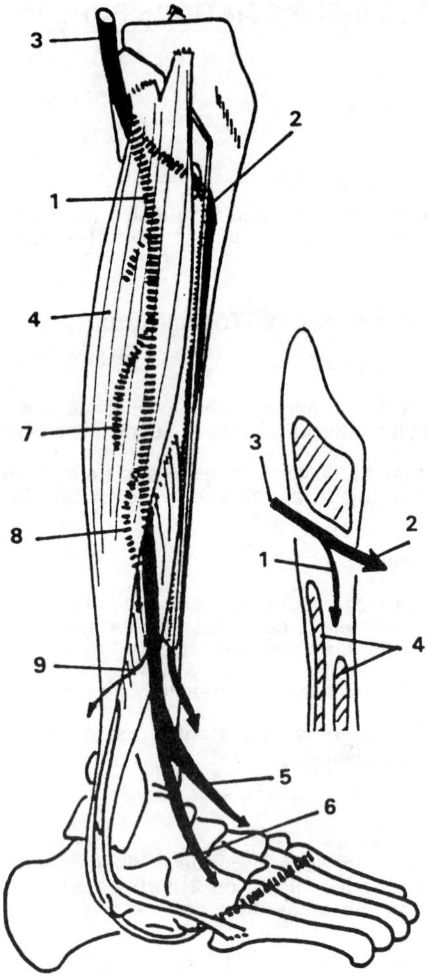

Fig. 54. — **Vue latérale de la jambe.**

Fig. 54 bis. — **Bifurcation du nerf péronier ***.

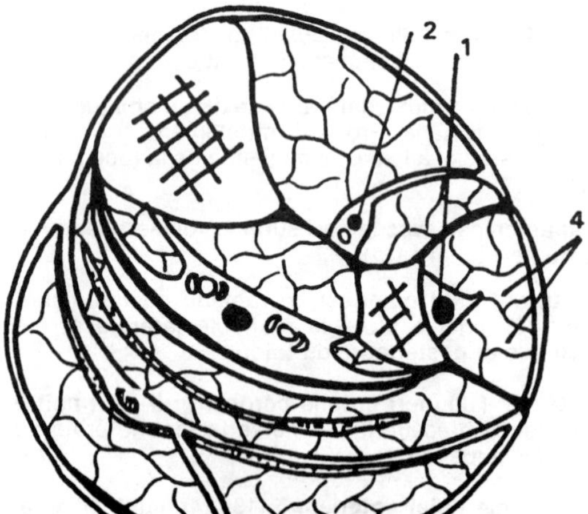

Fig. 55. — **Coupe horizontale haute de la jambe** (union 1/3 supérieur, 1/3 moyen).

E. Branches terminales.

- Ce sont les nerfs **péronier superficiel *** (1) (musculo-cutané) et **péronier profond *** (2) (tibial antérieur).

a. NERF PÉRONIER SUPERFICIEL * (MUSCULO-CUTANÉ) : NERF MIXTE.

1. **Origine :** branche de bifurcation latérale du nerf péronier * (3), il naît à la partie supérieure de la branche verticale du canal ostéo-musculaire de la face latérale du col de la fibula *.

2. **Trajet.**

   - Il est oblique en bas et un peu en avant, entre les insertions du muscle long péronier * (4), sur la face latérale de la fibula *.
   - Il chemine entre les muscles péroniers et le septum intermusculaire antérieur.
   - Il devient sous-cutané au 1/3 inférieur de la jambe et descend verticalement dans le plan superficiel.

3. **Terminaison :** il se termine par bifurcation en 2 branches, médiale (5) et latérale (6).

4. **Branches collatérales :** ce sont les rameaux suivants :

   - rameaux (2 à 3) du muscle long péronier * (7) (long péronier latéral);
   - rameau du muscle court péronier * (8) (court péronier latéral);
   - rameau du muscle du troisième péronier * (péronier antérieur);
   - rameaux cutanés (9) (le rameau malléolaire latéral est le plus constant) : ils innervent la partie inférieure de la face latérale de la jambe.

5. **Branches terminales** : elles sont superficielles, sus-aponévrotiques :

- Branche médiale (1) (nerf cutané dorsal médial) : elle se divise à la limite inférieure du cou-de-pied, donnant 3 rameaux :

  — nerf collatéral dorsal médial * de l'hallux (8);

  — rameau moyen (2), qui donne le nerf collatéral dorsal latéral du 1er orteil et le nerf collatéral dorsal médial du IIe orteil;

  — rameau latéral (3), qui se divise en nerf collatéral dorsal latéral du IIe orteil et nerf collatéral dorsal médial du IIIe orteil.

- Branche latérale (4) (nerf cutané dorsal moyen) :

  — elle donne le nerf collatéral dorsal latéral du IIIe orteil (5) et le nerf collatéral dorsal médial du IVe orteil (6);

  — assez souvent, elle donne aussi le nerf collatéral dorsal latéral du IVe orteil et le nerf collatéral dorsal médial du Ve orteil;

  — enfin, un rameau anastomotique (7) avec le nerf saphène *.

- Ces 2 branches terminales innervent ainsi en partie la face dorsale du pied.

■ Les collatéraux dorsaux vont seulement jusqu'à la base de la phalange dorsale, qui est innervée par les nerfs collatéraux plantaires.

b. NERF PÉRONIER PROFOND * (NERF TIBIAL ANTÉRIEUR) (NPP).

1. **Origine** : c'est la branche de bifurcation médiale du nerf péronier * (NP).

2. **Trajet et rapports** (voir aussi chapitre «Topographie») : le nerf péronier profond * chemine :

- d'abord dans la loge latérale de la jambe : dans la partie antérieure du segment horizontale du canal ostéo-musculaire en T (entre insertions épiphysaires et diaphysaires du muscle long péronier * (LP), obliquement en bas et en avant,

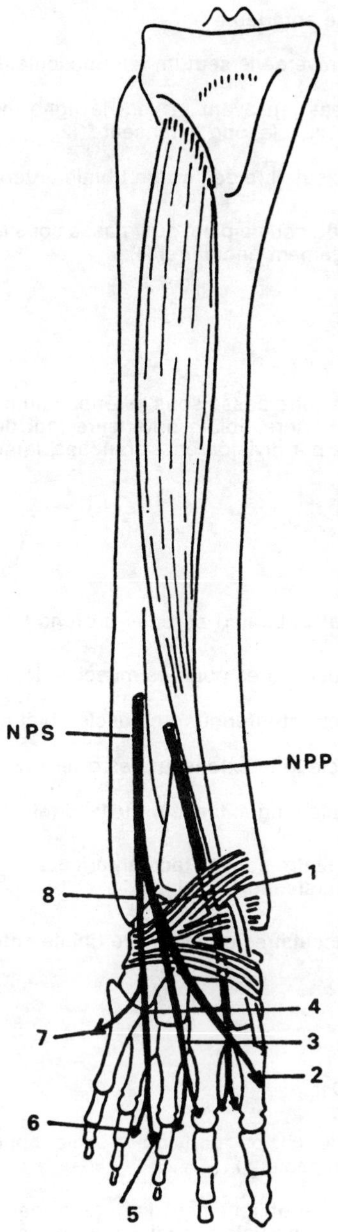

Fig. 56. — **Vue antérieure.**
NPP : nerf péronier profond.
NPS : nerf péronier superficiel.

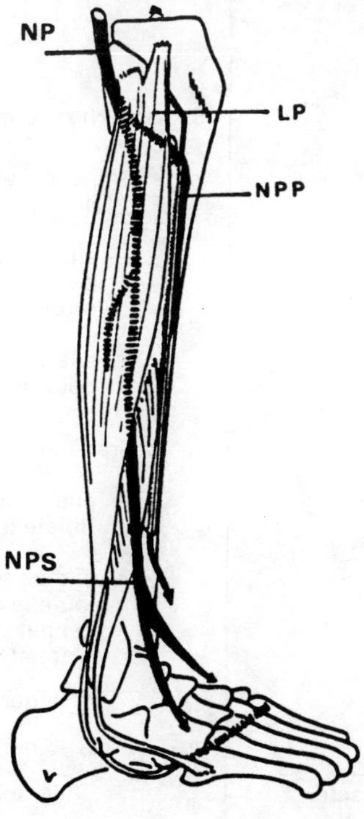

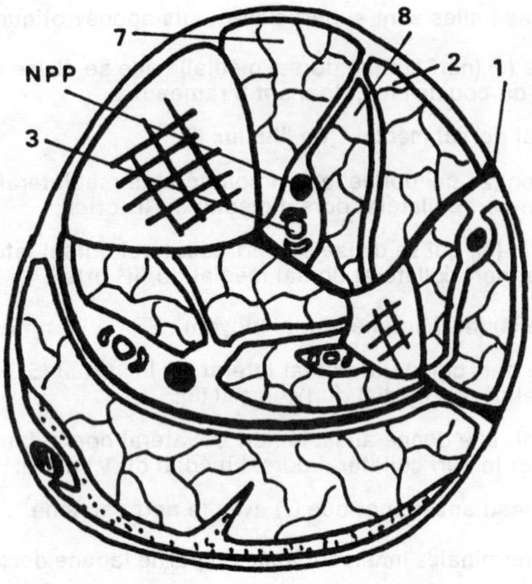

Fig. 58. — **Coupe horizontale basse de la jambe** (union 1/3 moyen, 1/3 inférieur).
NPP : nerf péronier profond.

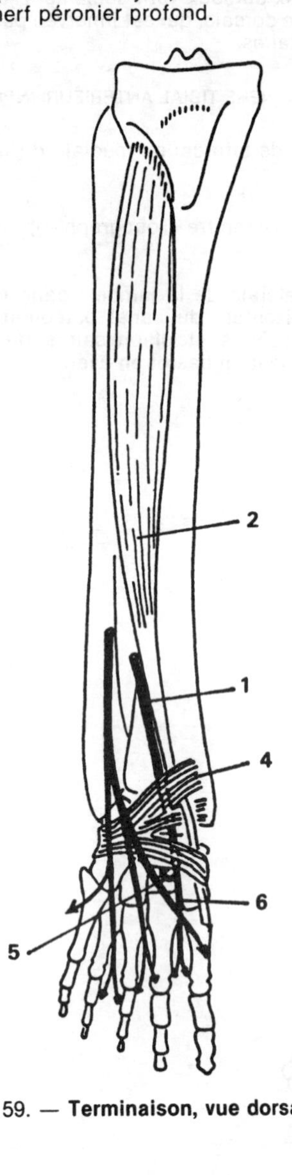

Fig. 59. — **Terminaison, vue dorsale.**

- puis dans la loge antérieure :

  — après avoir traversé le septum intermusculaire antérieur (1),

  — oblique en bas, en avant et vers la ligne médiane, à la face profonde du muscle long extenseur * (2),

  — puis vertical, satellite de l'artère tibiale antérieure (3);

- enfin au niveau du cou-de-pied, où il passe sous le rétinaculum des extenseurs * (ligament annulaire) (4).

3. **Terminaison :** après être passé sous le rétinaculum des extenseurs *, accompagné par l'artère tibiale antérieure (qui devient dorsale du pied), il se termine par division en 2 branches, latérale (5) et médiale (6).

4. **Branches collatérales.** Le nerf péronier profond * donne :

- des rameaux musculaires pour les muscles de la loge antérieure :

  — nerfs supérieur et inférieur du muscle tibial antérieur * (7),

  — nerf du muscle long extenseur des orteils (2),

  — nerf du muscle long extenseur du 1er orteil (8);

- un rameau articulaire pour la face antérieure de l'articulation talo-crurale * (tibio-tarsienne);

- des rameaux vasculaires pour l'artère tibiale antérieure *.

5. **Branches terminales.**

- Branche latérale (5) ou nerf du muscle court extenseur des orteils * (muscle pédieux) :

  — elle sous-croise obliquement l'artère dorsale du pied * (artère pédieuse) et se distribue au muscle court extenseur des orteils *;

  — elle donne, en outre, quelques rameaux articulaires et un filet pour chaque espace interosseux.

- Branche médiale (6) :

  — elle continue la direction du nerf, accompagnée par l'artère tibiale antérieure;

  — elle se termine à la partie antérieure du 1er espace interosseux (où elle est accompagnée par l'artère interosseuse du 1er espace) par division en 2 branches, qui traversent les fascias et vont s'anastomoser avec :

  o le nerf collatéral latéral du 1er orteil,

  o le nerf collatéral médial du IIe orteil

  (issus de la branche médiale du nerf péronier superficiel *).

6. Territoires. Le nerf péronier * est un nerf mixte :

- moteur pour les muscles :
  - — de la loge antérieure de la jambe,
  - — de la loge antéro-latérale de la jambe,
  - — de la face dorsale du pied;
- sensitif pour :
  - — la face latérale de la jambe (débordant sur ses faces antérieure et postérieure),
  - — la partie médiale de la face dorsale du pied (médiale par rapport à une ligne passant par le milieu du IVe orteil), sauf :
    - o le long du bord médial (territoire des nerfs plantaires),
    - o les phalanges distales (territoire des nerfs collatéraux plantaires).

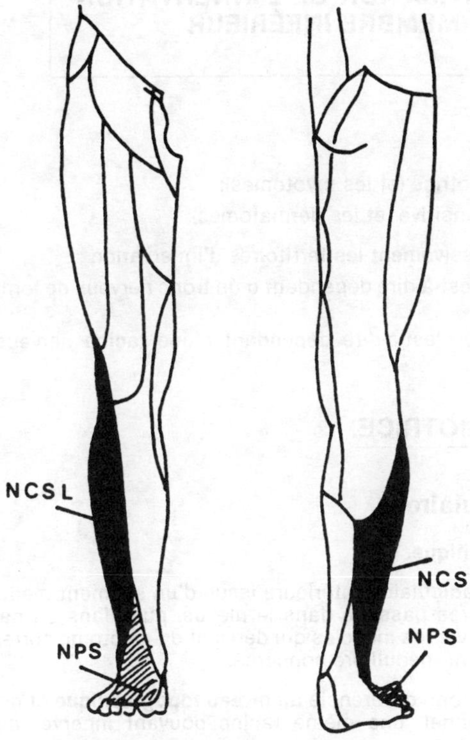

Fig. 60. — **Territoires sensitifs.**
NCSL : nerf cutané sural latéral (branche collatérale du nerf péronier *).
NPS : nerf péronier superficiel.

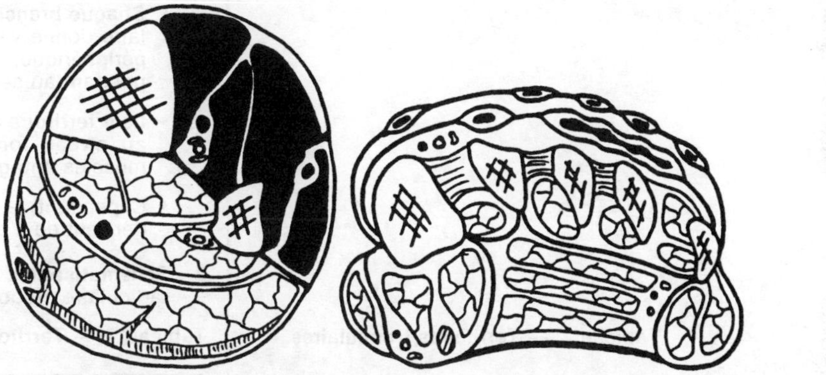

Fig. 61. — **Territoires moteurs.**
61A (à gauche) : coupe horizontale basse de jambe.
61B (à droite) : coupe transversale du pied passant au niveau des métatarsiens.

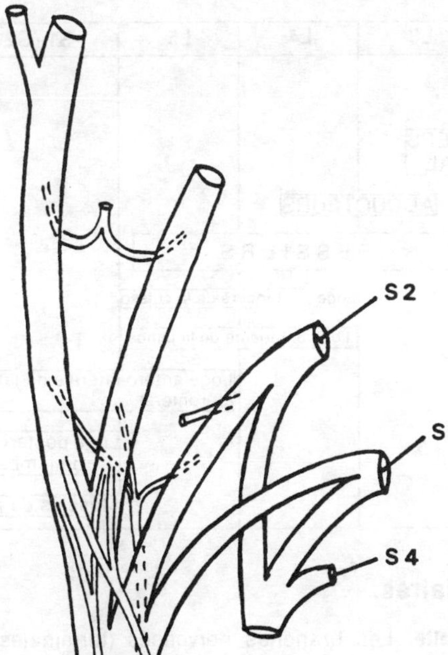

Fig. 62. — **Vue antérieure** (schématique).

3. PLEXUS HONTEUX

1. **Il est constitué** par la réunion de la branche antérieure de la 4e racine sacrée (S4) et par des rameaux issus des branches antérieures des 2e et 3e racines sacrées (S2 et S3).
2. **Il se distribue** aux viscères du pelvis (voir dossier «Petit bassin», p. 49).
3. **Trois de ses branches collatérales** s'engagent dans la région glutéale * (fessière) :
   - le nerf honteux * (nerf honteux interne);
   - le nerf rectal inférieur * (nerf anal ou hémorroïdal inférieur);
   - le nerf perforant cutané.

4. SYSTÉMATISATION DE L'INNERVATION DU MEMBRE INFÉRIEUR

- Il faut considérer :
  — l'innervation motrice (et les myotomes);
  — l'innervation sensitive (et les dermatomes);
- en étudiant successivement les territoires d'innervation :
  — tronculaires, c'est-à-dire dépendant d'un tronc nerveux de terminaison,
  — et radiculaires, c'est-à-dire dépendant d'une racine nerveuse d'origine.

1. INNERVATION MOTRICE.

A. Territoires radiculaires.

1. Répartition topographique.

- Chaque branche radiculaire antérieure issue d'un segment médullaire donné va, après passage dans le plexus, puis dans un nerf périphérique, innerver les muscles qui dérivent du myotome correspondant au segment médullaire concerné.
- Leur territoire est donc différencié au niveau **topographique** et non au niveau fonctionnel, une même racine pouvant innerver des muscles antagonistes.
- Cependant, la plupart des muscles ont une origine multiple, car ils dérivent de 2 ou 3 myotomes adjacents.

2. **Schématisation.** Le tableau 1 résume grossièrement l'innervation radiculaire prédominante des muscles du membre inférieur.

Tableau 1. — **Territoires radiculaires.**

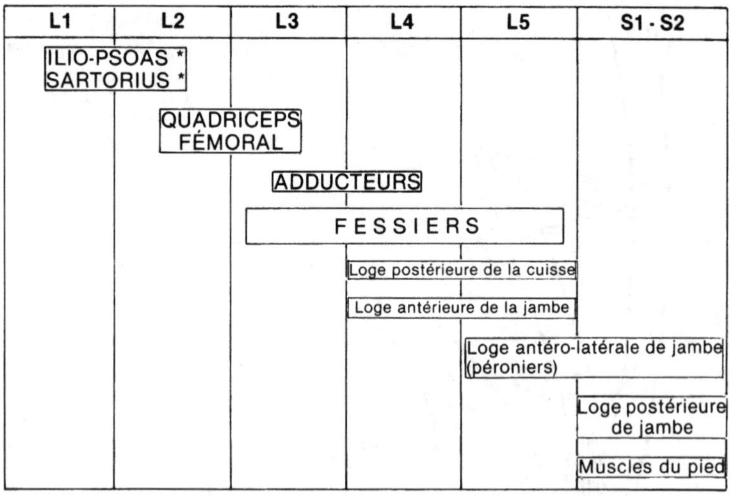

B. Territoires tronculaires.

1. **Répartition fonctionnelle.** Les branches nerveuses (terminales ou collatérales nées des plexus nerveux) innervent chacune un groupe musculaire assurant une **même fonction** ou un même ensemble de fonctions.

2. **Schématisation.** Le tableau 2 résume grossièrement l'innervation tronculaire des muscles du membre inférieur.

Tableau 2. — **Territoires tronculaires.**

Nerfs	**Muscles innervés**
Fémoral * (crural)	Ilio-psoas. Loge antérieure de la cuisse (Sartorius *, quadriceps). Pectiné et long adducteur *.
Obturateur	Obturateur externe. Trois muscles adducteurs, **sauf** faisceau inf. du grand adducteur. Gracile.
Collatérales du plexus sacré	Muscles de la ceinture pelvienne : — fessiers; — pelvi-trochantériens, **sauf** obturateur externe.
Sciatique * (grand sciatique)	Loge postérieure de la cuisse (ischio-jambiers). Faisceau inférieur du muscle grand adducteur.
Péronier * (sciatique poplité externe).	Loges antérieure et antéro-latérale de la jambe.
Tibial * (sciatique poplité interne).	Loge postérieure de la jambe. Muscles de la plante du pied.

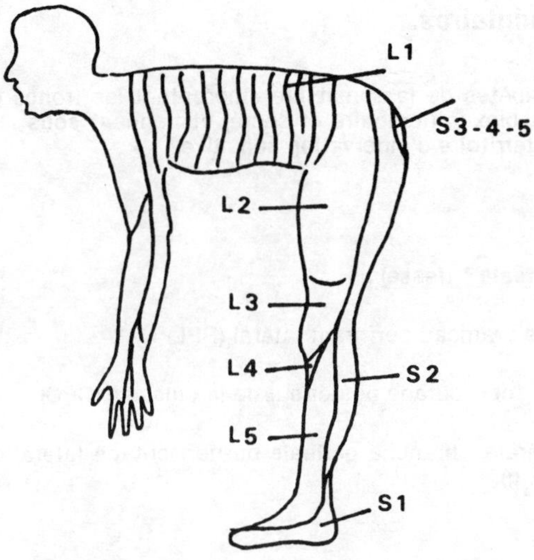

Fig. 63. — **Disposition radiculaire schématique.**

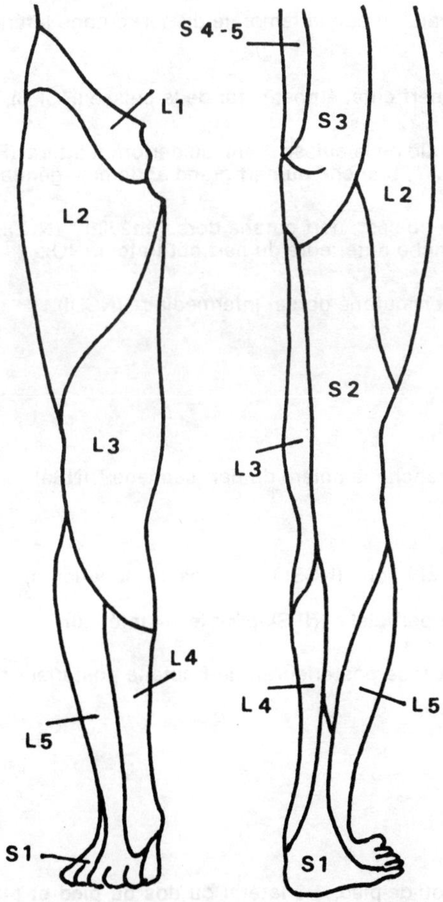

Fig. 64. — **Territoires radiculaires.**
64A (à gauche) : vue antérieure (racines lombaires).
64B (à droite) : vus postérieure (racines sacrées).

2. INNERVATION SENSITIVE.

A. Territoires radiculaires.

a. RÉPARTITION TOPOGRAPHIQUE.

- Chaque branche radiculaire postérieure, aboutissant à un segment médullaire donné, reçoit la sensibilité d'un dermatome donné.
- Le développement important en longueur des membres entraîne un étirement des dermatomes et leur télescopage, avec disparition de leur segment proximal (comme pour le membre supérieur : voir dossier «Membre supérieur»).
- Pour expliquer schématiquement la disposition radiculaire *(fig. 63),* il faut placer l'homme à 4 pattes, le gros orteil situé en avant (A. Gouazé) : les territoires radiculaires deviennent alors parallèles et se succèdent du plan crânial au plan caudal (comme les segments médullaires eux-mêmes).

b. SCHÉMATISATION.

1. **De façon globale,** les territoires sont les suivants :
   - L5 : face latérale de la jambe, dos du pied, trois premiers orteils;
   - S1 : talon, plante et bord latéral du pied, deux derniers orteils.
2. **Dans le détail :**
   - Racines **lombaires :** elles innervent les **faces antérieures et latérales du** membre inférieur :
     — L1 : territoire voisin de l'arcade inguinale;
     — L2 : région inguino-fémorale, face latérale de la cuisse;
     — L3 : parties moyenne et inférieure de la cuisse et du genou;
     — L4 : face antérieure et médiale du genou et de la jambe;
     — L5 : face antérieure et latérale du genou, de la jambe et du dos du pied, sauf le bord latéral (qui dépend de S1).
   - Racines **sacrées :** elles innervent la **face postérieure** du membre inférieur :
     — S1 : partie inférieure de la jambe et plante du pied;
     — S2 : cuisse et partie supérieure de la jambe;
     — S3 : partie inférieure de la fesse et partie supérieure de la cuisse.

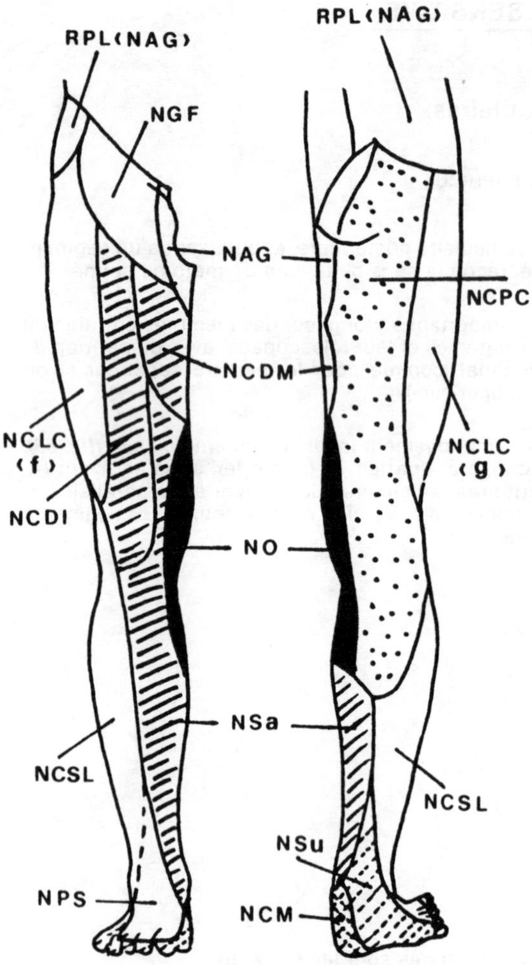

Fig. 65. — **Territoires tronculaires.**

- **Collatérales du plexus lombaire :**
  - — RPL : rameau perforant latéral;
  - — NAG : nerf abdomino-génital;
  - — NCLC : nerf cutané latéral de cuisse;
  - — NGF : nerf génito-fémoral.
- **Nerf obturateur :** NO.
- **Nerf fémoral :**
  - — NCDM : nerf cutané dorsal médial;
  - — NCDI : nerf cutané dorsal intermédiaire;
  - — NSa : nerf saphène *.
- **Collatérales du plexus sacré :**
  - — NCPC : nerf cutané postérieur de la cuisse.
- **Terminales du nerf sciatique :**
  - — nées du **nerf tibial *;**
    NSu : nerf sural *,
    NCM : nerf calcanéen médial *;
  - — nées du **nerf péronier * :**
    NCSL : nerf cutané sural latéral * (collatérale du nerf péronier),
    NPS : nerf péronier superficiel * (branches terminales).

B. Territoires tronculaires.

- Les fibres centripètes de la sensibilité empruntent les troncs de terminaison des plexus (lombaire et sacré) et tiennent sous leur dépendance un territoire d'innervation sensitive.

1. Dans la région glutéale * (fesse) :

- partie supérieure : rameau perforant latéral (RPL);
- partie inférieure : nerf cutané postérieur de la cuisse (NCPC);
- partie inféro-latérale : branche glutéale du nerf cutané latéral de la cuisse (NCLC, g).

2. A la cuisse et au genou :

- trigone fémoral * (triangle de Scarpa) : nerf génito-fémoral * (NGF);
- région antéro-latérale : branche fémorale du nerf cutané latéral de la cuisse (NCLC, f);
- face postérieure : nerf cutané postérieur de la cuisse (NCPC);
- partie supéro-médiale de la cuisse : rameau perforant latéral (RPL), du nerf ilio-inguinal *, branche du nerf grand abdomino-génital;
- face médiale de la cuisse : nerf cutané dorsal médial * (NCDM) et tout en bas la branche antérieure du nerf obturateur (NO);
- face antérieure : nerf cutané dorsal intermédiaire (NCDI).

3. A la jambe :

- moitié médiale : branche jambière du nerf saphène * (NSa);
- moitié latérale :
  - — nerf cutané sural latéral (NCSL), pour les 3/4 supérieurs,
  - — nerf péronier superficiel * (NPS), pour le 1/4 inférieur;
- 1/3 supérieur de la face postérieure : nerf cutané postérieur de la cuisse (NCPC).

4. Au pied :

- face latérale du cou-de-pied, 1/3 latéral du dos du pied et plante du pied, par les nerfs sural (NSu) et calcanéen médial (NCM), issus du nerf tibial *;
- 2/3 médiaux du dos du pied (zone médiale par rapport à l'axe du IVe orteil, sauf la face dorsale de la phalange distale), par des branches du nerf péronier *.

7
TOPOGRAPHIE

1. Hanche.
2. Cuisse.
3. Genou.
4. Jambe.
5. Cou-de-pied.
6. Pied et orteils.
7. Canal calcanéen.

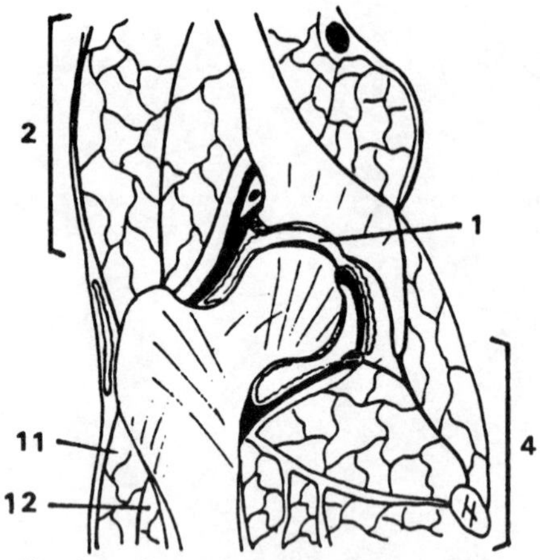

Fig. 1. — **Coupe verticale de la hanche.**

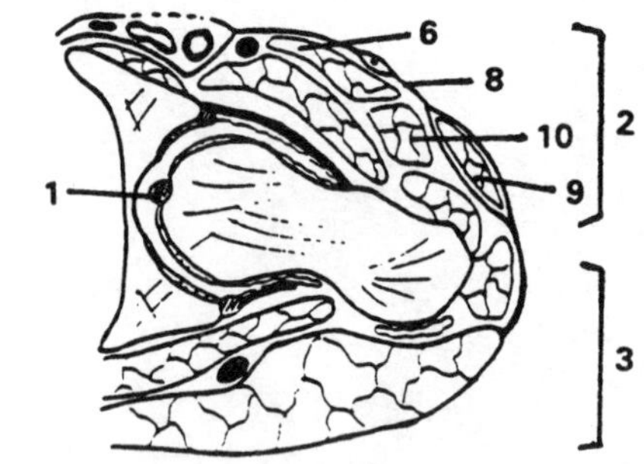

Fig. 2. — **Coupe horizontale de la hanche.**

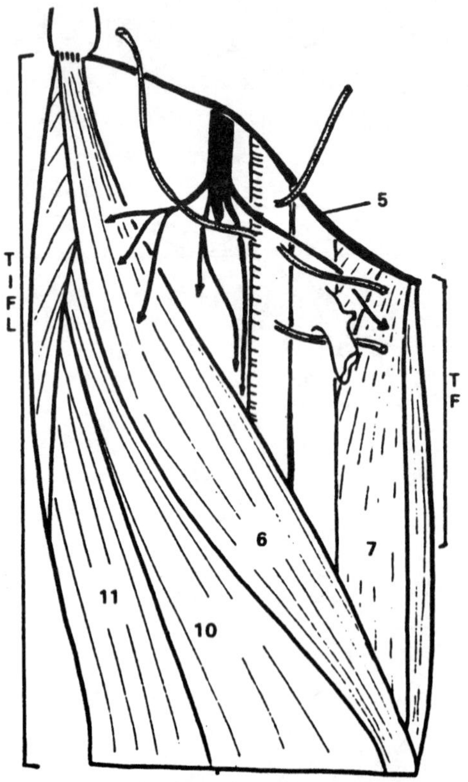

Fig. 3. — **Vue antérieure du plan musculaire.**

1. HANCHE

- La hanche unit le membre inférieur au bassin. Elle comporte :
  - — une région profonde, ostéo-articulaire : l'articulation coxo-fémorale (1) (voir chapitre «Arthrologie»);
  - — en avant, la région inguino-fémorale * (inguino-crurale) (2);
  - — en arrière, la région glutéale * (fessière) (3);
  - — en bas et vers l'axe médian, la région obturatrice (4).

I. RÉGION INGUINO-FÉMORALE * (INGUINO-CRURALE)

1. SITUATION.

- Cette région est constituée de toutes les parties molles situées en avant de l'articulation coxo-fémorale (1) et du squelette.

2. CONFIGURATION GÉNÉRALE.

A. Limites.

- En haut : l'arcade inguinale * (arcade crurale) (5).
- Latéralement : une ligne verticale abaissée de l'angle du pubis.
- En bas : le croisement des muscles Sartorius * (6) et du long adducteur * (7).

B. Forme.

- Les saillies musculaires délimitent 2 triangles :
  - — un triangle latéral à base inférieure : le triangle inguino-fémoral latéral (TIFL);
  - — un triangle médial à base supérieure : le trigone fémoral * (TF) (triangle de Scarpa).

3. CONSTITUTION.

A. Triangle inguino-fémoral latéral.

- Il comporte cinq plans superposés de la superficie à la profondeur.

1. **La peau.**
2. **Le pannicule adipeux et le fascia superficialis.**
3. **La couche cellulaire sous-cutanée.**
4. **Le fascia** (8) (aponévrose), très épais, tendu entre le bord antérieur du muscle tenseur du fascia lata (9) et le bord latéral du muscle Sartorius * (6).
5. **La couche profonde musculaire.**

- Elle est composée des muscles suivants :
  - — tenseur du fascia lata (9) (latéral);
  - — Sartorius * (6) (médial);
  - — muscle droit de la cuisse * (10) (entre les deux précédents);
  - — vastes latéral * (11) et intermédiaire * (12).
- Des constituants vasculo-nerveux cheminent entre les muscles droit de la cuisse et vastes :
  - — l'artère circonflexe latérale;
  - — des branches de l'artère quadricipitale et du nerf du quadriceps.

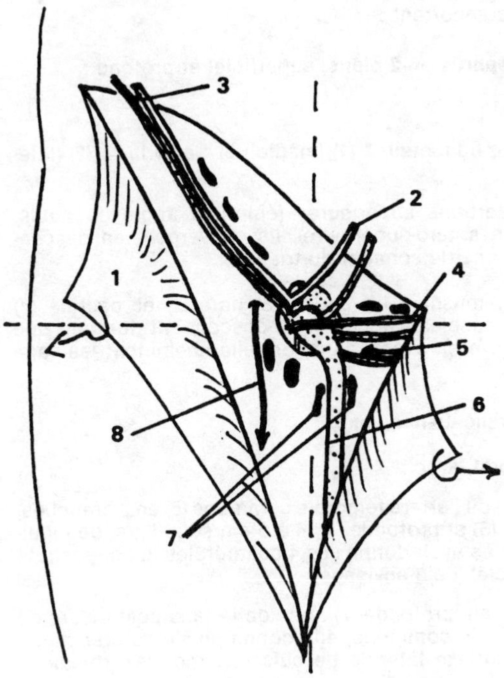

Fig. 4. — **Plans superficiels, vue antérieure.**

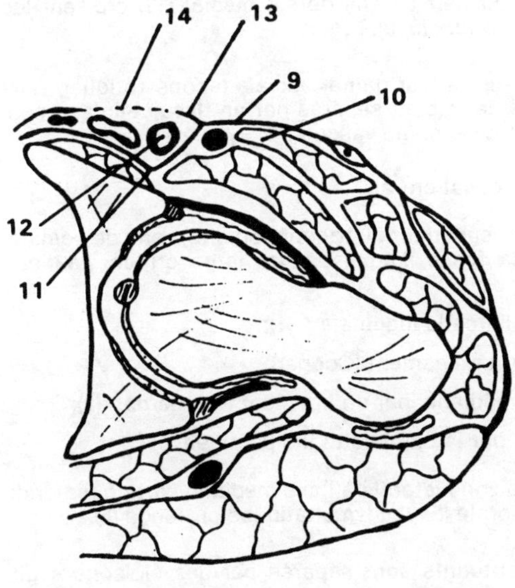

Fig. 5. — **Coupe horizontale de la hanche** (fascia).

B. Trigone fémoral * (triangle de Scarpa).

- C'est la zone d'abord de l'artère fémorale proximale.
- Il est organisé en 3 plans :
  - — superficiels (sus-fasciaux);
  - — fascia fémoral (aponévrose fémorale);
  - — profonds (sous-fasciaux).

1. **Plans superficiels** (sus-fasciaux ou sus-aponévrotiques), avec de la superficie à la profondeur :

- la peau (1);
- le pannicule adipeux et le fascia superficialis;
- la couche cellulaire sous-cutanée, contenant les vaisseaux et nerfs superficiels :
  - — 4 artères, toutes branches de l'artère fémorale commune :
    - o épigastrique superficielle (2) et circonflexe iliaque superficielle (3) qui divergent,
    - o 2 artères honteuses externes (4, 5), supérieure et inférieure, transversales vers la ligne médiane;
  - — la grande veine saphène (6), oblique en haut et latéralement, dessinant sa crosse pour traverser le fascia, 3 à 4 cm sous l'arcade inguinale *, après avoir reçu les veines satellites des artères superficielles (voir chapitre «Angéiologie»);
  - — les nœuds lymphatiques inguinaux superficiels (7), répartis en quatre quadrants dont la crosse de la saphène * dessine le sommet (voir chapitre «Lymphatiques»);
  - — les nerfs superficiels :
    - o rameau fémoral du nerf génito-fémoral * (8),
    - o rameau du nerf cutané dorsal médial * (branche terminale du nerf fémoral *),
    - o rameau perforant cutané supérieur du nerf cutané dorsal intermédiaire * (branche terminale du nerf fémoral).

2. **Fascia** (aponévrose) (9).

- Il engaine le muscle Sartorius * (10).
- Il se divise à son bord médial en :
  - — un feuillet profond (11), qui passe en arrière des vaisseaux fémoraux (12) et constitue la gaine des muscles postérieurs;
  - — un feuillet superficiel (13), qui passe en avant des vaisseaux fémoraux (12) et se trouve perforé par les vaisseaux et nerfs superficiels, notamment au niveau du fascia cribriformis (14).

■ Ces 2 feuillets dessinent une gaine à l'intérieur de laquelle cheminent les vaisseaux fémoraux.

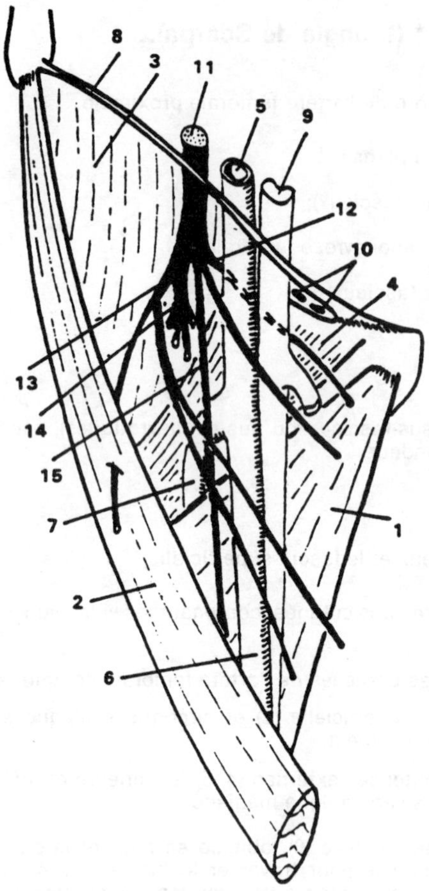

Fig. 6. — **Vue antérieure.**

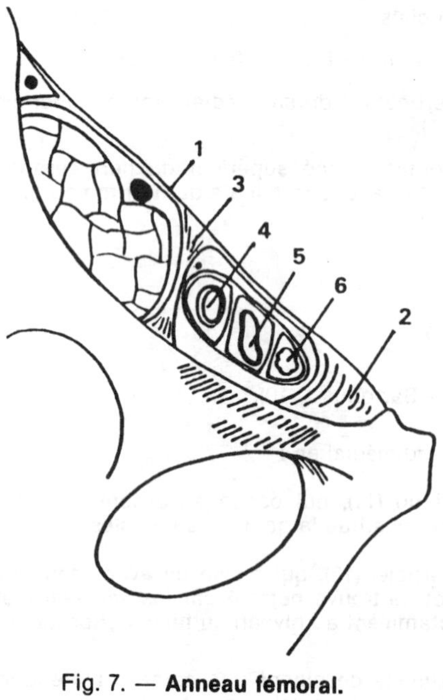

Fig. 7. — **Anneau fémoral.**

3. **Plans profonds.** Ils comportent :

- **Quatre muscles répartis en 2 plans,** superficiel et profond :
  - — plan superficiel :
    - o muscles long adducteur * (1) (médial) et Sartorius * (2) (latéral),
    - o de leurs insertions supérieures (épine et angle du pubis, épine iliaque antéro-supérieure), ils convergent en descendant pour former le sommet du triangle;
  - — plan profond : muscles ilio-psoas (3) (latéral) et pectiné (4) (médial); les 2 muscles s'accolent en descendant, formant une gouttière concave en avant, dans laquelle cheminent les vaisseaux fémoraux.

- **Les constituants vasculo-nerveux :**
  - — le trépied fémoral, avec :
    - o la bifurcation de l'artère fémorale commune (5) en 2 branches, superficielle (6) et profonde (7), 4 à 5 cm sous l'arcade inguinale * (8), après avoir donné ses 4 collatérales qui gagnent le plan superficiel (déjà envisagé),
    - o l'artère fémorale profonde (7) : née de la face postérieure de l'artère fémorale commune, elle donne plusieurs branches : artères circonflexe latérale de cuisse, circonflexe médiale, quadricipitale,
    - o l'artère fémorale superficielle (6), traversant verticalement le trigone fémoral, prolongeant la direction de l'artère fémorale commune, vers le sommet du trigone, où elle passe en arrière du muscle long adducteur * (1);
  - — la veine fémorale (9), médiale par rapport à l'artère;
  - — deux à trois nœuds lymphatiques (10), sur la face médiale de la veine;
  - — le nerf fémoral * (11) (nerf crural), latéral par rapport à l'artère :
    - o peu après son entrée dans la cuisse, il donne ses 4 branches principales : nerf cutané dorsal médial (12), nerf cutané dorsal intermédiaire (13), nerf du quadriceps (14), nerf saphène (15),
    - o les rameaux du nerf cutané dorsal médial (12) croisent les vaisseaux fémoraux (5, 9).

■ A l'intérieur de leur gaine fasciale (aponévrotique), vaisseaux et nerfs sont séparés par un tissu cellulaire concentré, appelé gaine vasculaire.

- **Le canal fémoral** * (canal crural).
  - — C'est le segment supérieur du trigone fémoral, zone de communication avec la fosse iliaque par un large orifice, l'anneau fémoral, limité :
    - o en avant par l'arcade inguinale * (1);
    - o en arrière, par un ligament (Cooper);
    - o vers la ligne médiane, par un ligament (Gimbernat) (2);
    - o latéralement, par la bandelette ilio-pectinée (3).
  - — Il contient, de la zone latérale à l'axe médian : l'artère fémorale (4), la veine fémorale (5), les lymphatiques profonds (6).

■ Ces constituants sont séparés par des cloisons sagittales; des hernies peuvent se former à travers la partie médiale (lymphatiques et graisse) : point faible de la paroi abdominale.

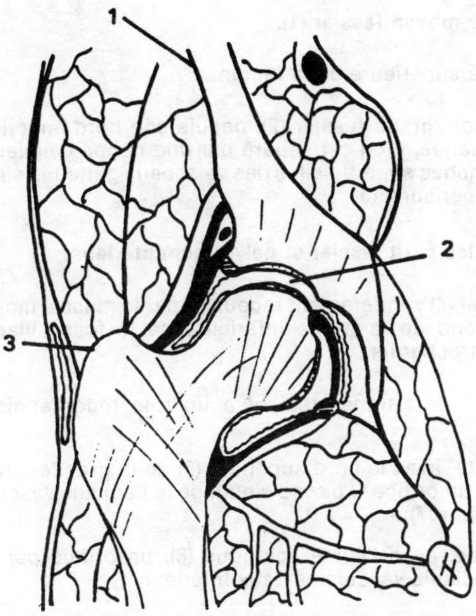

Fig. 8. — **Coupe verticale de la hanche.**

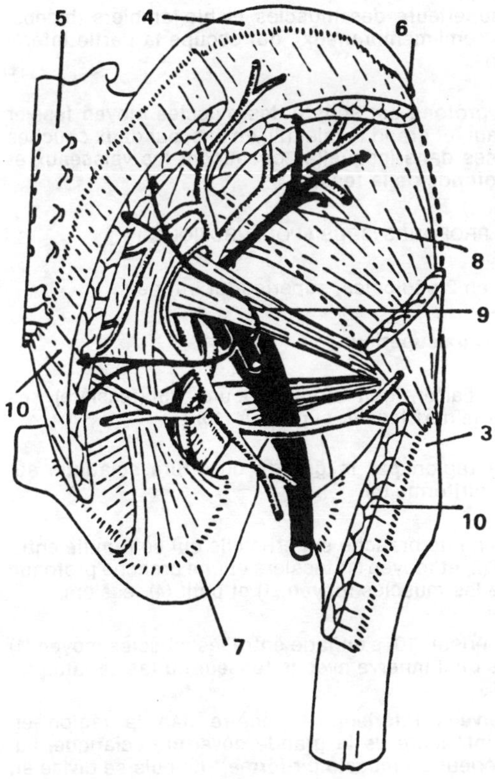

Fig. 9. — **Vue postérieure.**

II. RÉGION GLUTÉALE * (RÉGION FESSIÈRE)

1. SITUATION.

- Elle est formée par les parties molles situées en arrière de la fosse iliaque externe (1), de l'articulation coxo-fémorale (2) et de l'extrémité supérieure du fémur (3).

2. CONFIGURATION GÉNÉRALE.

1. **Limites :**
   - En haut : la crête iliaque (4).
   - En bas : le pli fessier.
   - Vers la ligne médiane : la gouttière sacrée (5).
   - Latéralement : la ligne verticale abaissée de l'épine iliaque antéro-supérieure (6) au bord antérieur du trochanter (3).
2. **Forme.** Convexe, elle est marquée par différents reliefs :
   - saillie allongée de la crête iliaque (4);
   - saillie du trochanter (3), toujours palpable même en cas de pannicule adipeux important;
   - pli fessier;
   - tubérosité ischiatique (7).

3. CONSTITUTION.

A. Plan superficiel.

- La peau, épaisse et souple.
- Une nappe graisseuse sous-cutanée (souvent remplacée par une bourse séreuse au niveau du trochanter et de la tubérosité ischiatique). Elle est traversée par :
- des rameaux nerveux :
  - en haut : le rameau cutané latéral de la branche postérieure du 12e nerf dorsal et le rameau glutéal * (fessier) du nerf ilio-hypogastrique,
  - en bas : le nerf glutéal supérieur * (8) (nerf fessier supérieur),
  - latéralement : la branche fessière du nerf cutané latéral de la cuisse (9),
  - vers la ligne médiane : les branches postérieures des nerfs sacrés;
- des artères et des veines superficielles;
- des lymphatiques : latéraux (nœuds inguinaux supéro-latéraux) et médiaux (nœuds inguinaux supéro et inféro-médiaux).

B. Fascia fessier.

- Il est épais et résistant.

C. Plan profond.

a. MUSCLES.

- Ils sont répartis sur 3 plans : superficiel, moyen et profond.

1. **Plan superficiel : muscle grand fessier** (10). C'est un muscle épais, quadrilatère, dont la face profonde est recouverte par un mince fascia. Il est séparé des plans sous-jacents par une nappe de tissu cellulo-adipeux, qui contient les vaisseaux et nerfs principaux de la région et qui communique avec (voir dossier «Petit bassin») :
   - l'espace pelvi-rectal supérieur, par la grande ouverture sciatique;
   - la fosse ischio-rectale, par la petite ouverture sciatique.

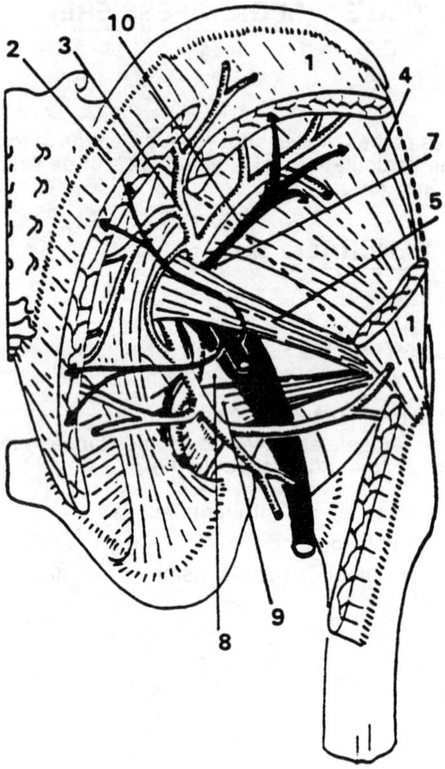

Fig. 10. — **Vue postérieure.**

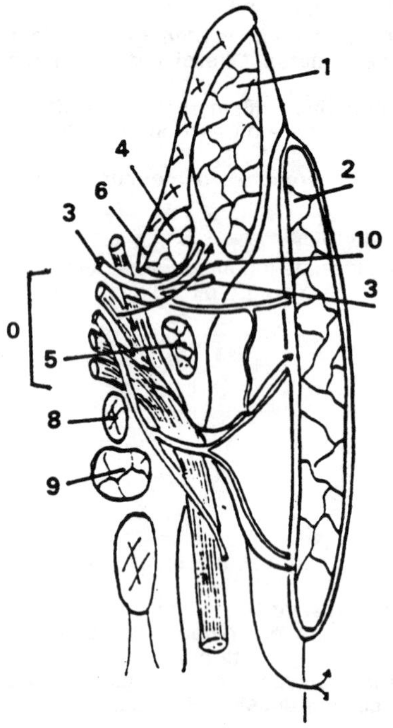

Fig. 11. — **Coupe verticale passant par les ouvertures sciatiques.**

2. **Plan moyen : muscle moyen fessier (1).**

- Il occupe la moitié supérieure de la région.
- Il déborde le muscle grand fessier (2), depuis son bord supérieur jusqu'à la crête iliaque; il en est séparé par une nappe celluleuse contenant les branches superficielles des vaisseaux glutéaux supérieurs (fessiers supérieurs) (3).

3. **Plan profond : muscles petit fessier et pelvi-trochantériens.**

- Muscle petit fessier (4) : entièrement recouvert par le muscle moyen fessier (1), il s'étend de la partie inférieure de la fosse iliaque externe au grand trochanter.
- Muscle piriforme * (5) : transversal, il a un rôle topographique important :
  - — en haut, il limite, avec le bord supérieur (6) de la grande ouverture sciatique, un orifice O par où s'engage le pédicule vasculo-nerveux supérieur (7);
  - — en bas, il limite, avec l'épine sciatique (8), un orifice par où s'engage le pédicule vasculo-nerveux inférieur.
- Muscle obturateur interne (9) : il pénètre dans la région glutéale par la petite ouverture sciatique sur laquelle il se réfléchit.
- Muscles jumeaux supérieur et inférieur, qui encadrent le tendon du muscle obturateur interne.
- Muscle carré fémoral *.
- Muscle obturateur externe, qui croise obliquement la face postérieure de l'articulation.
- Enfin, extrémité supérieure des muscles ischio-jambiers (biceps, semi-tendineux et semi-membraneux), qui occupe la partie inféro-médiale de ce plan.

■ Ce plan profond est séparé des muscles moyen fessier (1), en haut, et grand fessier (2), en bas, par deux couches celluleuses dans lesquelles cheminent les vaisseaux et nerfs profonds de la fesse.

b. VAISSEAUX ET NERFS PROFONDS (SOUS-APONÉVROTIQUES).

- Ils sont organisés en 2 pédicules, supérieur et inférieur.

1. **Pédicule vasculo-nerveux supérieur.**

- Il est constitué par l'artère glutéale supérieure * (3) (fessière), ses veines satellites et le nerf fessier supérieur (10).
- Il pénètre dans la région par la grande ouverture sciatique au-dessus du muscle piriforme (5).
- L'artère se divise en une branche superficielle qui se ramifie entre les muscles grand (2) et moyen (1) fessiers et une branche profonde qui s'engage entre les muscles moyen (1) et petit (4) fessiers.
- Le nerf fessier supérieur (10) s'engage entre les muscles moyen (1) et petit (4) fessiers qu'il innerve avec le tenseur du fascia lata.

2. **Pédicule vasculo-nerveux inférieur.** Il pénètre dan la région en traversant la partie inférieure de la grande ouverture sciatique, au-dessous du bord inférieur du muscle piriforme * (5) puis se divise en 2 faisceaux, latérale et médial, qui cheminent dans la couche adipeuse séparant le muscle grand fessier du plan profond.

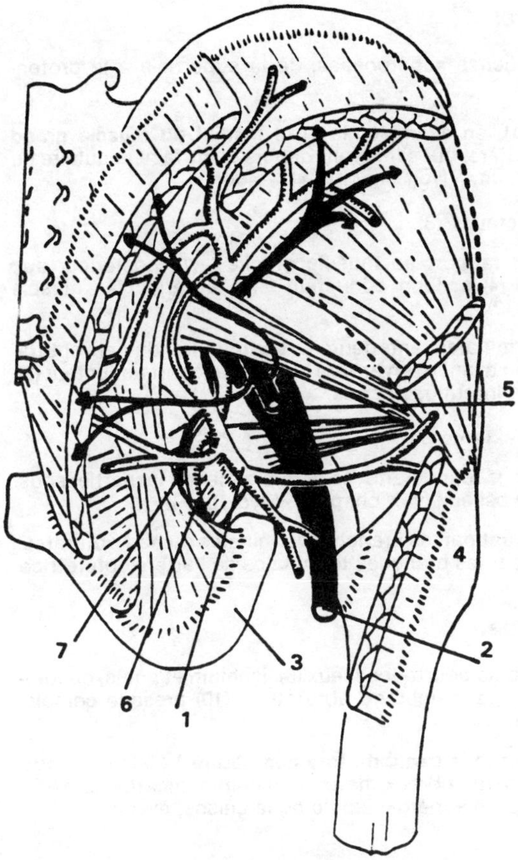

Fig. 12. — **Vue postérieure.**

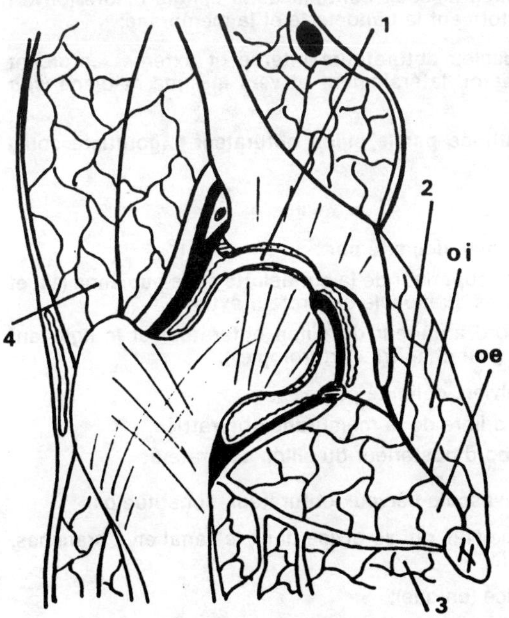

Fig. 13. — **Coupe verticale de la hanche.**
oe : muscle obturateur externe.
oi : muscle obturateur interne.

- Le faisceau vasculo-nerveux latéral :
  - l'artère glutéale inférieure (1) : elle irrigue les muscles voisins; elle descend médiane par rapport au nerf sciatique *; elle est accompagnée par ses veines satellites;
  - le nerf sciatique * (2) : il descend en arrière de l'épine sciatique, des muscles pelvi-trochantériens, dans la gouttière entre l'ischium (3) et le grand trochanter (4);
  - le nerf petit sciatique (5) (en arrière du nerf sciatique *);
  - le nerf du jumeau inférieur et du carré fémoral;
  - le nerf du jumeau supérieur.
- Le faisceau vasculo-nerveux médial, qui pénètre dans la région en situation médiale par rapport au nerf sciatique * (2), traverse la petite ouverture sciatique et s'engage dans la fosse ischio-rectale; il comporte :
  - l'artère honteuse interne (6), accompagnée de sa veine;
  - le nerf honteux (7), médial, puis postéro-médial par rapport à l'artère;
  - le nerf obturateur interne, latéral par rapport au paquet honteux interne;
  - le nerf hémorroïdal et le nerf perforant cutané, médiaux par rapport au paquet honteux (voir dossier «Petit bassin»);
  - les lymphatiques profonds drainés par les nœuds iliaques internes *.

III. RÉGION OBTURATRICE (RÉGION ISCHIO-PUBIENNE)

1. SITUATION.

- Elle est constituée par les parties molles, médiales par rapport à l'articulation coxo-fémorale (1), appliquées sur le pourtour extérieur du foramen obturé * (trou obturateur), fermé en grande partie par la membrane obturatrice (2).

2. CONFIGURATION GÉNÉRALE.

1. **Limites.**
   - En haut : le pli génito-fémoral.
   - En bas : la limite inférieure de la hanche.
   - En avant : le bord antérieur du muscle gracile.
   - En arrière : la ligne verticale longeant le bord médial du muscle grand adducteur (3).
2. **Forme extérieure.** Convexe transversalement, elle se continue sans transition nette avec : la fesse (4) en arrière, la région inguino-fémorale * en avant.

3. CONSTITUTION.

- On lui décrit, de la superficie à la profondeur, 4 plans :

A. Plans superficiels :

- peau;
- pannicule adipeux, avec le fascia superficialis;
- tissu cellulaire sous-cutané, contenant des vaisseaux superficiels et des branches terminales du nerf ilio-inguinal *.

B. Fascia (aponévrose).

- Il est inséré sur la branche ischio-pubienne.

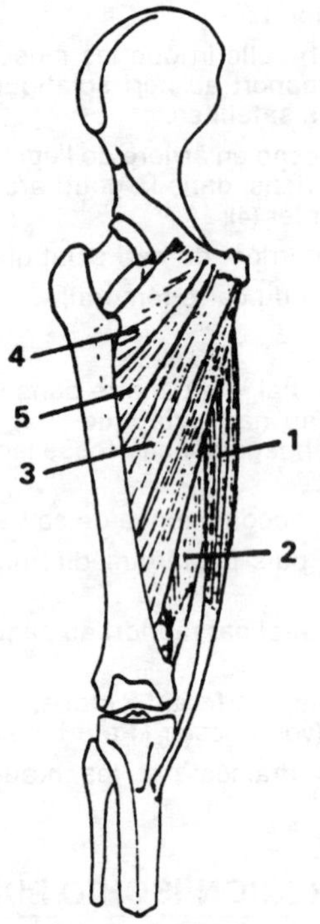

Fig. 14. — **Vue antérieure.**

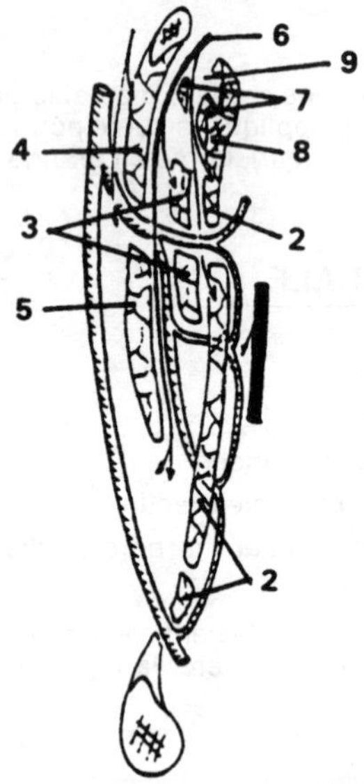

Fig. 15. — **Coupe parasagittale** (dite coupe des cavaliers de Faraboeuf).

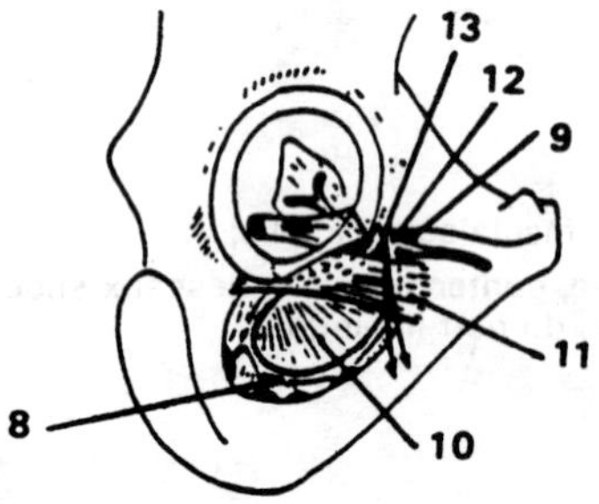

Fig. 16. — **Vue latérale du trou obturé.**

C. Plan musculaire.

- Il présente 3 couches superposées, de la superficie à la profondeur :

1. **Muscle gracile** * (1), en avant, et le **bord médial du muscle grand adducteur** (2), en arrière, qui s'insèrent depuis la surface angulaire du pubis jusqu'à l'ischium * (voir chapitre «Myologie»).

2. **Muscle court adducteur** * (3).

- Il est latéral par rapport au muscle gracile * (1), postérieur aux muscles pectiné (4) et long adducteur * (5), antérieur au muscle grand adducteur (2).
- Les branches terminales, antérieure et postérieure, du nerf obturateur (6) passent en avant et en arrière du muscle court adducteur (3), dans les espaces intermusculaires.

3. **Muscle obturateur externe** (7).

- Il est inséré sur la bandelette sous-pubienne et la partie sous-jacente du cadre osseux (voir chapitre «Myologie»).
- Il est croisé en avant par les branches terminales du nerf obturateur (6) et en arrière, par les branches terminales de l'artère obturatrice.

D. Plan squelettique.

- Il est constitué par le pourtour osseux (8) (ischium et pubis) du foramen obturé (9) et la membrane obturatrice (10) presque complètement occlusive.
- Il comporte à décrire le **canal du foramen obturé * (9) (canal sous-pubien),** conduit ostéo-fibreux mettant en communication la cavité pelvienne et la partie supéro-médiale de la cuisse, avec :

1. **Deux parois :**

- inférieure, constituée par :
  - — le segment antéro-supérieur de la membrane obturatrice (10);
  - — le bord supérieur de la bandelette sous-pubienne (11);
  - — le tissu cellulo-graisseux contenu dans l'angle dièdre (ouvert en haut) que forment la bandelette et la membrane;
    - ■ les muscles obturateurs interne et externe renforcent cette paroi, latéralement et vers la ligne médiane (voir fig. 13);
- supérieure, constituée par le sillon obturateur * (gouttière sous-pubienne).

2. **Deux orifices :**

- antérieur, ou inguinal, délimité par :
  - — en bas, le bord supérieur de la bandelette sous-pubienne (11) et les fibres hautes du muscle obturateur externe,
  - — en haut, le bord antérieur du sillon obturateur et le ligament pubo-fémoral (voir chapitre «Arthrologie»);
- postérieur, ou pelvien, délimité par :
  - — en bas, le bord libre de la membrane obturatrice,
  - — en haut, le rebord postérieur du sillon obturateur.

3. **Contenu :** pédicule vasculo-nerveux obturateur, constitué par :

- l'artère obturatrice (12), qui se divise dans le canal en 2 branches, médiale et latérale;
- la veine obturatrice (unique);
- le nerf obturateur (13), qui se divise dans le canal en 2 branches : antérieure et postérieure;
- le nœud lymphatique obturateur (inconstant).

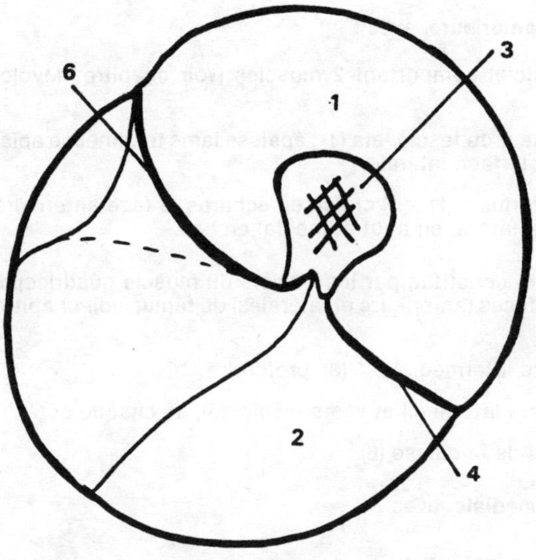

Fig. 17. — **Coupe horizontale haute de la cuisse** (schématique).

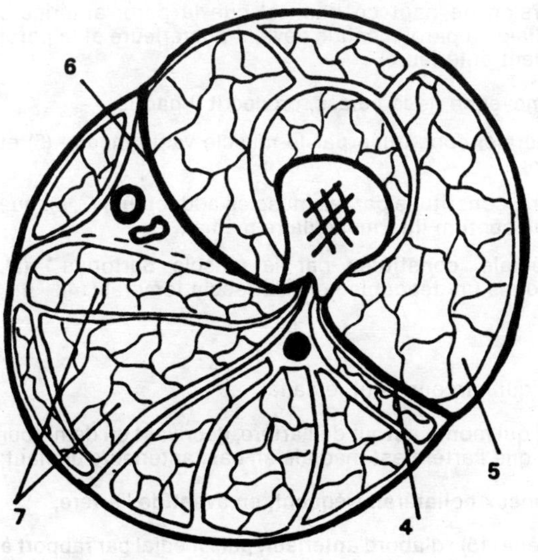

Fig. 18. — **Coupe horizontale haute de la cuisse, avec les muscles.**

2. CUISSE

- La cuisse est comprise entre la hanche et le genou.
- Elle est limitée :
  — en haut, par le pli fessier et la base du trigone fémoral *;
  — en bas, par une ligne passant 2 travers de doigt au-dessus de la patella *.
- On décrit une région fémorale antérieure (1) et une région fémorale postérieure (2).

I. RÉGION FÉMORALE ANTÉRIEURE

1. SITUATION.

- Elle comprend les parties molles situées en avant du fémur (3) et sur les faces latérales adjacentes.

2. CONFIGURATION GÉNÉRALE.

1. **Limites :**
   - latérale : une ligne verticale joignant le grand trochanter au condyle latéral;
   - médiale : une ligne passant par la symphyse pubienne et le condyle médial, longeant le bord médial du muscle grand adducteur.
2. **Forme :** elle est convexe de haut en bas et transversalement.

3. CONSTITUTION.

- Elle est organisée en 3 plans :

A. Plans superficiels.

- Peau et pannicule adipeux.
- Couche de tissu cellulaire sous-cutané, contenant :
  — la grande veine saphène montant à la face médiale;
  — des vaisseaux lymphatiques, drainés par les nœuds inguinaux superficiels;
  — des rameaux nerveux issus des nerfs cutané latéral de la cuisse *, cutané dorsal médial *, communicant fibulaire *.

B. Fascia (aponévrose).

- Epais et résistant, étroitement uni à la lame tendineuse du fascia lata, il émet des lamelles qui engainent chaque muscle; deux sont plus importantes et constituent les cloisons (septa) intermusculaires médiale et latérale :
  — le septum latéral (4) passe en arrière du muscle vaste latéral * (5) pour s'insérer sur la lèvre latérale de la ligne âpre du fémur;
  — le septum médial (6), plus mince, passe en avant des muscles adducteurs (7) pour rejoindre la lèvre médiale de la ligne âpre.

C. Plans profonds :

- deux loges musculaires, antérieure et médiale;
- deux paquets vasculaires fémoraux, superficiel et profond;
- les constituants nerveux.

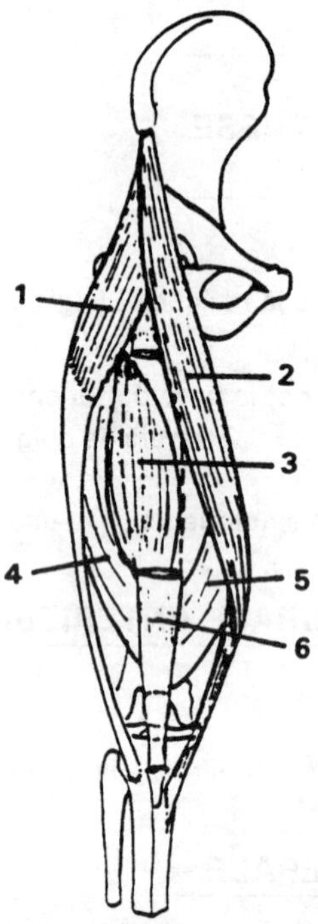

Fig. 19. — **Vue antérieure** (muscle droit de la cuisse partiellement sectionné).

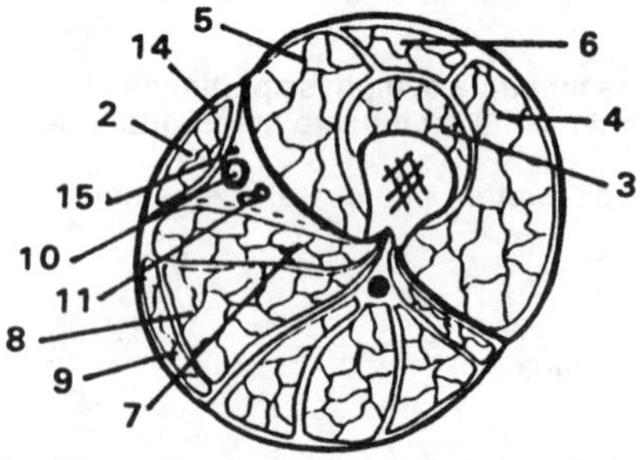

Fig. 20. — **Coupe horizontale haute de la cuisse.**

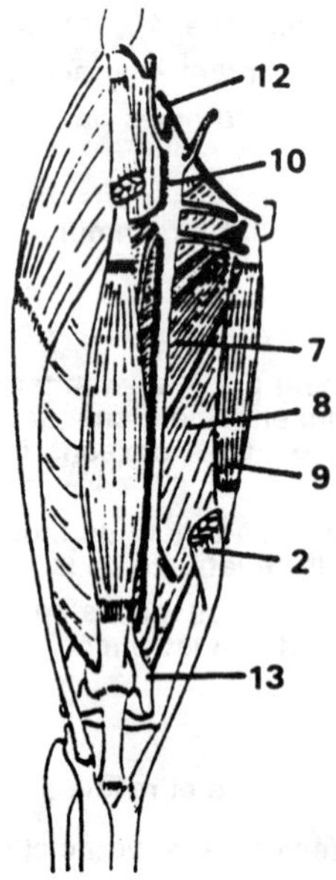

Fig. 21. — **Vue antérieure du canal fémoral.**

1. **Loge musculaire antérieure,** avec :

   • Un plan superficiel comportant 2 muscles (voir chapitre «Myologie») :

   — muscle tenseur du fascia lata (1) : épaisse lame tendineuse aplatie, située à la face latérale;

   — muscle Sartorius * (2), qui croise en écharpe la face antérieure de la cuisse, latéral en haut et médial en bas.

   • Un plan profond, constitué par les 4 chefs du muscle quadriceps, qui tapissent 3 faces (antérieure et latérales) du fémur (voir chapitre «Myologie») :

   — muscle vaste intermédiaire * (3), profond;

   — muscles vaste latéral (4) et vaste médial (5), de chaque côté;

   — muscle droit de la cuisse (6).

2. **Loge musculaire médiale,** avec :

   • Les 3 muscles adducteurs :

   — obliques en bas, latéralement et en arrière, superposés d'avant en arrière : long adducteur * (7), court adducteur *, grand adducteur (8);

   — un orifice sépare les faisceaux latéral et médial du grand adducteur et laisse passer les vaisseaux fémoraux superficiels.

   • Le muscle gracile * (9) : aplati transversalement, il descend le long du bord médial des muscles adducteurs.

3. **Paquet vasculaire fémoral superficiel * :** l'artère (10) et la veine (11) fémorales cheminent dans le **canal fémoral.**

   • Trajet : la canal est oblique en bas et vers la ligne médiane, selon une ligne joignant le milieu de l'arcade inguinale * (12) au bord postérieur du condyle médial (13).

   • Parois du canal fémoral :

   — Prismatique triangulaire à la coupe, le canal subit un mouvement de torsion de haut en bas (tel que la paroi antérieure devient médiale, la paroi médiale devient postérieure et la paroi latérale devient antérieure).

   — A la partie moyenne de la cuisse, on décrit 3 parois :

   o antéro-latérale, constituée par le muscle vaste médial (5) et son fascia;

   o postérieure, constituée par les muscles adducteurs (7, 8), que recouvre le septum intermusculaire médial;

   o antéro-médiale, constituée par le muscle Sartorius * (2), engrainé dans un dédoublement du fascia fémoral (14).

   • Contenu :

   — l'artère (10), qui parcourt tout le canal;

   — la veine (11), qui monte autour de l'artère, décrivant un demi-tour de spire, tel que l'artère est médiale en bas, antérieure en haut;

   — un canal veineux collatéral, fréquent, en avant de l'artère;

   — le nerf saphène (15) : d'abord antérieur, puis médial par rapport à l'artère qu'il quitte à l'extrémité inférieure du canal des adducteurs;

   — le rameau fémoral du nerf saphène (nerf accessoire du nerf saphène).

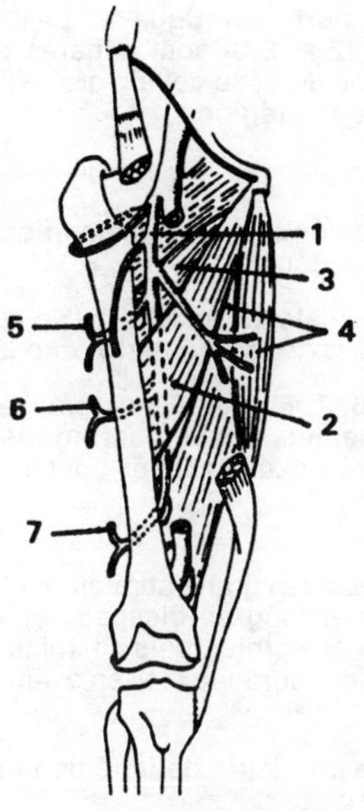

Fig. 22. — **Vue antérieure** (quadriceps non figuré).

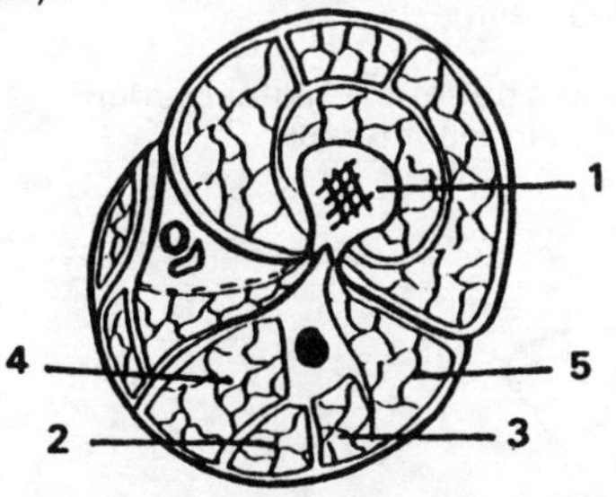

Fig. 23. — **Coupe horizontale basse de la cuisse.**

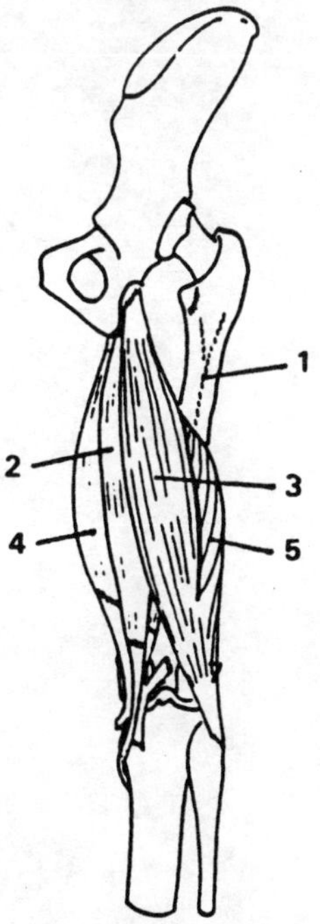

Fig. 24. — **Vue postérieure de la cuisse.**

4. **Paquet vasculaire fémoral profond.** L'artère (1) et la veine fémorales profondes sont profondément enfouies dans l'interstice qui sépare les muscles long * adducteur (2), en avant, court * (3) et grand (4) adducteurs, en arrière. L'artère donne naissance à des artères perforantes (5, 6, 7), qui gagnent la loge postérieure de la cuisse (voir chapitre «Angéiologie»).

5. **Constituants nerveux** (voir chapitre «Névrologie»).
   - Branches terminales du nerf fémoral * : nerf cutané dorsal intermédiaire, donnant des branches pour le muscle Sartorius * et nerf saphène *.
   - Branches du nerf obturateur : nerfs musculaires pour les muscles adducteurs et le muscle gracile * dans la partie supérieure et branche cutanée qui traverse le fascia à la partie moyenne.

II — RÉGION FÉMORALE POSTÉRIEURE

1. SITUATION.

- Cette région comprend les partie molles situées en arrière du fémur (1).

2. CONFIGURATION GÉNÉRALE.

1. **Limites :** identiques à la région fémorale antérieure.
2. **Forme :** convexe de haut en bas et transversalement.

3. CONSTITUTION.

- Elle est organisée en 3 plans :

A. Plans superficiels.

- Peau.
- Couche de tissu cellulo-graisseaux sous-cutané, contenant :
  - des veines superficielles satellites de la grande veine saphène * et souvent la grande veine anastomotique (Jacomini);
  - des rameaux issus des nerfs cutané dorsal intermédiaire *, obturateur, cutané latéral de la cuisse *, cutané postérieur de la cuisse *;
  - des lymphatiques qui se drainent dans les nœuds inguinaux superficiels.

B. Fascia (aponévrose).

C. Plans profonds, au nombre de trois :

1. **Premier plan musculaire.** Il est constitué par les muscles semi-tendineux (médial) (2) et chef long du biceps (3) (latéral), qui divergent en descendant. Le nerf cutané postérieur de la cuisse descend verticalement à la partie moyenne, entre le fascia et ce premier plan musculaire.

2. **Deuxième plan musculaire.**
   - Il est constitué par :
     - les muscles semi-membraneux (4) (médial), en partie recouvert par le muscle semi-tendineux (2), et le chef long du biceps (3), s'appliquant à la face postérieure du muscle grand adducteur;
     - le chef court du biceps (5) (latéral), qui s'unit, à la partie inférieure de la cuisse, au chef long.
   - Chaque muscle est entouré d'une gaine aponévrotique, émanation du fascia fémoral; une lame aponévrotique intermusculaire unit les fascias des muscles semi-membraneux et biceps et se trouve en continuité avec le fascia profond du creux poplité.

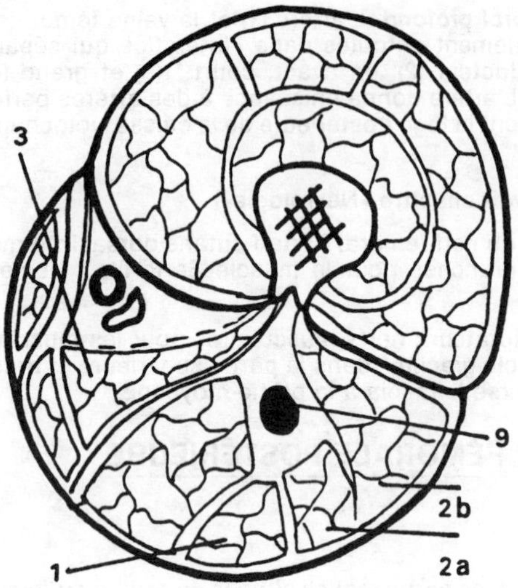

Fig. 25. — **Coupe horizontale basse de la cuisse.**

3. Vaisseaux profonds et nerf sciatique *. Les muscles semi-membraneux (1) et biceps (2 a, 2 b) sont séparés du muscle grand adducteur (3) par une couche de tissu cellulo-graisseux contenant les éléments vasculo-nerveux de la région :

- Artères :
  - — branche descendante de l'artère glutéale inférieure * (4), qui se ramifie à la partie supérieure;
  - — artère circonflexe médiale de cuisse * (5), qui s'anastomose avec la précédente et la 1re artère perforante (6);
  - — artères perforantes (6, 7, 8), qui s'anastomosent entre elles et avec les deux précédentes, constituant un réseau anastomotique, et qui sont destinées aux muscles postérieurs de la cuisse.
- Nerf sciatique * (9) :
  - — il descend entre les muscles grand adducteur (3), en avant, semi-membraneux (1) et chef long du biceps (2 a), en arrière; il est d'abord recouvert par ce dernier, puis chemine dans l'interstice qui le sépare du semi-membraneux (1), en avant du septum intermusculaire;
  - — il se divise à la limite inférieure de la région en nerf péronier * (10) et nerf tibial * (11);
  - — il innerve tous les muscles de la région et la partie médiale du muscle grand adducteur.
- Lymphatiques : satellites de l'artère glutéale inférieure *, ils se drainent dans les nœuds iliaques internes.

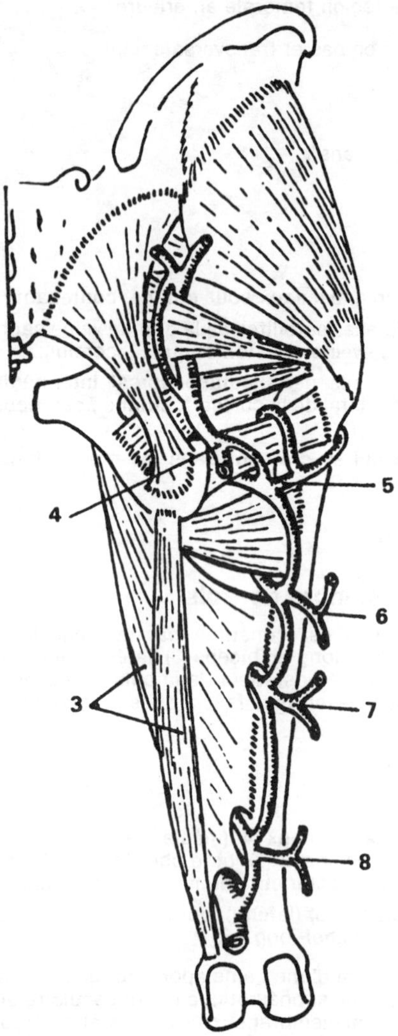

Fig. 26. — **Vaisseaux, vue postérieure.**

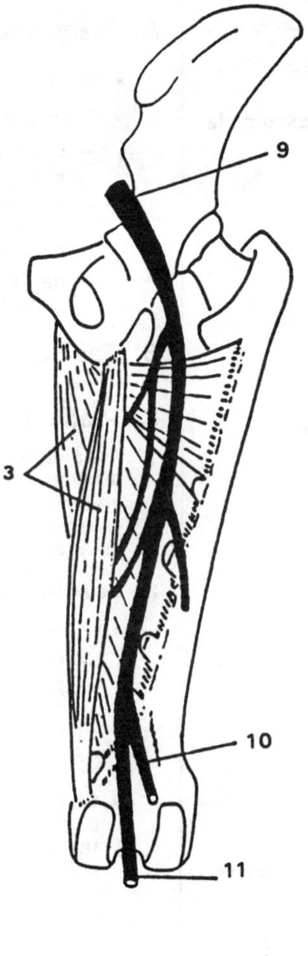

Fig. 27. — **Nerfs, vue postérieure.**

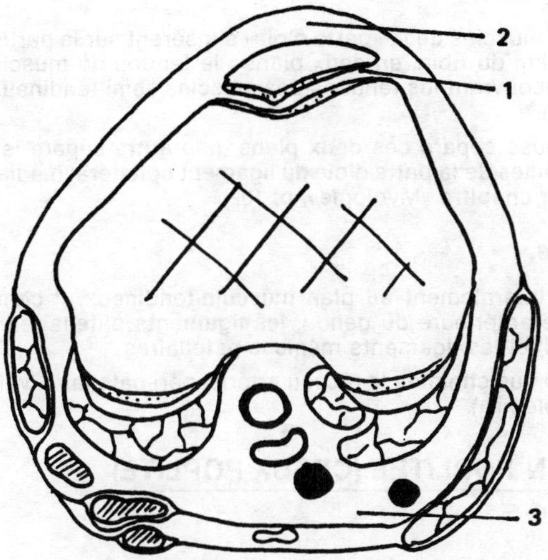

Fig. 28. — **Coupe horizontale du genou.**

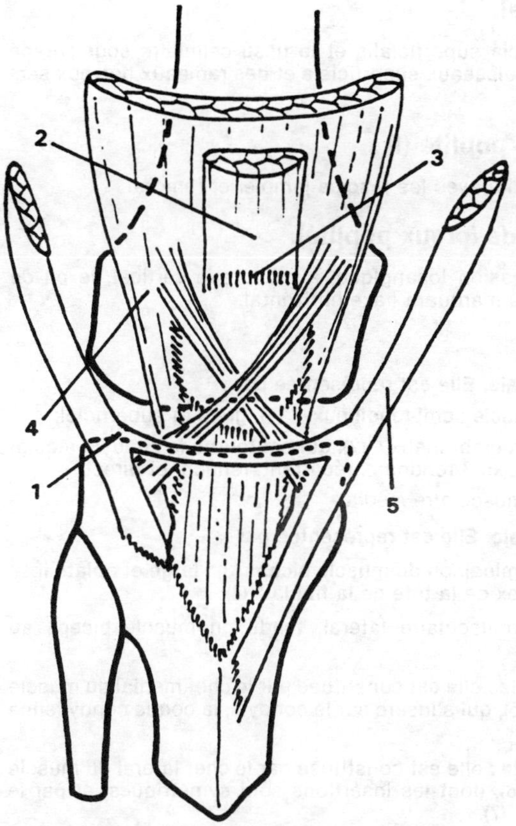

Fig. 29. — **Vue antérieure du plan musculo-tendineux.** 5 : tendon du muscle Sartorius *.

3. GENOU

- La région du genou comprend :
  — une zone profonde articulaire (1) (voir chapitre «Arthrologie»);
  — en avant, la région patellaire (2) (rotulienne);
  — en arrière, la région poplitée (3).

I. RÉGION PATELLAIRE (RÉGION ROTULIENNE)

1. SITUATION.

- Elle est formée par les parties molles situées en avant de l'articulation du genou.

2. FORME.

- Elle présente :
  — une saillie antérieure triangulaire formée par la patella *;
  — deux dépressions, encadrant cette saillie, qui disparaissent à la contraction musculaire : supérieure pour le tendon quadricipital, inférieure pour le tendon patellaire (tendon rotulien);
  — deux saillies longitudinales, latérales en contraction, constituées par des reliefs osseux : tête de la fibula * (et sa fossette antérieure), latérale, tubérosité tibiale *, médiale.

3. CONSTITUTION.

- Quatre plans sont individualisés :

A. Plan superficiel, avec les vaisseaux et nerfs superficiels.

- La peau, doublée d'un pannicule adipeux.
- Le fascia superficialis.
- Le tissu cellulaire sous-cutané, qui contient :
  — des artérioles;
  — la grande veine saphène *;
  — des nerfs : branches terminales du nerf cutané latéral de la cuisse *, rameau perforant du nerf cutané dorsal intermédiaire *, nerf saphène *, branche cutanée du nerf péronier *.

B. Plan du fascia (aponévrose).

- Ce fascia est en continuité avec les fascias fémoral, en haut, jambier, en bas. Il est séparé du plan tendineux sous-jacent par une bourse séreuse.

C. Plan musculo-tendineux.

a. PLAN MUSCULAIRE.

- Il est organisé en 5 couches :

1. **Fascia d'insertion du tenseur du fascia lata** (1).
2. **Tendon du muscle droit de la cuisse** * (2) qui s'insère sur la base de la patella * (3) et précroise l'expansion des muscles vastes.
3. **Lame tendineuse des vastes** (4), qui s'insère sur la base de la patella *, sur ses bords latéraux et le condyle correspondant du tibia.
4. **Tendon du muscle vaste intermédiaire.**

Fréquemment existe une bourse séreuse profonde (intraquadricipitale) entre les différentes couches du tendon quadricipital.

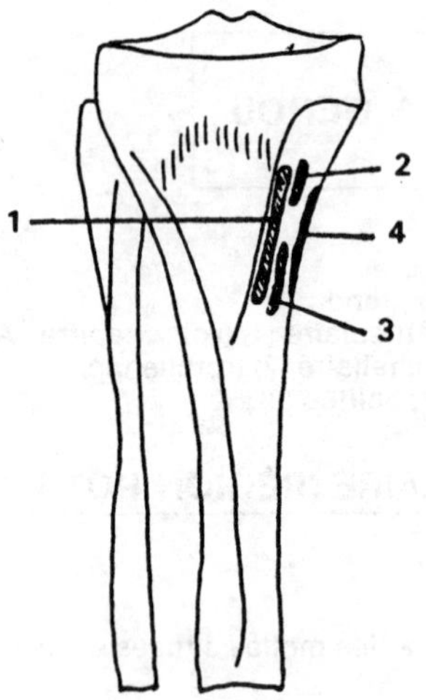

Fig. 30. — **Muscles de la patte d'oie.**

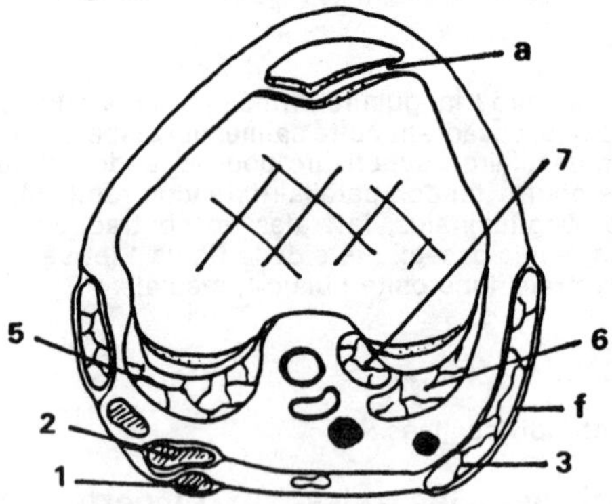

Fig. 31. — **Coupe horizontale.**

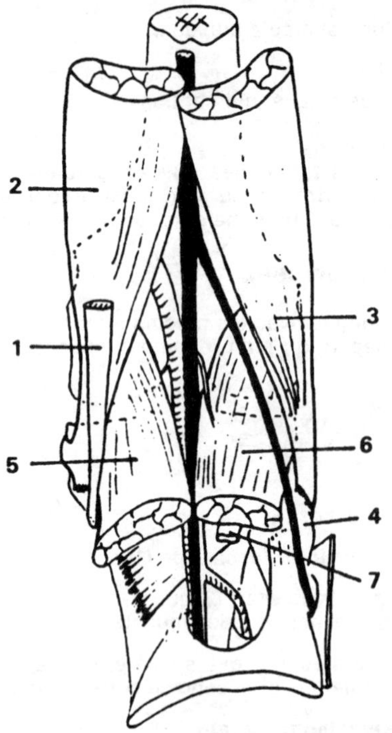

Fig. 32. — **Vue postérieure du creux poplité.**

b. PLAN TENDINEUX.

- Les tendons des muscles de la «patte d'oie» s'insèrent sur la partie médiale de la crête du tibia, en deux plans : le tendon du muscle Sartorius * (1), recouvrant les tendons des muscles semi-tendineux (2) et gracile * (3).
- Une bourse séreuse sépare ces deux plans, une autre sépare les tendons des muscles de la patte d'oie du ligament collatéral médial du genou (4) (voir chapitre «Myologie», p. 102).

D. Plan capsulaire.

- Etroitement uni latéralement au plan musculo-tendineux, il comprend la capsule antérieure du genou, les ligaments patellaires * (médial et latéral) et les ligaments ménisco-patellaires *.
- C'est à ce niveau que chemine le réseau artériel péri-patellaire (voir chapitre «Angéiologie»).

II. RÉGION POPLITÉE (CREUX POPLITÉ)

1. SITUATION.

- Elle est située en arrière de l'articulation du genou (a).

2. FORME.

- C'est une dépression losangique lorsque le genou est en flexion.
- C'est une saillie allongée verticalement sur la jambe en extension.

3. CONSTITUTION.

A. Plan superficiel.

- La peau, le fascia superficialis et le tissu cellulaire sous-cutané contenant des vaisseaux superficiels et des rameaux nerveux sensitifs.

B. Plan du fascia poplité (f) :

- Il est en continuité avec les fascias jambier et fémoral.

C. Région profonde (creux poplité).

- C'est une dépression losangique, à grand axe vertical, le pli de flexion du genou marquant l'axe horizontal.

a. PAROIS.

1. **Paroi supéro-médiale.** Elle est représentée par :
   - le tendon du muscle semi-tendineux * (1), grêle et superficiel;
   - le muscle semi-membraneux * (2), qui contourne le condyle médial pour se terminer en 3 tendons : récurrent, réfléchi et direct;
   - le septum intermusculaire médial.
2. **Paroi supéro-latérale.** Elle est représentée par :
   - le tendon de terminaison du muscle biceps (3) : large et aplati, il se termine sur l'apex de la tête de la fibula * (4);
   - le septum intermusculaire latéral, tendu du muscle biceps au fémur.
3. **Paroi inféro-médiale :** elle est constituée par le chef médial du muscle gastrocnémien * (5), qui s'insère sur le condyle, la coque condylienne et sa gaine.
4. **Paroi inféro-latérale :** elle est constituée par le chef latéral du muscle gastrocnémien * (6), dont les insertions sont symétriques, et par le muscle plantaire * (7).

■ Ces quatre parois, constituées par ces différents muscles et leurs fascias, forment un losange allongé verticalement.

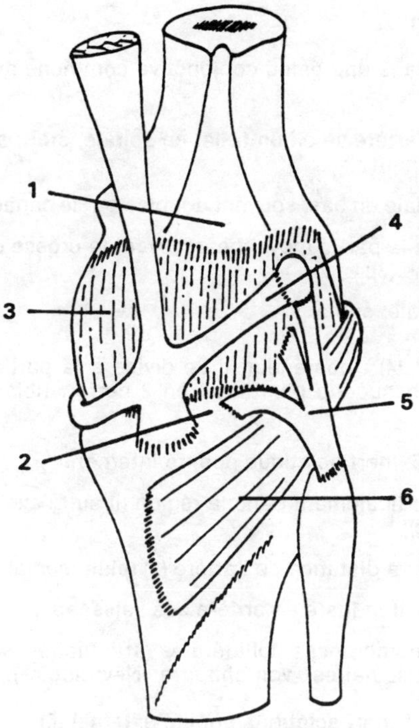

Fig. 33. — **Paroi antérieure.**

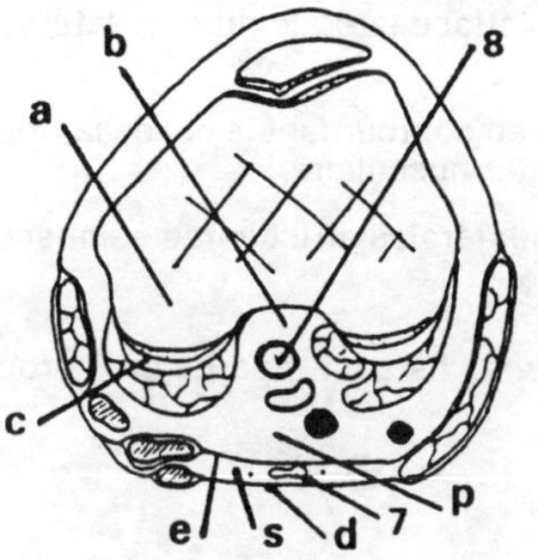

Fig. 34. — **Coupe horizontale.**

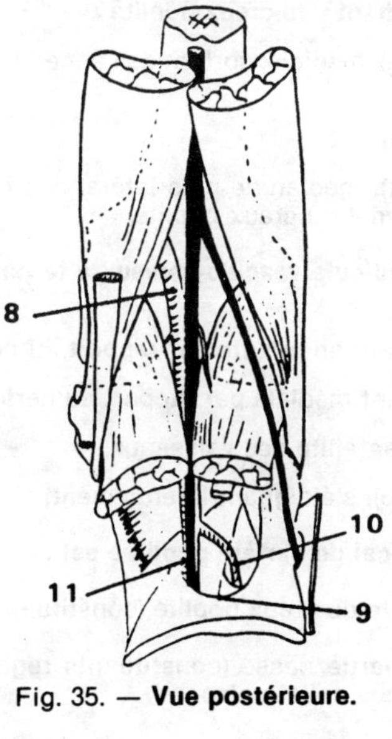

Fig. 35. — **Vue postérieure.**

5. **Paroi antérieure, ou plancher :** elle est ostéo-fibreuse avec 3 plans :

• Plan osseux postérieur du genou :

— extrémité inférieure du fémur (1), en haut : surface poplitée, face postérieure des condyles (a) et fosse intercondylaire (b),

— extrémité supérieure du tibia (2), en bas.

• Plan capsulo-ligamentaire postérieur du genou :

— capsule (c), renforcée par le ligament croisé postéro-médial (postéro-interne);

— deux coques condyliennes (3);

— ligaments postérieurs : poplité oblique (4) et poplité arqué (5).

• Plan du muscle poplité (6) : intracapsulaire et extra-synovial, il est tendu du condyle latéral du fémur à l'extrémité supérieure du tibia, en passant sous le ligament poplité arqué (5).

6. **Paroi postérieure, ou couvercle.**

• Elle est constituée par les plans superficiels et le fascia poplité.

• Ce fascia se dédouble en fascia superficiel (d) et fascia profond (e), délimitant ainsi une loge profonde (p) et une loge superficielle (s).

b. CONTENU.

1. **La loge superficielle (s) ou postérieure.** Elle est constituée par un tissu cellulo-graisseux, où sont noyés :

• la petite veine saphène (7), qui dessine sa crosse pour se jeter dans la grande veine saphène (voir chapitre «Angéiologie»);

• des nerfs superficiels (voir chapitre «Névrologie») :

— nerf cutané postérieur de la cuisse * (en haut),

— nerf sural * (médial),

— rameau communicant fibulaire * (latéral);

• le groupe postérieur des nœuds lymphatiques poplités.

2. **La loge profonde, ou antérieure.** Elle contient :

• **L'artère poplitée** (8) (voir chapitre «Angéiologie») :

— elle est oblique en bas et latéralement jusqu'à l'interligne articulaire, puis elle descend verticalement le long de l'axe médian du creux poplité;

— elle se termine à l'anneau du soléaire (9) en donnant 2 branches : l'artère tibiale antérieure (10) et le tronc tibio-péronier (11);

— elle a donné de nombreuses collatérales articulaires et musculaires (voir chapitre «Angéiologie»).

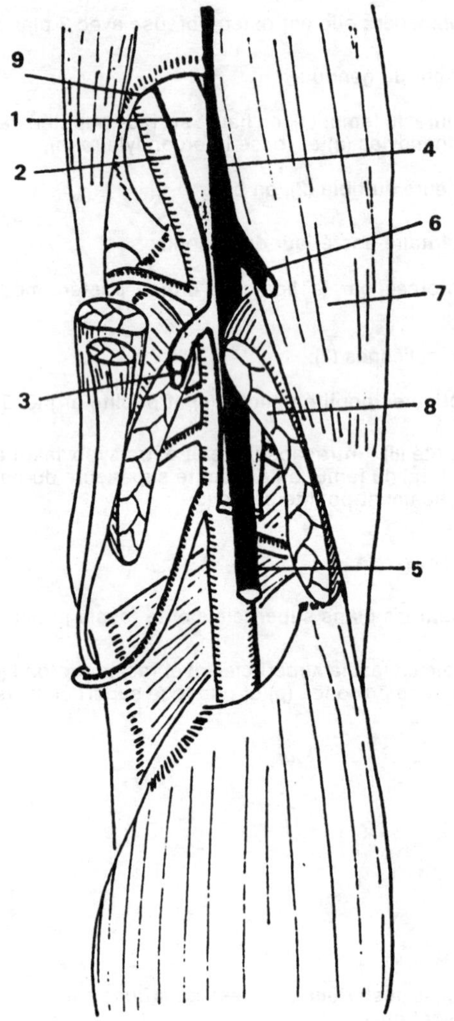

Fig. 36. — **Vue postérieure** (muscle gastrocnémien réséqué).

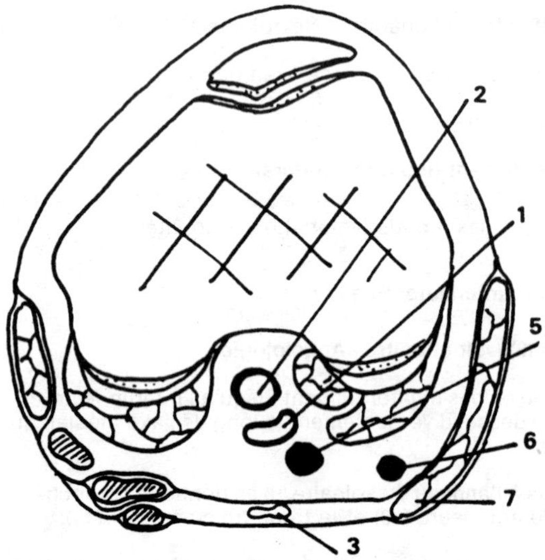

Fig. 37. — **Coupe horizontale.**

3. **La veine poplitée** (1) :

   - Elle est située dans une gaine conjonctive commune avec l'artère (2).
   - Elle contourne l'artère selon un trajet en spirale, étant successivement de bas en haut :
     — postéro-médiale en bas, souvent doublée par le canal collatéral;
     — postérieure à la partie moyenne, recevant la crosse de la petite veine saphène (3);
     — postéro-latérale, en haut.

4. **Le nerf sciatique** * (4) : postérieur, il se divise à la partie haute du creux poplité (ou beaucoup plus haut) en 2 nerfs : tibial * et péronier * :

   - Le nerf tibial * (5) (nerf sciatique poplité interne) :
     — il descend verticalement dans la région (il suit l'axe médian du creux poplité);
     — en haut, il est à distance de l'artère (2) (plus médiale);
     — en bas, il se situe juste en arrière des vaisseaux;
     — il donne de nombreuses collatérales (articulaires, vasculaires, et surtout musculaires : voir chapitre «Névrologie»).
   - Le nerf péronier * (nerf sciatique poplité externe) (6) :
     — il est oblique en bas et latéralement, satellite du muscle biceps (7), puis il croise la face latérale du chef latéral du muscle gastrocnémien * (8);
     — il quitte la région en contournant le col de la fibula * et en perforant le septum intermusculaire;
     — il a donné des collatérales articulaires et musculaires (voir chapitre «Névrologie»).

5. **Les nœuds lymphatiques** : ils sont répartis en 2 groupes, profond et intermédiaire.

●

■ **En résumé, les constituants vasculo-nerveux apparaissent :**

- **séparés à la partie haute** du creux poplité :
  — artère poplitée (2), médiale, sortant de l'anneau du muscle grand adducteur (9),
  — veine poplitée (1),
  — nerf sciatique (4), médian (le plus latéral des constituants), se divisant au sommet du creux poplité;
- **regroupés en un pédicule vasculo-nerveux à la partie basse** de la région :
  — artère (2), devenant antérieure par rapport au nerf tibial * (5),
  — veine (1), devenant médiale par rapport au nerf tibial * (5),
  — nerf tibial * (5), satellite des vaisseaux,
  — nerf péronier * (6), s'éloignant latéralement.

■ **Ainsi, l'abord chirurgical de l'artère poplitée est :**

- **aisé** à la partie haute du creux poplité (constituants séparés);
- **plus difficile** à la partie basse (constituants regroupés), avec de nombreuses branches collatérales.

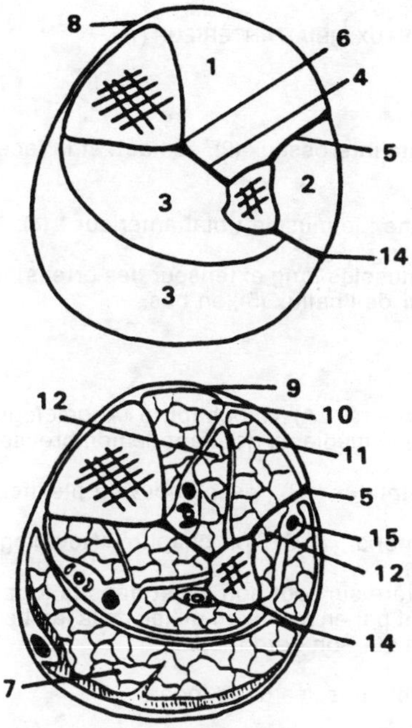

Fig. 38. — **Coupe horizontale basse de la jambe.** 38 A : muscles non figurés. 38 B : muscles figurés.

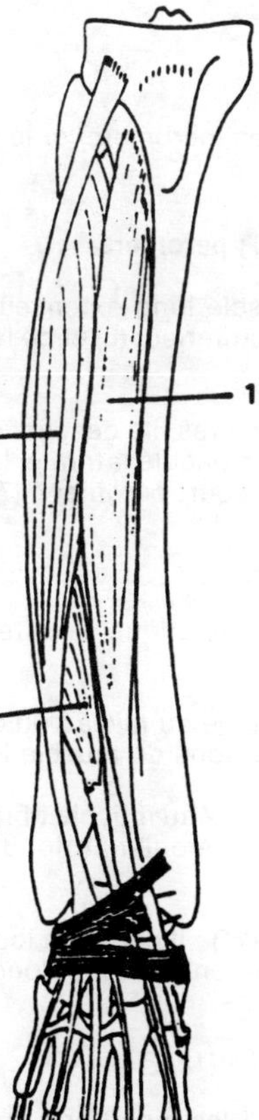

Fig. 39. — **Vue antérieure (muscles).**

4. JAMBE

- C'est la région comprise entre le genou et le cou-de-pied. Elle comporte deux loges distinctes : la loge antéro-latérale (1, 2) et la loge postérérieure (3), séparées par le plan ostéo-fibreux.

I. LOGE ANTÉRO-LATÉRALE

1. SITUATION.

- Elle est formée par les parties molles situées en avant du squelette, du ligament interosseux (4) et du septum intermusculaire latéral (5).

2. CONFIGURATION GÉNÉRALE.

1. **Limites :** bord antérieur du tibia (médial) (6), septum (14) séparant les muscles péroniers du muscle triceps sural (7) (latéralement).
2. **Forme extérieure :** elle est convexe transversalement et présente la saillie de la crête tibiale (8).

3. CONSTITUTION.

A. Plan superficiel, avec de la superficie à la profondeur :

- La peau, doublée d'un pannicule adipeux, le fascia superficialis et le tissu cellulaire sous-cutané, contenant :
  - — un réseau veineux superficiel;
  - — des lymphatiques tributaires des nœuds inguinaux superficiels;
  - — des branches du nerf cutané sural latéral * et le nerf péronier superficiel * (voir chapitre «Névrologie»).

B. Plan du fascia jambier (9).

- Il donne insertion aux muscles tibial antérieur * (10), long extenseur des orteils * (11) et long péronier * (12) dans le quart proximal de la région. Deux cloisons fibreuses se détachent de sa face profonde :
  - — le septum latéral (5) : il s'étend jusqu'au bord latéral de la fibula *, séparant les loges antéro-latérale et postérieure; il est traversé par le nerf péronier * en haut;
  - — le septum intermusculaire médial (14) : il s'insère sur le bord antérieur de la fibula *, divise la loge antéro-latérale en deux parties, antérieure (1) et latérale (2); il est traversé par les rameaux supérieurs nés du nerf tibial antérieur * et par le nerf péronier profond * (15).

C. Loge antérieure.

- Elle comporte 4 muscles et le paquet vasculo-nerveux tibial antérieur.

a. MUSCLES.

1. **Muscle tibial antérieur** * (10) : médial, il s'insère sur les 2/3 supérieurs de la face latérale du tibia et le condyle latéral.
2. **Muscle long extenseur des orteils** * (11) : il s'insère sur la face médiale de la fibula * et la face médiale du septum interosseux (4) qui le sépare de la loge latérale (2).
3. **Muscle troisième péronier** * : situé au 1/3 inférieur de la jambe, il est latéral par rapport au muscle long extenseur des orteils *.
4. **Muscle long extenseur de l'hallux** * (13) : situé entre les muscles tibial antérieur * (10) et long extenseur des orteils * (11), qui le recouvre en haut, il apparaît superficiel en bas.

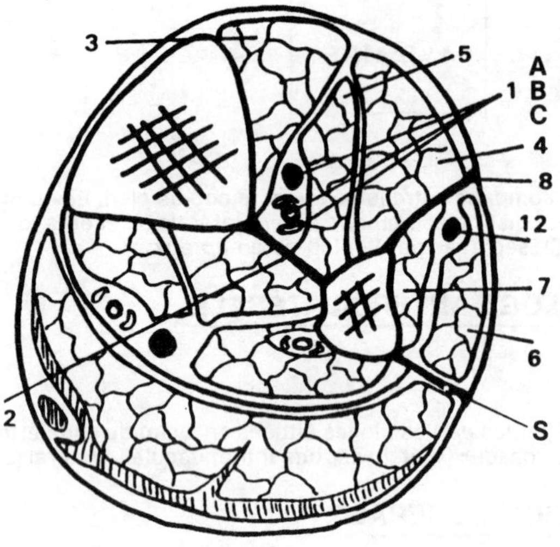

Fig. 40. — **Coupe horizontale basse de la jambe.**

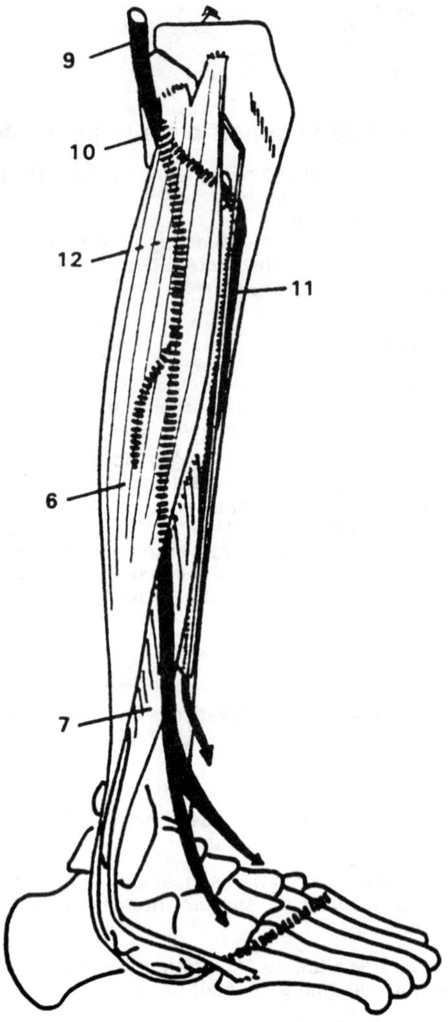

Fig. 41. — **Vue latérale des muscles péroniers** (vaisseaux non figurés).

b. PAQUET VASCULO-NERVEUX TIBIAL ANTÉRIEUR (1).

1. **Il est situé entre :**

- en arrière : le septum interosseux (2), en haut, et la face latérale du tibia, en bas;
- vers la ligne médiane : le muscle tibial antérieur * (3);
- latéralement : les muscles long extenseur des orteils * (4), en haut, et le long extenseur de l'hallux (5), en bas.

2. **Il comprend :**

- l'artère tibiale antérieure (1 A) (voir chapitre «Angéiologie») : oblique en bas et vers la ligne médiane, donnant de nombreuses branches;
- ses deux veines satellites (1B) (réseau souvent plexiforme);
- le nerf péronier profond * (1 C) (voir chapitre «Névrologie») :
  — satellite de l'artère sur tout son trajet dans la loge, il la croise très obliquement par en avant, au milieu de la jambe (passant de son bord latéral sur son bord médial),
  — il innerve tous les muscles de la loge;
- des lymphatiques.

D. Loge antéro-latérale.

- Elle comporte : 2 muscles (péroniers) et le nerf péronier * avec ses branches de division.

1. **Muscles long (6) et court (7) péroniers * :**

- Ils sont séparés du muscle long extenseur des orteils * (4) par le septum intermusculaire antérieur (8) et de la loge postérieure, par le septum latéral (S).
- De leurs insertions péronières, ils descendent accolés pour gagner la face postérieure de la malléole latérale, le muscle long péronier * (6) recouvrant le muscle court péronier * (7).

2. **Nerfs péroniers.**

- Nerf péronier * (9) (nerf sciatique poplité externe) (voir chapitre «Névrologie») :
  — il pénètre dans la loge au niveau du col de la fibula * (10), en traversant les insertions du muscle long péronier * (6);
  — il donne deux rameaux au muscle tibial antérieur * et se divise en 2 branches : nerf péronier profond * et nerf péronier superficiel *.
- Nerf péronier profond * (11) : il gagne la loge antérieure en passant sous les muscles long péronier * (6) et long extenseur des orteils * (4).
- Nerf péronier superficiel * (12) :
  — il croise par en avant les insertions du muscle long péronier * (6); il chemine ensuite entre les muscles péroniers et le septum antérieur:
  — au 1/3 inférieur de la jambe, il perfore le fascia et devient superficiel.

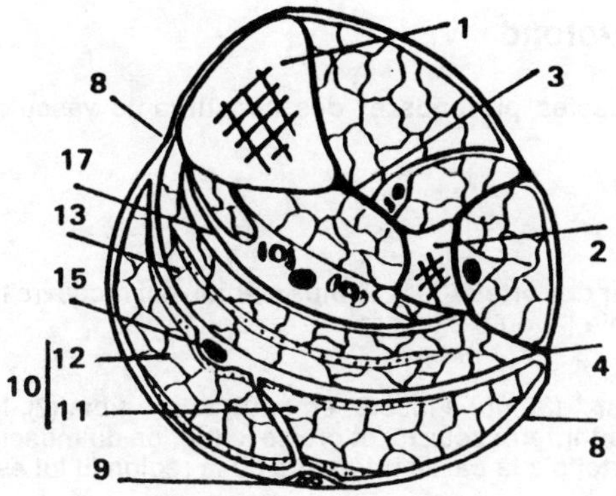

Fig. 42. — **Coupe horizontale haute de la jambe.**

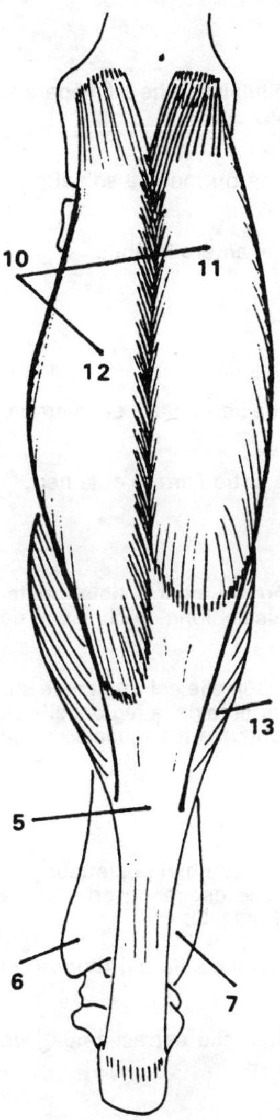

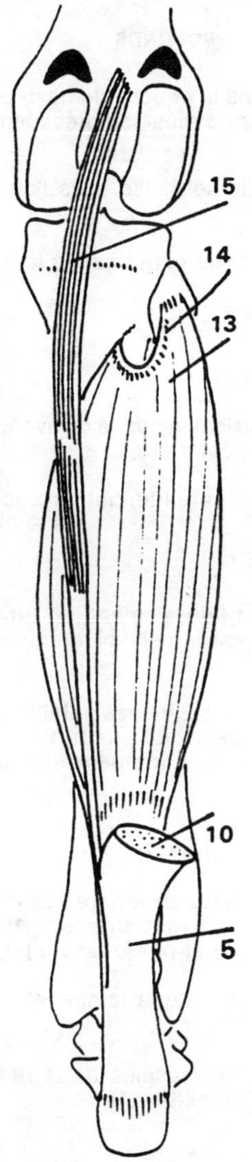

Fig. 43 (à gauche). — **Plan du muscle gastrocnémien *.**

Fig. 44 (à droite). — **Plan du muscle soléaire.**

II. LOGE POSTÉRIEURE

1. SITUATION.

- Elle est constituée par les parties molles situées en arrière du squelette (1, 2), du ligament interosseux (3) et du septum intermusculaire latéral (4).

2. CONFIGURATION GÉNÉRALE.

1. **Limites :** identiques à la loge antéro-latérale.
2. **Forme extérieure;** elle comporte :

- la saillie du mollet;
- plus bas, le relief longitudinal du tendon calcanéen * (5);
- enfin, les 2 gouttières rétro-malléolaires, latérale (6) et médiale (7).

3. CONSTITUTION.

- Elle est organisée en 5 plans :

A. Plan superficiel, avec de la superficie à la profondeur :

- La peau, doublée d'un pannicule adipeux.
- Le fascia superficialis.
- Le tissu cellulaire sous-cutané, lâche, contenant :
  - — la petite veine saphène *, accompagnée de son nerf (latéral) à la moitié distale de la jambe;
  - — le nerf cutané postérieur de la cuisse * (en haut), le nerf cutané sural (latéral), le nerf saphène * (médial);
  - — des lymphatiques tributaires des nœuds inguinaux et poplités.

B. Fascia superficiel (8).

- Adhérent au bord médial du tibia, il est en continuité avec le fascia de la loge antéro-latérale.
- Il est dédoublé sur la ligne médiane (dans ses 2/3 supérieurs) et engaine séparément la petite veine saphène (9) et le nerf satellite.

C. Plan du muscle triceps sural.

- Le muscle comporte deux couches :
  - — superficielle : muscle gastrocnémien * (10), avec ses 2 chefs, latéral (11), et médial (12);
  - — profonde : muscle soléaire (13), avec son arcade (14) sous laquelle passe le paquet vasculo-nerveux.
- La réunion de leurs tendons terminaux constituent le tendon calcanéen * (5).
- Le muscle plantaire lui est annexé (15) : son tendon passe entre les 2 couches musculaires, croisant la face postérieure du soléaire pour se perdre sur le bord médial du tendon calcanéen *.

D. Fascia profond (17).

- Il est tendu du bord latéral de la fibula * (2) au bord médial du tibia (3).

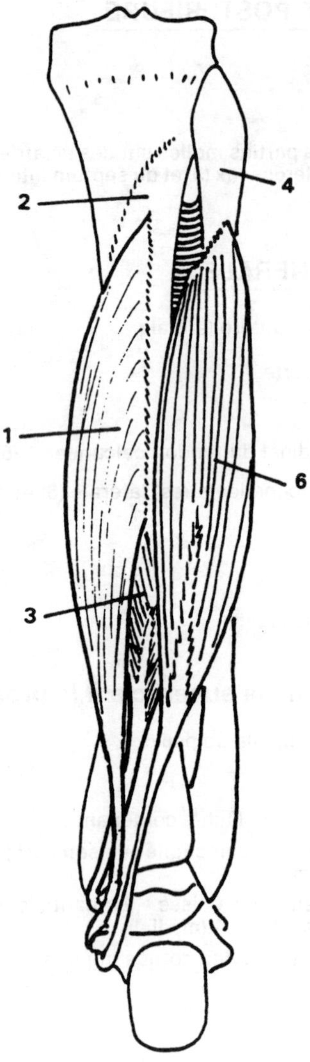

Fig. 45. — **Vue postérieure du plan musculaire profond.**

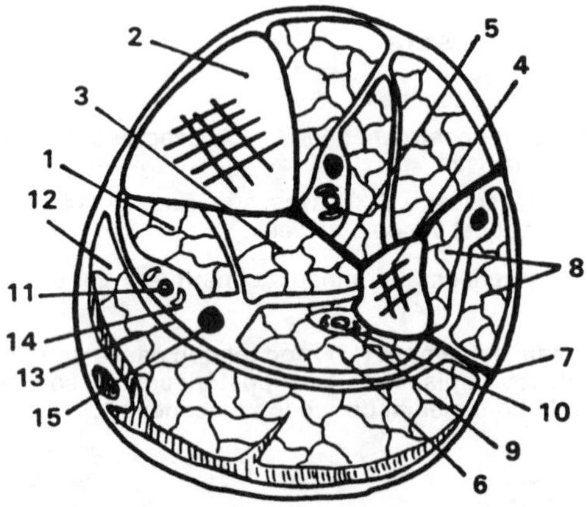

Fig. 46. — **Coupe horizontale basse de la jambe.**

E. Plan musculaire profond.

- Il comporte des muscles profonds et des constituants vasculo-nerveux.

a. MUSCLES.

1. **Muscle long fléchisseur des orteils** * (1), le plus médial, qui recouvre la face postérieure du tibia (2) où il s'insère.

2. **Muscle tibial postérieur** * (3), qui s'insère, en haut, sur le tibia (2), la fibula * (4) et le ligament interosseux (5) et croise le tendon du muscle long fléchisseur des orteils à la partie inférieure de la région (il lui est antérieur, puis médial).

3. **Muscle long fléchisseur de l'hallux** * (6), le plus latéral, séparé par le septum intermusculaire latéral (7) des muscles péroniers (8).

b. VAISSEAUX ET NERFS PROFONDS.

- Ils cheminent dans la couche de tissu cellulaire lâche qui sépare le fascia profond des 3 muscles précédents.

1. **Artère poplitée :** elle se divise sous l'arcade du muscle soléaire en 2 branches :
   - artère tibiale antérieure, qui gagne la loge antéro-latérale;
   - tronc tibio-péronier.

2. **Tronc tibio-péronier :**
   - court (3-4 cm), vertical, il passe en avant du nerf tibial * et en arrière du muscle tibial postérieur *;
   - il n'a qu'une veine satellite, qui se place entre l'artère et le nerf.

3. **Artère péronière** (9) :
   - oblique en bas et latéralement, en arrière du muscle tibial postérieur * (3), puis entre celui-ci et le muscle long fléchisseur de l'hallux (6);
   - accompagnée de ses 2 veines satellites (10), elle est appliquée sur le ligament interosseux (5) à la partie inférieure de la région; elle se divise en 2 à son bord inférieur et vascularise les muscles de la région.

4. **Artère tibiale postérieure** (11).
   - Successivement placé en arrière des muscles tibial postérieur * (3) puis long fléchisseur des orteils * (1), elle est recouverte par le muscle soléaire (12) et par le fascia profond (13).
   - A la partie inférieure de la jambe, elle est médiale par rapport au tendon calcanéen *.
   - Elle vascularise les muscles de la région; elle est accompagnée par ses 2 veines satellites (14).

5. **Nerf tibial** * (15).
   - D'abord situé en avant du tronc tibio-péronier, il longe ensuite le bord latéral de l'artère tibiale postérieure (11).
   - Il innerve les 3 muscles du plan profond.

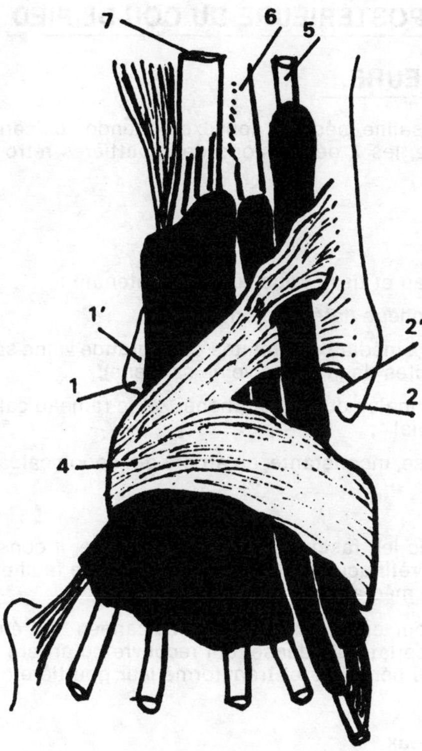

Fig. 47. — **Gaines synoviales des extenseurs, vue dorsale.**

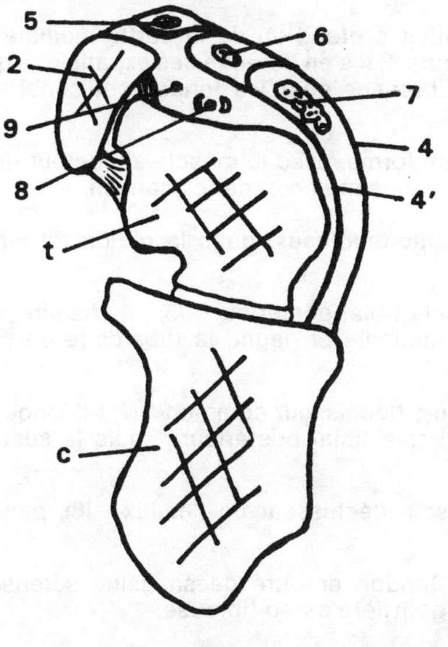

Fig. 48. — **Coupe oblique du cou-de-pied.**
t : talus - C : calcanéus * - 2 : malléole tibiale (base).

5. COU-DE-PIED

- C'est le segment du membre inférieur correspondant aux malléoles et à l'articulation talo-crurale * (tibio-tarsienne), limité par :
  — en haut : la base des malléoles;
  — en avant : une ligne menée 2 cm en avant de l'interligne;
  — en arrière : le sommet du talon.
- On distingue une région antérieure et une région postérieure, séparées par le squelette et les articulations de la cheville.

I. RÉGION ANTÉRIEURE DU COU-DE-PIED

1. FORME EXTÉRIEURE.

- Elle présente les saillies latérales de deux malléoles (1, 2) et des tendons, en avant, séparées par les dépressions prémalléolaires, médiale (2') et latérale (1').

2. CONSTITUTION.

- On décrit 3 plans :

A. Plan superficiel, avec :

- la peau;
- une couche de tissu sous-cutané, contenant :
  — des veines superficielles (dont la grande saphène pré-malléolaire),
  — des lymphatiques,
  — et des nerfs superficiels, branches du nerf saphène (médial), du nerf sural * (latéral) et du nerf péronier superficiel * (entre les 2 précédents).

B. Plan du fascia.

- En continuité avec celui des autres régions, il est renforcé par les deux lames du rétinaculum des extenseurs * (4, 4') (ligament annulaire antérieur) qui vont constituer des gaines fibreuses pour les tendons extenseurs (voir chapitre «Myologie»).

C. Plans profonds.

1. **Plan tendineux**, avec :
- le tendon du muscle tibial antérieur (5) (dans la gaine fibreuse médiale); la gaine séreuse remonte 2 travers de doigt au-dessus du rétinaculum des extenseurs * (4) (ligament annulaire);
- le tendon du muscle long extenseur de l'hallux * (6) (dans la gaine fibreuse moyenne); la gaine séreuse dépasse très peu le bord supérieur du rétinaculum des extenseurs * (4);
- les tendons du muscle extenseur des orteils (7) et du 3e péronier * (dans la gaine fibreuse latérale); leur gaine séreuse commune remonte 2 cm au-dessus du rétinaculum des extenseurs * (4).

2. **Plan vasculo-nerveux.** Situé entre le précédent et le plan ostéo-articulaire, dans un tissu cellulo-graisseux, il comporte :
- l'artère tibiale antérieure (8), qui croise par en arrière le tendon du muscle long extenseur de l'hallux * (6);
- le nerf péronier profond * (9) médial par rapport à l'artère, qui se divise sous la lame supérieure du rétinaculum des extenseurs * (4);
- le rameau perforant de l'artère péronière qui se ramifie.

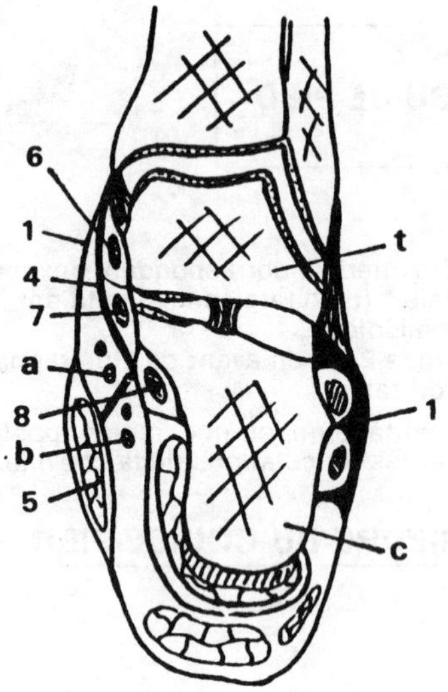

Fig. 49. — **Coupe frontale du cou-de-pied.**
t : talus - c : calcanéus * - a, b : paquets plantaires.

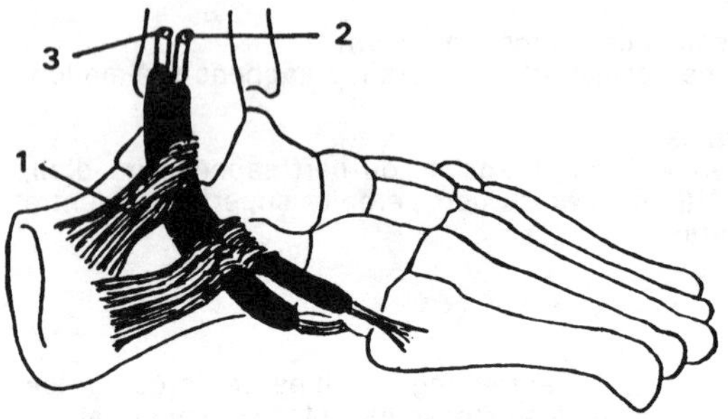

Fig. 50. — **Vue latérale.**

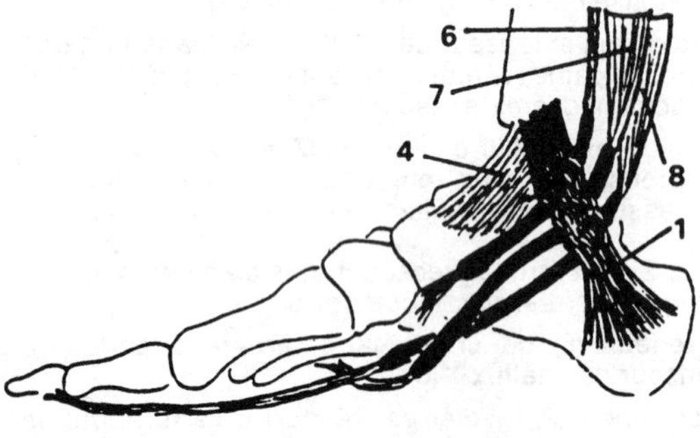

Fig. 51. — **Vue médiale.**

II. RÉGION POSTÉRIEURE DU COU-DE-PIED

1. FORME EXTÉRIEURE.

- Elle présente : la saillie médiane convexe du tendon calcanéen, et, de part et d'autre, les 2 dépressions des gouttières rétro-malléolaires.

2. CONSTITUTION.

1. **Plan superficiel.** Peau et tissu sous-cutané, contenant :
   - la petite veine saphène (latéralement);
   - des lymphatiques : médiaux (satellites de la grande veine saphène) et latéraux (satellites de la petite veine saphène);
   - les branches terminales du nerf saphène * et le rameau calcanéen médial du nerf tibial *;
   - une bourse séreuse, inconstante, en arrière du tendon calcanéen *.
2. **Fascia superficiel.**
   - En continuité avec les fascias jambier et plantaire, il constitue la partie latérale du rétinaculum des extenseurs * et le feuillet superficiel de sa partie médiale (1).
   - Il se dédouble pour engainer le tendon calcanéen *; il émet une expansion fibreuse latérale dense, qui recouvre en arrière les tendons des muscles péroniers et transforme leur gouttière en canal ostéo-fibreux.
3. **Premier plan tendineux.**
   - Tendon calcanéen * (au centre) : inséré sur la moitié distale de la face postérieure du calcanéus *, séparé de sa partie proximale par la bourse séreuse rétro-calcanéenne.
   - Tendon du muscle plantaire *, répondant au bord médial du tendon calcanéen *.
   - Tendons des muscles court (2) et long (3) péroniers, dans la coulisse ostéo-fibreuse rétro-malléolaire latérale, le tendon du muscle long péronier * recouvrant celui du court péronier *.
4. **Couche cellulo-graisseuse.**
5. **Fascia profond.**
   - Il constitue le feuillet profond (4) de la partie médiale du rétinaculum des extenseurs *; il s'en détache des expansions qui forment les gaines ostéo-fibreuses pour les tendons et constituants vasculo-nerveux.
   - Une expansion transforme, avec le muscle abducteur de l'hallux * (5), la gouttière calcanéenne en canal calcanéen.
6. **Deuxième plan musculo-tendineux,** dans la région rétro-malléolaire médiale avec :
   - Le tendon du muscle tibial postérieur * (6) : il chemine sur la face postérieure de la malléole et gagne la tubérosité de l'os naviculaire.
   - Le tendon du muscle fléchisseur commun * (7) : il longe d'abord le bord latéral du muscle tibial postérieur *, puis le sustentaculum tali.
   - Le tendon du muscle fléchisseur de l'hallux * (8), plus latéral et postérieur.
     - ■ Chaque tendon entouré de sa gaine séreuse coulisse dans la gouttière ostéo-fibreuse.
   - Le paquet vasculo-nerveux tibial postérieur, avec, dans une gaine fibreuse commune : l'artère tibiale postérieure, ses veines satellites et le nerf tibial *, latéral et postérieur aux vaisseaux.

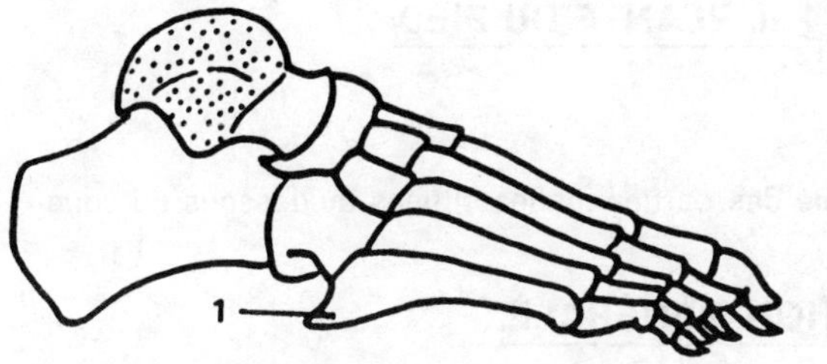

Fig. 52. — **Vue latérale du pied.**

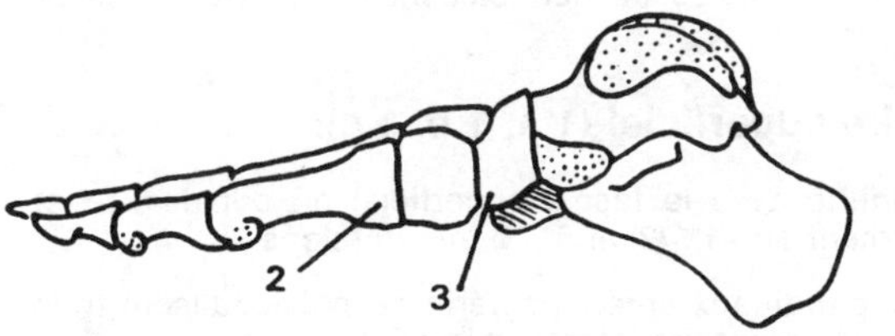

Fig. 53. — **Vue médiale du pied.**

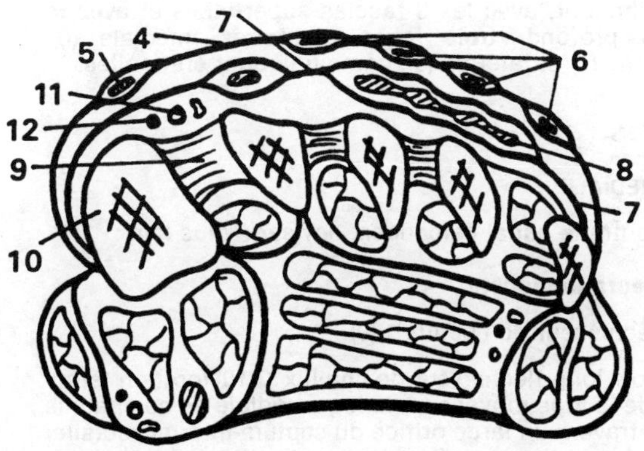

Fig. 54. — **Coupe transversale du pied au niveau des métatarsiens.**

6. PIED

- Segment le plus distal du membre inférieur, il comporte :
  — le squelette et les articulations du pied (voir «Ostéologie» et «Arthrologie»);
  — la région dorsale et la région plantaire.

I. RÉGION DORSALE DU PIED

1. SITUATION.

- C'est l'ensemble des parties molles situées sur la face dorsale du squelette du pied.

2. CONFIGURATION GÉNÉRALE.

- Elle est convexe asymétriquement : transversalement et dans le plan antéro-postérieur pour sa moitié proximale, et aplatie pour sa moitié distale. Elle présente :
  — les saillies longitudinales des tendons extenseurs et du muscle tibial antérieur *, lorsqu'ils se contractent;
  — différents reliefs osseux (repérables à la palpation), correspondant aux extrémités des articulations tarso-métatarsiennes * et transverse du tarse * : tubercule du 5e métatarsien (latéral) (1), tubercule médial du 1er métatarsien (2) et tubérosité de l'os naviculaire * (3).

3. CONSTITUTION.

- Elle est organisée en 7 couches successives :

1. **Plan superficiel.** Peau et tissu sous-cutané, lamelleux, lâche, contenant :
   - le réseau veineux dorsal superficiel du pied;
   - de nombreux rameaux nerveux, qui innervent la face dorsale des orteils par les nerfs collatéraux dorsaux, issus des :
     — branches terminales du nerf péronier superficiel *, au milieu,
     — rameaux du nerf sural *, latéraux,
     — quelques rameaux du nerf saphène, médiaux;
   - un riche réseau lymphatique.
2. **Fascia superficiel** (4), se dédoublant pour engainer les tendons.
3. **Plan tendineux,** avec les tendons des muscles :
   - tibial antérieur *, qui s'insère sur la base du 1er métatarsien et l'os cunéiforme médial;
   - long extenseur de l'hallux * (5), qui s'insère sur la dernière phalange du 1er orteil;
   - long extenseur des orteils * (6) pour les 4 derniers orteils;
   - troisième péronier *, qui s'insère sur la face dorsale du 5e métatarsien.

   ■ Chaque tendon est entouré d'une gaine séreuse et séparé du plan sous-jacent par un tissu cellulaire lâche de glissement.
4. **Fascia du muscle court extenseur des orteils * (7).**
5. **Plan musculaire profond :** constitué par le muscle court extenseur des orteils * (8), qui se divise en quatre tendons pour les 4 derniers orteils.
6. **Fascia profond,** recouvrant les muscles interosseux dorsaux (9) et le squelette du pied (10).
7. **Vaisseaux et nerfs profonds,** situés entre les deux plans précédents :
   - artère dorsale du pied * (voir chapitre «Angéiologie») (11);
   - nerf péronier profond * (voir chapitre «Névrologie») (12).

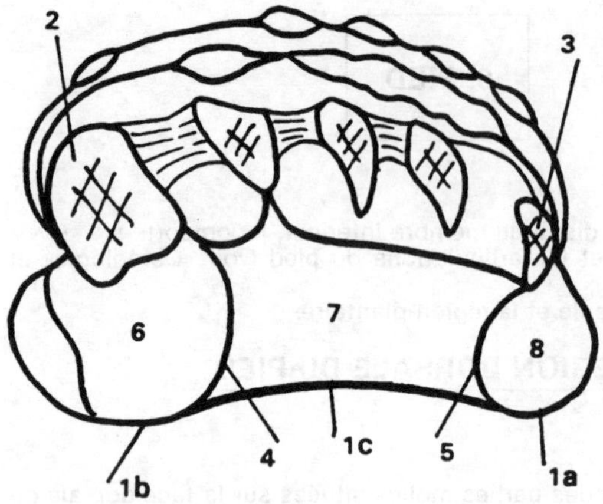

Fig. 55. — **Coupe transversale du pied** (muscles non figurés).

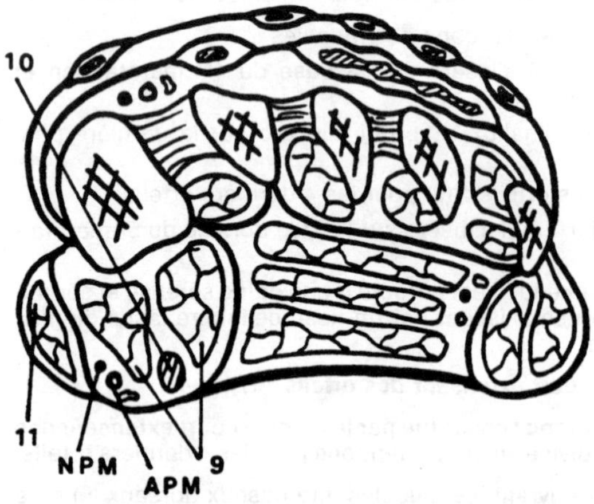

Fig. 56. — **Coupe transversale du pied** (muscles figurés).
APM : artère plantaire médiale.
NPM : nerf plantaire médial.

II. PLANTE DU PIED

1. SITUATION.

- C'est l'ensemble des parties molles situées au-dessous du squelette du pied.

2. CONFIGURATION GÉNÉRALE.

- Elle a une forme de voûte, à sommet médial et appui antérieur, postérieur et latéral.

3. CONSTITUTION.

- Elle est constituée de 5 plans :

A. Plan superficiel :

- la peau (épaisse sur les zones d'appui, fine sur la voûte) et le tissu cellulaire sous-cutané, contenant :
  — 3 bourses séreuses,
  — le réseau veineux plantaire superficiel,
  — les branches terminales du nerf calcanéen médial, les nerfs plantaires.

B. Fascia plantaire superficiel (1 a, 1 b, 1 c).

- Il est en continuité avec le fascia superficiel du cou-de-pied et adhère latéralement aux 1er (2) et 5e (3) métatarsiens.
- Deux sillons longitudinaux antéro-postérieurs individualisent trois parties : les fascias plantaire latéral, médial et moyen.

1. **Fascia plantaire latéral** (1a) : il s'étend du processus latéral de la tubérosité du calcanéus à la base du 5e métatarsien.

2. **Fascia plantaire médial** (1b) : comme le fascia latéral, il se termine en avant en fusionnant avec la bandelette prétendineuse correspondante du fascia moyen.

3. **Fascia plantaire moyen** (1c). Très épais et très résistant, il s'élargit d'arrière en avant et se termine par cinq bandelettes prétendineuses reliées par des fibres transversales; elles forment un ligament transverse superficiel au niveau métatarso-phalangien et un ligament palmant interdigital.

4. **Septa intermusculaires.** Il existe 2 cloisons, médiale (4) et latérale (5), abaissées des sillons longitudinaux jusqu'au squelette.

   ■ Ils délimitent, avec les 3 fascias superficiels et avec le fascia profond, **trois loges plantaires,** médiale (6), moyenne (7) et latérale (8), communiquant entre elles.

C. Loges plantaires.

a. LOGE PLANTAIRE MÉDIALE.

- Elle comporte, outre le canal calcanéen, envisagé plus loin :

1. **Trois muscles et leurs tendons.**

- Muscle court fléchisseur de l'hallux * (9).
- Tendon du muscle long fléchisseur de l'hallux * (10) (portion terminale) : il passe de la loge moyenne à la loge médiale en compagnie du précédent, à travers un large orifice du septum intermusculaire; d'abord appliqué sur le court fléchisseur, il chemine entre ses 2 faisceaux au niveau de l'articulation métatarso-phalangienne.
- Muscle adducteur de l'hallux * (11).

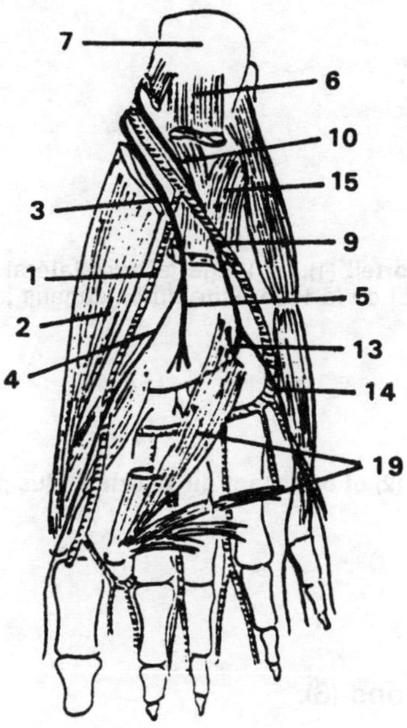

Fig. 57. — **Vue plantaire.**

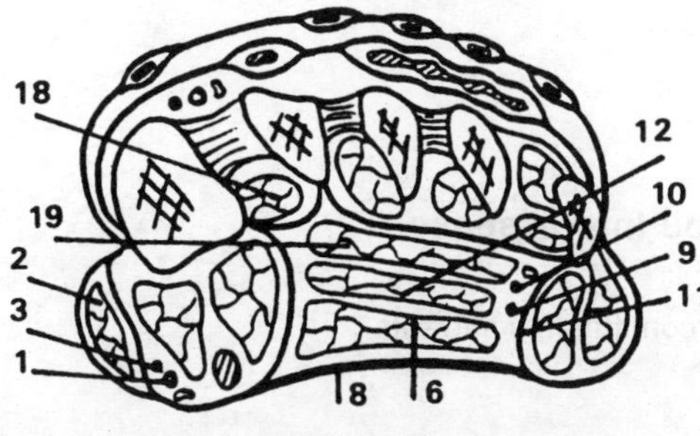

Fig. 58. — **Coupe transversale du pied.**

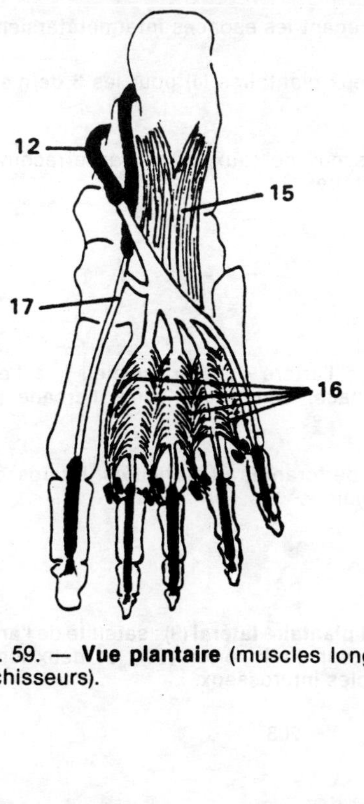

Fig. 59. — **Vue plantaire** (muscles longs fléchisseurs).

2. **Des constituants vasculo-nerveux :**

- Artère plantaire médiale (1) (voir chapitre «Angéiologie»), recouverte par le muscle adducteur de l'hallux * (2).

- Nerf plantaire médial (voir chapitre «Névrologie») (3) : d'abord médial, il devient latéral par rapport à l'artère et se divise, en regard de l'os naviculaire *, en 2 branches : médiale (4) (satellite de l'artère) qui forme le premier collatéral plantaire, et latérale (5), qui passe dans la loge plantaire moyenne.

b. LOGE PLANTAIRE MOYENNE.

- On distingue 4 plans, de la superficie à la profondeur :

1. **Muscle court fléchisseur des orteils * (6) :**

- Il s'étend du processus médial de la tubérosité du calcanéus * (7) aux quatre derniers orteils.

- Adhérant au fascia plantaire moyen (8), en arrière, il en est séparé en avant par une couche cellulo-graisseuse contenant la branche terminale latérale du nerf plantaire médial (5).

2. **Artère (9) et nerf (10) plantaires latéraux.**

- Ils longent le septum intermusculaire latéral (11) jusqu'à la base du 5ᵉ métatarsien, le nerf étant médial par rapport aux vaisseaux.

- A ce niveau, l'artère s'enfonce dans la loge des interosseux, après avoir contourné le bord latéral du muscle long fléchisseur des orteils * (12). Elle est accompagnée par la branche terminale profonde du nerf (13) (tandis que la branche superficielle (14) innerve les muscles de la loge et donne les trois derniers nerfs collatéraux).

3. **Plan des muscles longs fléchisseurs** *(fig. 59).*

- Tendon du muscle long fléchisseur des orteils * (12).

- Muscle carré plantaire * (chair carrée de Sylvius) (15) : il est étendu de la face inférieure du calcanéus * (et de la gouttière calcanéenne) au bord latéral du tendon du muscle long fléchisseur des orteils * (12).

- Muscles lombricaux (16) : situés entre les tendons du muscle long fléchisseur des orteils.

- Tendon du muscle long fléchisseur de l'hallux * (17).

4. **Plan ostéo-musculo-ligamentaire** *(fig. 58).*

- Il est séparé du précédent par un espace celluleux profond.

- En arrière, il comporte le tarse et le tendon du muscle long péronier (18), recouvert par le grand ligament calcanéo-cuboïdien.

- En avant, il est constitué par le muscle abducteur de l'hallux * (19).

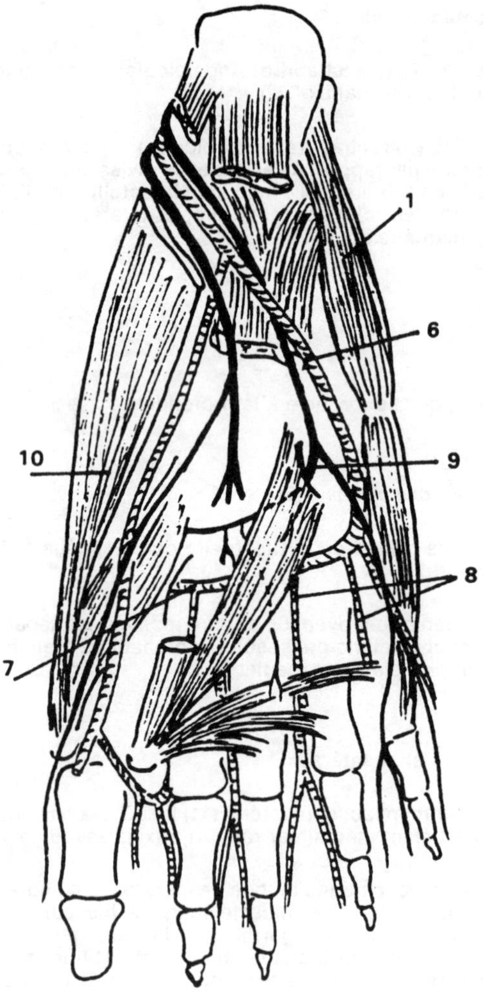

Fig. 60. — **Vue plantaire.**

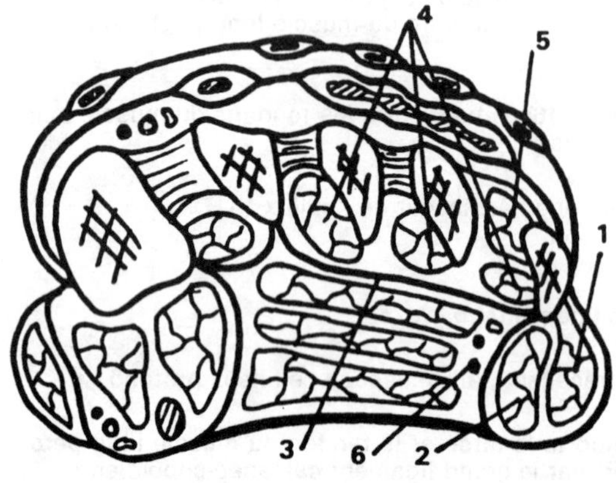

Fig. 61. — **Coupe transversale du pied.**

C. LOGE PLANTAIRE LATÉRALE.

- Elle comporte trois muscles :

1. **Muscle abducteur du Ve orteil** (1) : il longe le bord latéral du pied, depuis le processus latéral de la tubérosité du calcanéus jusqu'à la 1re phalange.

2. **Muscles court fléchisseur (2) et opposant du Ve orteil,** plus profonds.

D. Fascia plantaire profond (3).

- C'est un mince feuillet cellulo-graisseux.

E. Loge profonde, ou interosseuse.

- Elle comporte les constituants suivants :

1. **Muscles interosseux,** occupant les espaces intermétatarsiens :
   - trois muscles interosseux plantaires (4) pour les 3 derniers métatarsiens;
   - quatre muscles interosseux dorsaux (5) en partie recouverts par leurs homologues plantaires.

2. **Artère plantaire latérale** (6) :
   - elle s'anastomose avec l'artère dorsale du pied *, à l'extrémité postérieure du 1er espace, constituant ainsi l'arcade plantaire profonde (7);
   - elle donne les artères perforantes postérieures, interosseuses (8) et des rameaux musculaires.

3. **Branche profonde du nerf plantaire latéral** (9) : satellite de l'artère, elle innerve le muscle adducteur du 1er orteil (10), les deux lombricaux latéraux et tous les muscles interosseux.

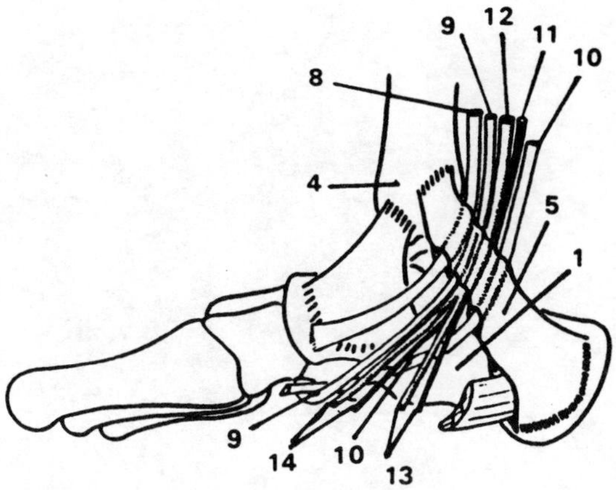

Fig. 62. — **Vue médiale.**

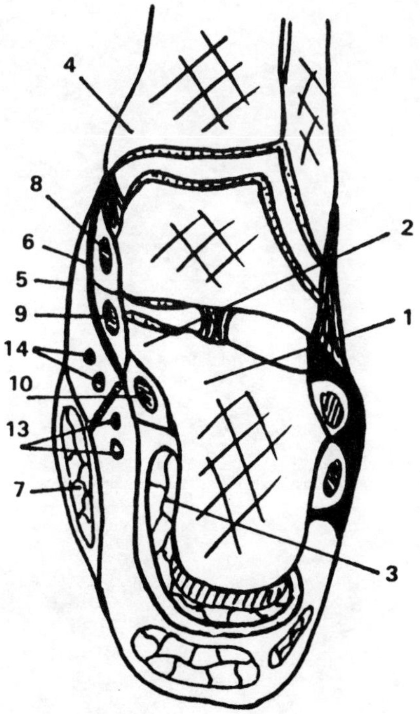

Fig. 63. — **Coupe frontale du cou-de-pied.**

7. CANAL CALCANÉEN

1. DÉFINITION.

- C'est un canal ostéo-fibro-musculaire, situé à la face médiale du calcanéus * (1); c'est une zone de passage entre la gouttière rétro-malléolaire médiale et la plante du pied sur laquelle elle déborde.

2. CONSTITUTION.

- Il comporte deux parois et deux orifices.

1. **Paroi supéro-latérale,** avant tout osseuse, constituée par la large gouttière de la face médiale du calcanéus * (1), entre sustentaculum tali (2) et processus médial de la tubérosité, avec, à sa partie inférieure : le muscle carré plantaire * (3); en haut et en avant : le bord postérieur de la malléole médiale (4).

2. **Paroi inféro-médiale,** musculo-ligamentaire, avec :

   - le rétinaculum des fléchisseurs * (ligament annulaire interne) : formé de deux lames, superficielle (5) et profonde (6), qui se fixent sur la malléole médiale et irradient vers le tendon calcanéen, la face médiale du calcanéus * et le fascia plantaire médial; de sa face profonde, se détachent des septa qui vont au squelette et constituent des canaux ostéo-fibreux, où s'engagent tendons, vaisseaux et nerfs;
   - le muscle adducteur de l'hallux (7) engainé par les deux feuillets du rétinaculum des fléchisseurs.

3. **Extrémité postéro-supérieure :** en continuité avec la gouttière rétro-malléolaire médiale.

4. **Extrémité antéro-inférieure,** avec deux orifices : supérieur, ouvert dans la loge plantaire médiale, et inférieur, ouvert dans la loge plantaire moyenne.

3. CONTENU.

1. **Des tendons,** contenus dans des loges ostéo-fibreuses indépendantes, avec de haut en bas et d'avant en arrière, les tendons des muscles : tibial postérieur * (8), long fléchisseur des orteils * (9), long fléchisseur de l'hallux * (10).

2. **Le paquet vasculo-nerveux tibial postérieur,** constitué par le nerf tibial * (11) et l'artère tibiale postérieure (12).

   - Il est contenu dans une loge ostéo-fibreuse propre (indépendante de celle des tendons), qui se dédouble en bas pour chacun des deux paquets plantaires, latéral (13) et médial (14). Il se situe, en haut, entre le long fléchisseur de l'hallux * (10) et le long fléchisseur des orteils * (9), l'artère (12) étant antérieure et médiale par rapport au nerf (11).
   - Rapidement, après division de l'artère et du nerf (la division nerveuse étant supérieure et latérale par rapport à la division artérielle), les deux paquets plantaires divergent :
     - le paquet médial (14), gagnant la loge plantaire médiale, au-dessous du tendon du long fléchisseur des orteils * (9);
     - le paquet latéral (13) gagnant la loge plantaire moyenne, au-dessous du tendon du long fléchisseur de l'hallux * (10).

8

ATLAS DE COUPES

A - Coupes de la hanche.
B - Coupe par les ouvertures sciatiques.
C - Coupes horizontales de la cuisse.
D - Coupe parasagittale de la cuisse.
E - Coupe horizontale du genou.
F - Coupes horizontales de la jambe.
G - Coupe horizontale du cou-de-pied.
H - Coupe transversale du pied.

N.B. — Par convention, il s'agit de coupes du membre inférieur droit.

Les segments décrits sont des vues supérieures des segments inférieurs de coupes (coupes horizontales) ou des vues postérieures des segments antérieurs de coupes (coupes frontales).

A - COUPES DE LA HANCHE (d'après Libersa)

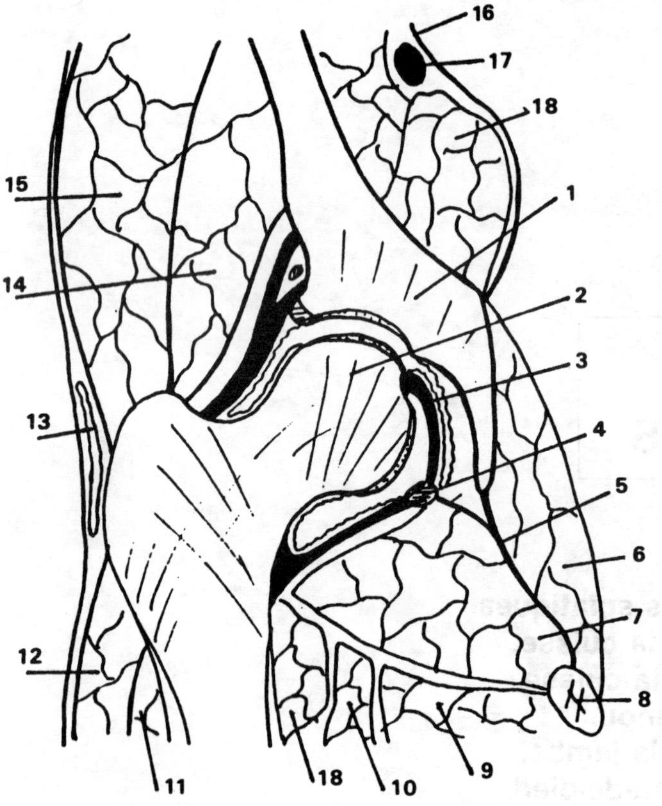

Fig. 1. — **Coupe verticale.**

1. Os coxal *.
2. Tête fémorale.
3. Ligament de la tête fémorale.
4. Ligament transverse de l'acétabulum.
5. Membrane obturatrice.
6. Muscle obturateur interne.
7. Muscle obturateur externe.
8. Branche ischio-pubienne.
9. Muscle grand adducteur.
10. Muscle pectiné.
11. Muscle vaste intermédiaire *.
12. Muscle vaste latéral *.
13. Bourse séreuse trochantérienne.
14. Muscle petit fessier.
15. Muscle moyen fessier.
16. Fascia iliaca.
17. Nerf fémoral *.
18. Muscle ilio-psoas *.

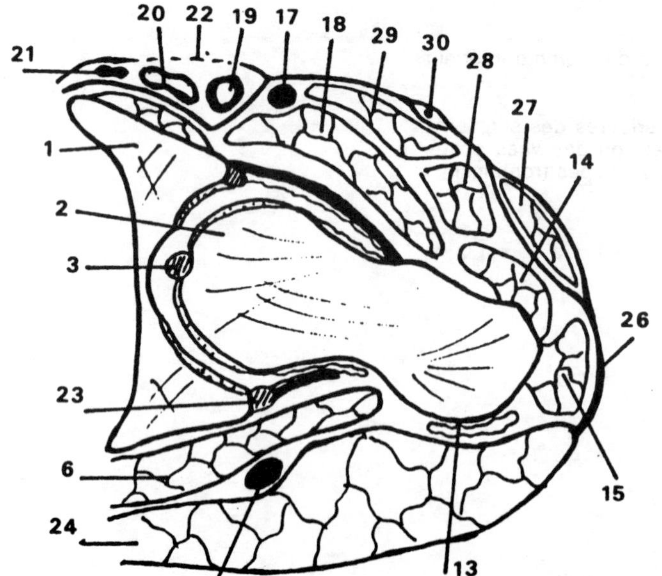

Fig. 2. — **Coupe horizontale.**

19. Artère fémorale.
20. Veine fémorale.
21. Lymphatiques.
22. Fascia cribriformis.
23. Bourrelet acétabulaire.
24. Muscle grand fessier.
25. Nerf sciatique *.
26. Fascia lata.
27. Muscle tenseur du fascia lata.
28. Muscle droit de la cuisse *.
29. Muscle Sartorius *.
30. Nerf cutané latéral de la cuisse *.

B - COUPE PAR LES OUVERTURES SCIATIQUES

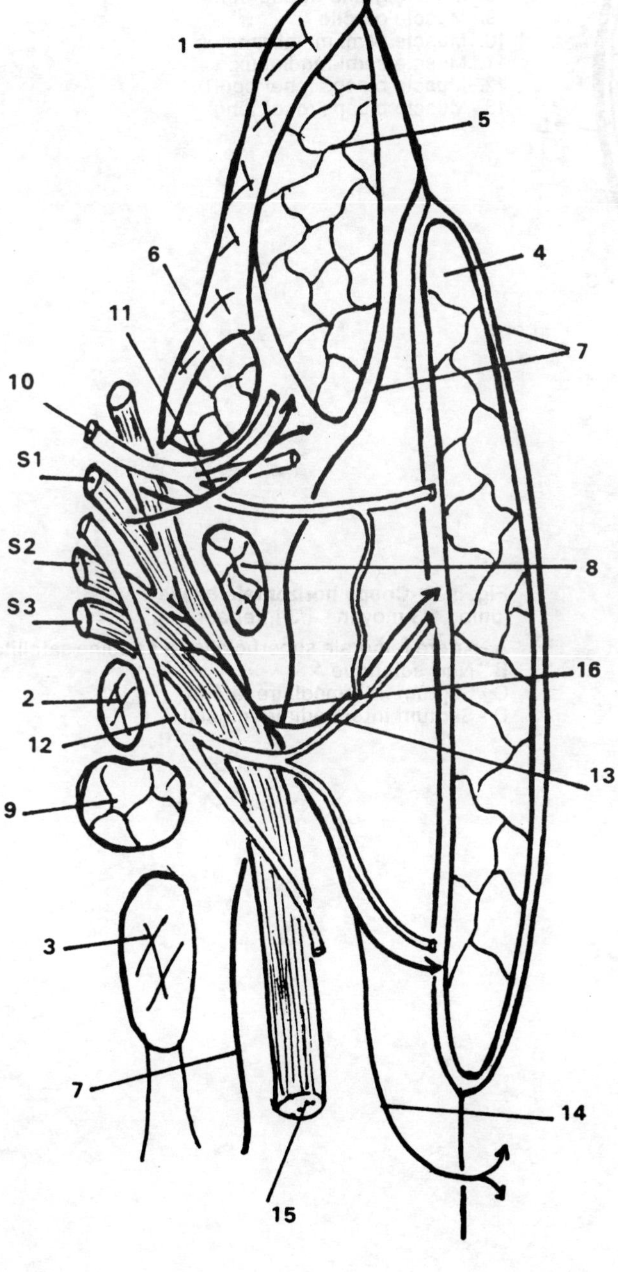

Fig. 3. — **Coupe verticale passant par les ouvertures sciatiques** (d'après Monod et Duhamel).

1. Aile iliaque.
2. Epine sciatique.
3. Ischium.
4. Muscle grand fessier.
5. Muscle moyen fessier.
6. Muscle petit fessier.
7. Fascia fessier.
8. Muscle piriforme *.
9. Muscle obturateur interne.
10. Artère glutéale supérieure * (artère fessière supérieure).
11. Nerf fessier supérieur.
12. Artère glutéale inférieure * (artère fessière inférieure).
13. Nerf fessier inférieur *.
14. Nerf cutané postérieur de la cuisse *.
15. Nerf sciatique *.
16. Nerf petit sciatique.

C - COUPES HORIZONTALES DE LA CUISSE

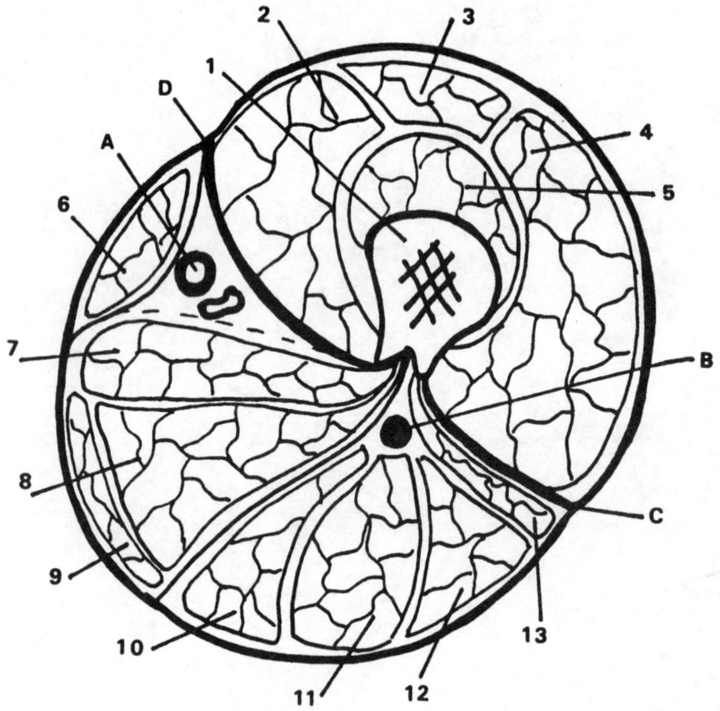

Fig. 4. — **Coupe horizontale haute** (union 1/3 supérieur - 1/3 moyen).

1. Fémur.
2. Muscle vaste médial *.
3. Muscle droit de la cuisse *.
4. Muscle vaste latéral *.
5. Muscle vaste intermédiaire *.
6. Muscle Sartorius *.
7. Muscle long adducteur *.
8. Muscle grand adducteur.
9. Muscle gracile *.
10. Muscle semi-membraneux.
11. Muscle semi-tendineux.
12. Muscle biceps (chef court).
13. Muscle biceps (chef long).

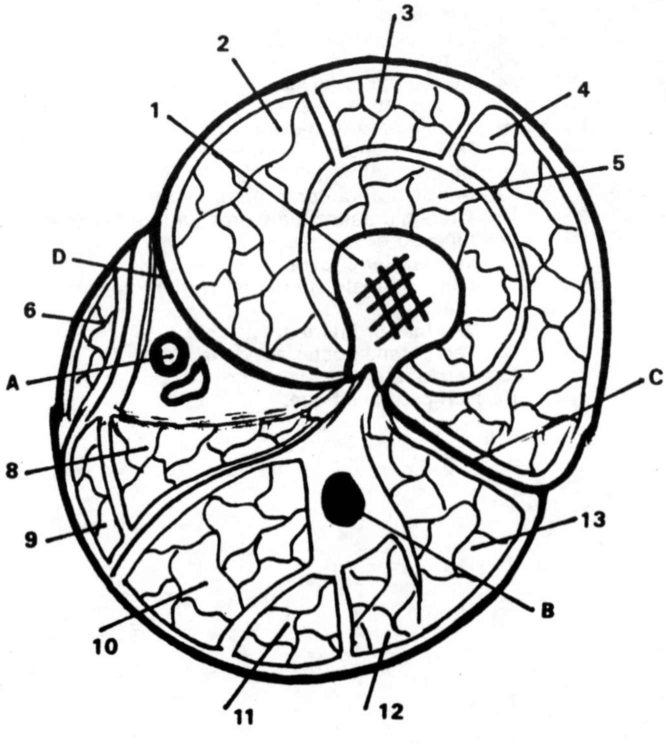

Fig. 5. — **Coupe horizontale basse** (union 1/3 moyen - 1/3 inférieur).

A - Artère fémorale superficielle (et sa veine satellite).
B - Nerf sciatique *.
C - Septum intermédiaire latéral.
D - Septum intermédiaire médial.

D - COUPE PARASAGITTALE DE LA CUISSE

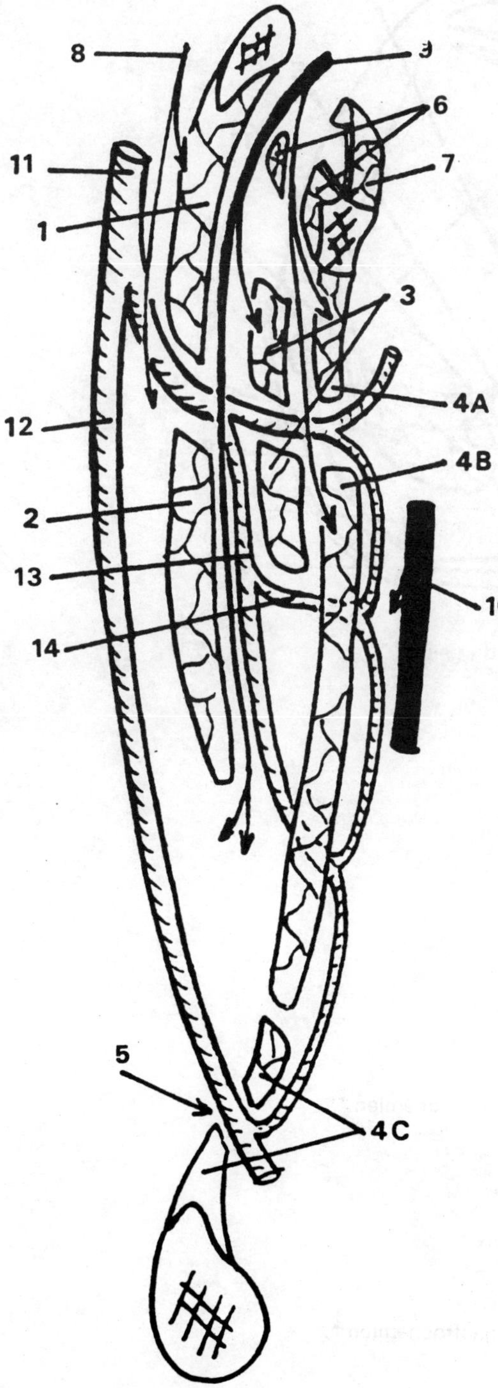

Fig. 6. — **Coupe parasagittale médiane de la cuisse** (coupe dite «des cavaliers» de Farabeuf).

1. Muscle pectiné.
2. Muscle long adducteur *.
3. Muscle court adducteur *.
4. Muscle grand adducteur :
   4A : chef supérieur.
   4B : chef moyen.
   4C : chef inférieur (ou 3e adducteur).
5. Anneau du grand adducteur.
6. Muscle obturateur externe.
7. Muscle obturateur interne.
8. Nerf cutané dorsal médial *.
9. Nerf obturateur.
10. Nerf sciatique *.
11. Artère fémorale commune.
12. Artère fémorale superficielle.
13. Artère fémorale profonde.
14. Artère perforante.

N.B. — Il s'agit d'une «fausse coupe», les vaisseaux et les nerfs ne pouvant être représentés sur le même plan.

E - COUPE DU GENOU

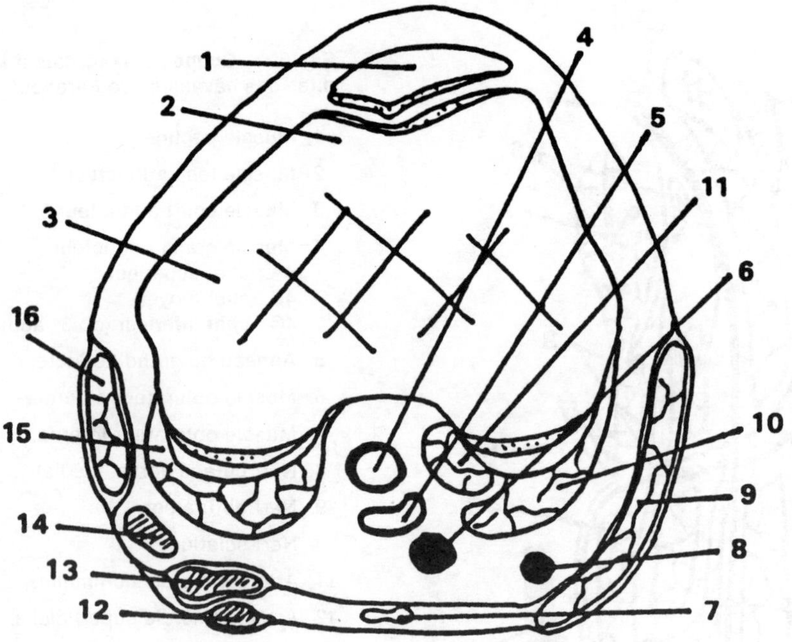

Fig. 7. — **Coupe horizontale du genou.**

1. Patella *.
2. Trochlée fémorale.
3. Condyles fémoraux.
4. Artère poplitée.
5. Veine poplitée.
6. Nerf tibial *.
7. Veine petite saphène *.
8. Nerf péronier.
9. Muscle biceps.
10. Chef latéral du muscle gastrocnémien *.
11. Muscle plantaire *.
12. Muscle semi-tendineux *.
13. Muscle semi-membraneux *.
14. Muscle gracile *.
15. Chef médial du muscle gastrocnémien *.
16. Muscle Sartorius *.

F - COUPES HORIZONTALES DE LA JAMBE

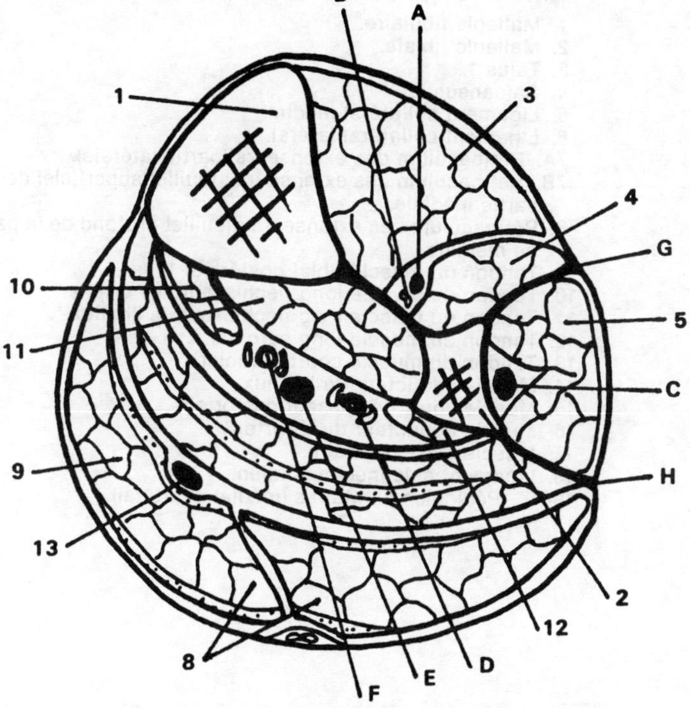

Fig. 8. — **Coupe horizontale haute** (union 1/3 supérieur - 1/3 moyen).

1. Tibia.
2. Fibula *.
3. Muscle jambier antérieur *.
4. Muscle long extenseur des orteils *.
5. Muscle long péronier *.
6. Muscle court péronier *.
7. Muscle long extenseur de l'hallux *.
8. Muscle gastrocnémien *.
9. Muscle soléaire.
10. Muscle long fléchisseur des orteils *.
11. Muscle tibial postérieur *.
12. Muscle fléchisseur propre de l'hallux *.
13. Muscle plantaire *.

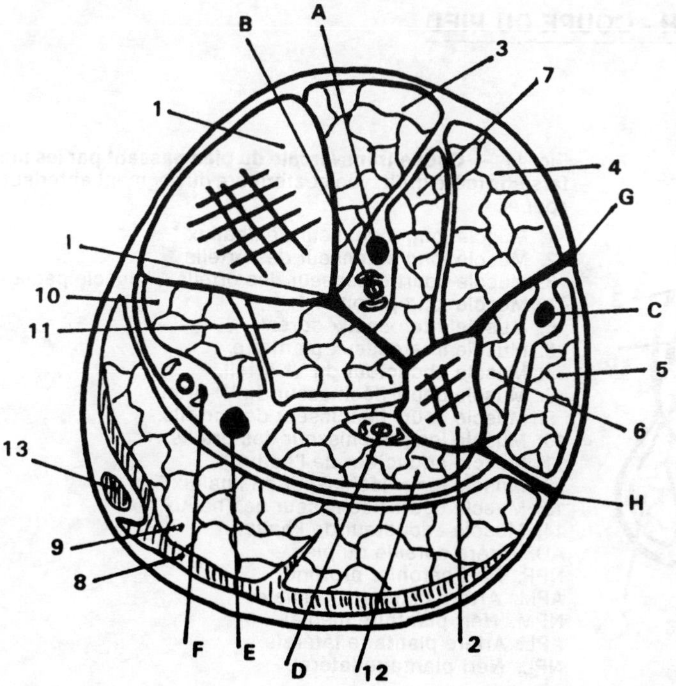

Fig. 9. — **Coupe horizontale basse** (union 1/3 moyen - 1/3 inférieur).

A - Nerf péronier profond * (nerf tibial antérieur).
B - Artère tibiale antérieure (et sa veine satellite).
C - Nerf péronier superficiel *.
D - Artère péronière * (et ses veines satellites).
E - Nerf tibial * (nerf tibial postérieur).
F - Artère tibiale postérieure * (et ses veines satellites).
G - Septum intermusculaire antérieur.
H - Septum intermusculaire latéral.
I - Septum interosseux.

G - COUPE DU COU-DE-PIED

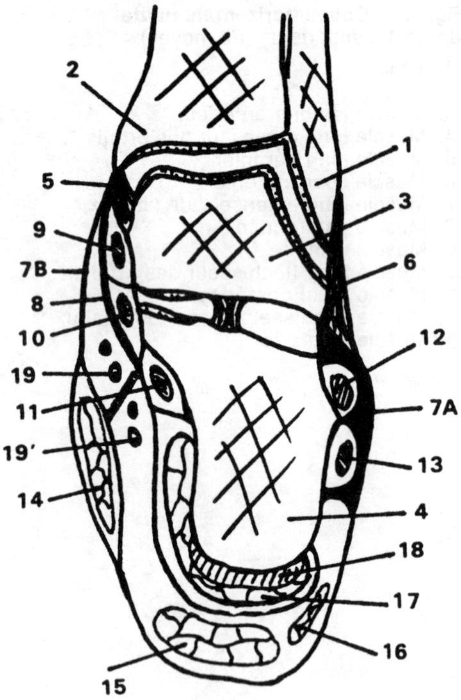

Fig. 10. — **Coupe frontale du cou-de-pied** (selon Baumann).

1. Malléole fibulaire.
2. Malléole tibiale.
3. Talus *.
4. Calcanéus *.
5. Ligament collatéral médial.
6. Ligament collatéral latéral.
7A. Rétinaculum des extenseurs (partie latérale).
7B. Rétinaculum des extenseurs : feuillet superficiel de la partie médiale.
8. Rétinaculum des extenseurs : feuillet profond de la partie médiale.
9. Tendon du muscle tibial postérieur *.
10. Tendon du muscle long fléchisseur des orteils *.
11. Tendon du muscle long fléchisseur de l'hallux *.
12. Tendon du muscle long péronier *.
13. Tendon du muscle court péronier *.
14. Muscle adducteur de l'hallux.
15. Muscle court fléchisseur des orteils.
16. Muscle abducteur du Ve orteil.
17. Muscle carré plantaire.
18. Ligament calcanéo-cuboïdien.
19-19'. Pédicules plantaires (médial et latéral).

H - COUPE DU PIED

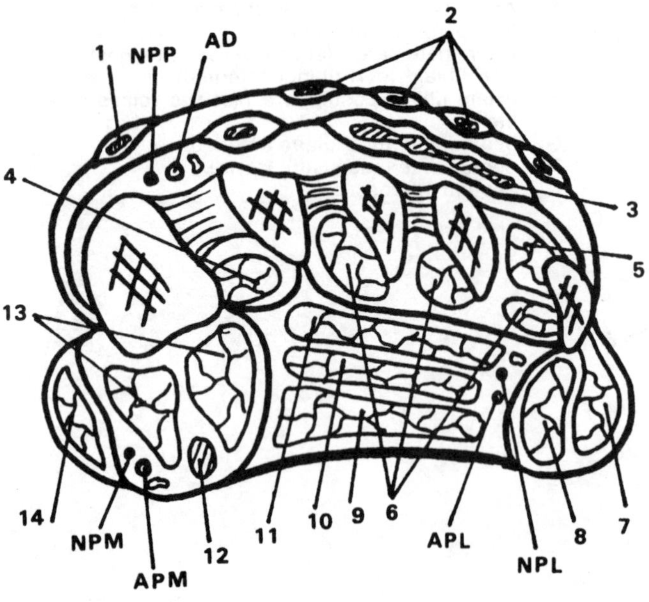

Fig. 11. — **Coupe transversale du pied passant par les métatarsiens** (côté droit, vue postérieure du segment antérieur de coupe).

1. Muscle long extenseur de l'hallux *.
2. Muscle long extenseur des orteils *.
3. Muscle court extenseur des orteils * (muscle pédieux).
4. Muscle long péronier *.
5. Muscle interosseux dorsal.
6. Muscle interosseux plantaire.
7. Muscle abducteur du Ve orteil.
8. Muscle court fléchisseur du Ve orteil.
9. Muscle court fléchisseur des orteils.
10. Muscle long fléchisseur des orteils.
11. Muscle adducteur de l'hallux *.
12. Muscle long fléchisseur de l'hallux *.
13. Muscle court fléchisseur de l'hallux.
14. Muscle adducteur de l'hallux.

AD. Artère dorsale du pied.
NPP. Nerf péronier profond.
APM. Artère plantaire médiale.
NPM. Nerf plantaire médial.
APL. Artère plantaire latérale.
NPL. Nerf plantaire latéral.

Achevé d'imprimer par Corlet, Imprimeur, S.A. - 14110 Condé-sur-Noireau
N° d'Imprimeur : 106061- Dépôt légal : juillet 2007 - *Imprimé en France*